心脳問題

——「脳の世紀」を生き抜く

山本貴光＋吉川浩満

朝日出版社

この本は、「脳の世紀」を生き抜くために必要な基礎知力を養うことを目的としています。

二一世紀はしばしば「脳の世紀」と呼ばれます。近年になって急速に発展した脳科学が、人間の脳内活動を着々と解明しつつあるからです。

それにしても「脳の世紀を生き抜く」といえばなにやら大げさに聞こえます。それは科学の最先端の話であって日常生活には関係がないようにも思えます。しかし脳科学を応用してつくられる技術や製品を視野に入れると、それがまったく他人事でないことが見えてきます。それらが人間とその社会を大きく変えつつあるからです。

それに応じて、ちまたではニュースや書籍、教育プログラムなどのさまざまな「脳情報」が提供されています（「脳で世界を読み解く」本から「脳力を鍛える」教材まで、じつに豊富なメニューがそろっています）。これはいまや現代人にとって脳という器官が切実な関心の対象となっていることを物語っています。

しかし、提供される脳情報があまりに多量かつ多彩であるため、どの情報を信じてよいのか、重要な問題がなんであるのかを判断するのがとても難しくなっています。へたをすると情報の海でおぼれてしまいかねません。ウソや怪情報も飛びかっています。

こんなときに必要なのは、闇雲に新たな情報を仕入れることではありません。それでは混乱の度が増してしまうだけです。必要なのは、そもそもそうした情報とどのようにつきあえばよいかをあらためて考えてみること、いいかえると、「脳情報のリテラシー（読み解きかた）」を身につけることではないでしょうか。

まさにそれがこの本のテーマです。最初に述べた「基礎知力」とは、このリテラシーにほかなりません。

現在書店には脳にかんする多数のすぐれた研究書や啓蒙書が並んでいます。それらの書物をひもとけば、脳の仕組みや働きについてのさまざまな知識を得ることができます。けれども、それらの情報がわたしたちにとってどのような意味をもつのか、それらの情報をどのように読み解いたらよいのかということを教えてくれる書物はなかなか見つかりません（そういえば学校でも科学の成果については教えてくれますが、科学の成果をどう考えたらよいのか、どう読み解いたらよいのかという作法は教えてくれませんでした）。知りたいけれど教えてくれる本がなかったので及ばずながら書いたのがこの本です。

脳情報のリテラシーだなんて、ひょっとしたら専門家にとってはあたりまえすぎていまさら書くほどのことではないのかもしれません。でも、じつはシロウトとしてはそれこそがいちばん知りたいことだったりするのです。次々と提出される情報そのものではなく、それを読み解く方法を。

では、どのようにして脳情報のリテラシーを身につけるのか。以下、本書の構成を紹介しながら簡単に述べてみます。

第一章「脳情報のトリック」では、「脳がわかれば心がわかる」という常識（？）やそれを応用したさまざまな脳情報に、とてつもない「難問」が潜んでいることを見抜くレッスンを行います。それが難問であるにもかかわらず、多くの場合こともなく「解決」されてしまっているように見えるのはなぜか？　その次第を確認することで、リテラシー習得の第一歩を踏みだします。

第二章「心脳問題の見取図」では、この「難問」の正体をさぐります。じつをいえば、それは「心脳問題」――心と脳の関係をどう考えるか――という、哲学史上屈指の超難問なのです。何千年もの長い間、人びとは心と脳の関係を考えつづけてきましたが、諸科学が発展したいまでも解決の糸口はつかめていません。ここではその議論のなかで提出されてきたさまざまな回答を整理・解説します。

第三章「心脳問題の核心」では、さらに考察を進めて、心脳問題の議論がいったいなにをめぐって争っているのかを検討します。「人間はモノの法則だけで説明できるか」――これが争点ですが、解決される見込みがないまま、なぜそれが繰り返し問題になるのか。ここにいたり、心脳問題が学問や研究の領域にとどまらず、社会との関係のなかで考察されなければならないことが明らかになります。

第四章「心脳問題と社会」では、ここまでの議論を受けて、心脳問題がすぐれて社会的・政治的な問題であることを確認していきます。なぜそれは科学の問題であるにとどまらず、社会や政治の問題でもあるのか。科学の本質についての考察と、現代のすぐれた思想家たちの分析を参考にしながら、心脳問題がほかならぬわたしたち自身の問題であることを考えます。

終章「持続と生」では、脳情報のリテラシーという地点からさらに一歩を進めて、心と脳の関係を新たに、そして積極的にとらえかえすにはどのように考えたらよいかをスケッチします。

また、第一章から第四章までの各章のあいだには「間奏」と題した三つのコラム、「頭がよくなる?・」「脳研究小史」「デカルトの神話」を配置してあります。本文とゆるやかにかかわりながらも、本文の理解を補強するテーマを選んであります。

巻末には「作品ガイド」を用意しました。これは、本書で扱っているさまざまなテーマについて、さらに探究してみたいと感じた人のための読書案内です。

すでにおわかりのとおり、本書は脳研究についての最新情報や脳の仕組みや働きといった知識を提供するものではありません(そうした知識を与えてくれる書物については「作品ガイド」で詳しく紹介しています)。本書はむしろ、そうした情報を的確にとらえるための思考の枠組みと材料を提示することを目的としています。それというのも、個々の脳情報をきちんと理解するためには、脳の仕組みや働きを云々する以前に、その読み解きかたを身につけるのが肝心なことだからです。

そういうわけで、この本には以下のような効能があります。

1　脳をネタにした言説の読み解きかたがわかる

2　脳研究の問題意識と方法がわかる
3　脳科学が人間と社会にもたらす問題の所在がわかる

この本を読めば、以上の効能によって今後はあまり惑わずに脳情報を読み解くことができるようになるでしょう。

はじめのところで、二一世紀は「脳の世紀」だと述べましたが、これには二つの側面があります。「脳の世紀」はわたしたちに、新たな答えを提供してくれると同時に、新たな問いをも突きつけてくるからです。

一方で、脳科学は脳にかんする謎に次々と答えを提供してくれます。それによってこれまで不明であった脳の働きが明らかになったり、脳にかかわる病いに治療の道がひらけたりします。今後の進展におおいに期待したいところです。

しかし他方で、脳科学によってわたしたちは容易に答えの見つからないような問いの前に立たされることにもなります。

たとえば、脳の諸機能を増強したり抑制したりする薬や技術が開発され、誰もがそれを利用できるようになったとき、わたしたちは自分の脳を任意にチューニングするという新たな可能性を手にすることになります。それが人間の生きる条件や考えかたに大きな影響を与えることは想像に難くありませんが、そうした変化についてのよしあしを判断するためには、従来の価値基準だけでは足りなくなるでしょう。また、こうした問題は脳科学から答えが出てくるものではありません。むしろ脳科学の発展によって、わたしたちのほうこそ、それにたいしてどう考え行動するのかが問われているのです。

これまでも、自動車、原子力、インターネット、携帯電話といった科学技術の登場によって、わたしたちの生きる世界は一概によいともわるいともいえない複雑な変化をこうむってきました。そしてこれらの変化にともなって、意識的にであれ無意識のうちにであれ、わたしたちのものの考えかたもまた改変を迫られてきました。脳科学が可能にする諸技術についても同様のことがいえます。むしろそれらは直接的に脳に変化を加えることから、ほかの技術とは比べものにならないほど大きな影響をもたらすかもしれません。

「脳の世紀」のこのような二面性を的確に受けとめるためには、脳情報のリテラシーが不可欠です。この本が、いままで誰も教えてくれなかった「脳情報のリテラシー」を提案できたらと思います。

それでは、はじめましょう。

目次

第四章　心脳問題と社会——社会と科学、そして生……213

終　章　持続と生——生成する世界へ………283

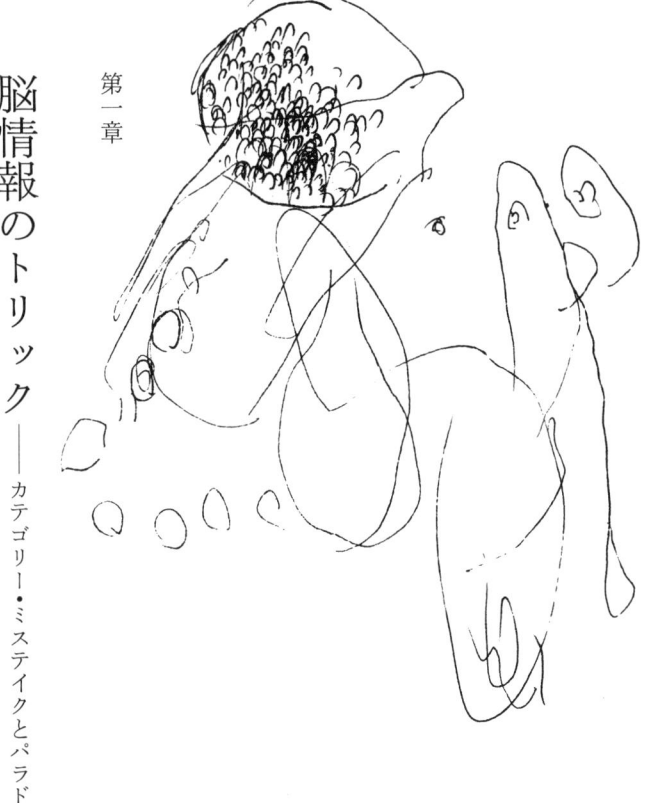

第一章

脳情報のトリック

——カテゴリー・ミステイクとパラドックス

はじめに

　この章では準備運動として、いちばん最初に押さえておきたい基本的な事柄を確認したいと思います。

　書店に足を運ぶと、「最新の脳科学」の知見をシロウト向けにわかりやすく解説する本がたくさん並んでいます。なかでもとくに人気があるのは、人間のさまざまな行動や思考のありかたはすべて脳から説明できると説くお話です。ここでは、その種のものを「わたしがわかる本」と命名しておきます。

　たとえば、電車の中で化粧をするといった恥知らずな（？）ふるまいは脳に原因があると述べる脳科学者がいます。あるいは、テレビゲームで遊んでばかりいる若者の脳波は痴呆症をわずらった脳の脳波と「同じ」であり、それゆえテレビゲームは脳をだめにするという「ゲーム脳の恐怖」を説いた本が「ほら、やっぱり！」（ゲームってなんだか頭にわるそうだもんね）と話題を呼んだことも記憶に新しいところです。

　ほかにも、女が地図を読めないのは脳がそうなっているからだとか、男が話を聞かないのは脳がそうなっているからだとか、枚挙にいとまはありません。要するに、あなたがあなたであるのは脳がそうなっているからだ、というお話です（余談になりますが、こうした言説を眺めていると、しばらく前に流行した「○○は遺伝子のせいだ」という議論を思い出します。「浮気は遺伝子が原因」「国家は遺伝子が要請するもの」など、どこまで本気でどこまで冗談なのかわからない議論がちまたに流布していました)。

これらのお話は人びとを魅了しています。それによって話のネタができたり、「なぜ会社に行くのがおっくうなんだろう」「なぜ彼氏は話を聞いてくれないんだろう」などの悩みが解決したりするかもしれません。自分のアイデンティティを確認して安心できたりするかもしれません。

本書はまず、こうした「わたしがわかる本」の内実を検討することから、心と脳の関係をめぐる探究をスタートします。

「そんなくだらない本を検討してなんになるんだ」と思う人もいるかもしれません。しかし、それはちがいます。なぜなら、「わたしがわかる本」のなかには心と脳の関係をめぐる問題の核心に触れるための材料がすべてそろっているからです。

どういうことか。

これから詳しく見ていくように、「わたしがわかる本」は、あるトリックによって仕立てあげられた「ちょっといい話」にすぎません。それらは、脳科学の進展がわたしたちに突きつけているはずの難問——本来なら途方もない謎に出会うはずの場所——にフタをすることで、できあがっています。

ということは、逆にいうと、「わたしがわかる本」のフタをはずしてみれば、問題の核心をあらわにすることができるということです。これが、「わたしがわかる本」から探究をはじめることの第一の利点です。「わたしがわかる本」がもちいるフタをはずしてみると、「心脳問題」と呼ばれる哲学・科学史上第一級の難問が飛びだしてきます。この章で行うのは、そのフタはずしの作業です。第二章以降では、それを踏まえたうえで実際に心脳問題に取り組みます。

「わたしがわかる本」からはじめる第二の利点は、その内実を検討することで、現代社会の特殊な性格と習俗とを浮き彫りにすることができるというところにあります。その意味で「わたしがわかる本」は現代人の奇習を伝える貴重な「民族誌的資料」(©レヴィ＝ストロース&内田樹)です。これについてはおもに第四章で論じる予定ですが、そこではこの奇習が現代社会においてどのような役割を果たしているかが明らかになります。

それではさっそく、フタはずしにとりかかりましょう。

脳とわたし——ジレンマ

「わたしがわかる本」の種明かし——「だから」と「じつは」

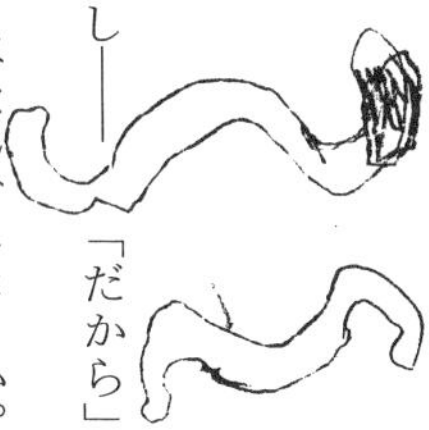

「わたしがわかる本」がもちいるフタとはなんでしょうか。

それは、「だから」と「じつは」という二つの言葉です。そしてそれだけです。拍子抜けするかもしれませんが、トリックの要点は、この「だから」と「じつは」の用法に尽きます。簡単に言いあらわしてみると、こうなります。

1　脳の働きが○○なの「だから」、あなたの行動や感情や思考は××になる
2　あなたの××という行動や感情や思考は、「じつは」脳の○○という働きにすぎない

「○○」には、「最新の脳科学」の知見を任意にいくらでも挿入することができます。また、「××」には、あなたの日常的な経験を任意にいくらでも挿入することができます。これで完了です。この構造の文章をたくさん繰り返すか、「○○」の部分を思い切り引きのばしたりすることで、数百ページの「わたしがわかる本」のできあがりです。

では、そのフタ――「だから」と「じつは」――が覆い隠しているものはなんでしょうか。それは、わたしたちの日々の日常的な経験と、脳科学が提出する知見とのあいだに生じる対立の問題です。

二〇世紀半ばに活躍したイングランドの哲学者ギルバート・ライルは、この対立を「ジレンマ」と呼びました。「ジレンマ（dilemma）」とは、二重の（di）-前提（lemma）というギリシア語に由来する英語で、「二者択一を迫られる板ばさみ」という意味の言葉です。人は「日常の経験」と「科学の説明」のあいだで板ばさみになっている、というわけです（ギルバート・ラ

イル『ジレンマ――日常言語の哲学』篠澤和久訳、勁草書房、一九九七）。

近代の科学と技術が誕生して以来、人間はこのジレンマに絶えずつきまとわれることになりましたが、脳科学はそれをより先鋭化させます。脳科学がわたしたちに突きつけているのは、このジレンマの究極のかたちです。

では、そのジレンマとはどのようなものなのでしょうか。

おばあちゃんをめぐるジレンマ

男と女のちがいを脳のちがいによって解き明かしたベストセラーに、こんな記述があります。いわく、女は脳の中の感情中枢がいろいろな部分と連絡しているから、ありとあらゆる状況で感情を高ぶらせ、あたりかまわず泣きじゃくることになる、云々。人を愛するときに女が重視する信頼や親しみといった感情は、脳の中のセックス中枢たる視床下部を刺激するテストステロンなどの各種ホルモンのしわざだ、云々。

「科学的根拠」をこのように差し出されると、そのまま納得せざるをえないような気もしてきます。確かに、人が泣くときには脳の中の「感情中枢」が働いていることや、人が性的な欲求を抱いているときに「セックス中枢」の働きが活発になっていることは本当らしく思われます。そうすると、あなたの性的衝動はあなたのセックス中枢のしわざにすぎないということになり、あなたが泣くのは脳の中の感情中枢が働くからだということになりそうです。つまり、あなたは自分の意志でさまざまな選択をしたり行動をしたりしているつもりかもしれないが、じつはあなた自身の脳に操られているだけなのだ、と。

しかし、「ちょっと待って」とも言いたくなります。確かに、自分の感情や行動は脳によってつくりだされるものかもしれない。でも、恋人といっしょにいたいと思う理由は、少なくともあなた自身にとっては、視床下部が活動するからではなく、その相手が好きだからだとしかいえないのではないか。また、自分が泣いたのは大好きだったおばあちゃんが死んでしまったからだとしかいえないのではないか。つまり、脳の中がどうなっていようと、自分にとっての問題は相手が好きだということや、大切な人が死んでしまったということ以外にないのではないか、と。

たとえば、おばあちゃんが亡くなったという知らせを受けて涙が止まらないあなたが、その悲しみをわかちあう相手がほしくて友だちに電話をかけたとします。すると友だちは、受話器の向こうからこんなアドヴァイスをくれました。「わかるよ。でもね、きみはおばあちゃんが死んでしまったと泣いているけれど、それはじつはきみの脳内の感情中枢が興奮しているだけのことなんだ。しかも女は感情中枢がいろいろな部分と連絡しているから、お葬式だろうがなんだろうがあたりかまわず大勢の人を前にして恥も外聞もなく泣きじゃくってしまう。しばらくして感情中枢の興奮がおさまれば、涙もおさまるさ。それまでゆっくりしていなよ」

どうでしょうか。友だちの言葉を好意的にとれば、これは悲しみによって視野の狭くなってしまったあなたのためのある種気の利いたアドヴァイスなのだと考えることもできなくはありません。でも、友だちの「説明」にはなにかおかしなところがあるようにも思えます。うまく反論できないとしても、微妙な違和感が残ります。また、なにかおかしなところがあるからこそ、それを「気の利いた」アドヴァイスとして受けとることができるのだとも思えてきます。

以上、話のポイントを明瞭にするために戯画的な状況をつくりだしてみましたが、「わたしがわかる本」が説いてくれるのは基本そういうお話です。この友だちのアドヴァイスを聞いて、もし反発を感じたり、不思議な感じを抱いたり、なんだか落ち着かない気持ちになったりしたら、あなたはジレンマのまっただなかに立っていることになります。脳科学者だろうが哲学者だろうが、このジレンマを解決してくれる人はこの世に誰もいません。

脳についての知識の多い少ないに関係なく、というよりむしろ、脳について知れば知るほど、この不思議な感じは強まってくるはずです。

わたしたちは、悲しくて泣いているときには脳内の感情中枢が興奮しているだろうことを認めることができます。脳科学の見地からすれば、それは感情中枢の興奮として記述されるほかありません。実際、あたりまえのことですが、感情中枢の働きをいくら探ってもそこにはおばあちゃんは登場しません。しかし、それと同時に、自分の悲しみは――脳科学にとってではなくあなたにとっては――大好きなおばあちゃんが死んでしまったことから立ちあらわれてくるということもまた確かなのです。

ジレンマの特徴

ところで、このジレンマは、脳科学のさまざまな理論のあいだにあるような対立とはなんの関係もありません。つまり、これは感情中枢がどのようなメカニズムによって働くのか、ということについての諸理論のあいだにある対立とは性格がちがいます。

脳科学では、たがいに競合しあうさまざまな理論がこれまで提出されてきたし、いまも提出されているし、これからも提出されていくことでしょう。同時に、それらのうちのあるものは正しいものと認定され、またあるものは誤りと認定されて消えていくことでしょう。しかし、いまここで浮上しているジレンマは、そのような理論と理論のあいだの対立ではなく、それよりももっと根本的な対立です。

それは、脳の働きを科学的に明らかにする営為が生みだす知見と、人が生きるうえで日常から学ぶ経験とのあいだの対立なのです。だからこの対立は、脳科学が感情中枢の働きについてどのような理論をもつことになったとしても、消えてなくなることはありません。

ここで、「でも自分はそんなジレンマなんか感じていないよ」と思う人もいるかもしれません。確かにそのとおりです。四六時中こんなことに悩まされているようでは、まともに生活することもできなくなります。

大切な人をうしなったとき、わたしたちは実際に「悲しむ」のであり、それは感情中枢の働きにかんする知識とは関係がありません。一方で、感情中枢の働きについての知識を学ぶとき、わたしたちはそれを知識として学ぶだけで、実際に悲しむわけではありません。このようにして、ふつう人は意識せずともこのジレンマを回避しながら生活することができます（というか、それはまともに生活を送るための条件の一つでさえあります）。

しかし他方で、運わるく本書のような本を読んでしまったときや、少しでも心と脳の関係をごまかさずに考えようとしたなら、そこにジレンマがあらわれます。

悲しい気分に沈んでいるときに脳内でなにが起こっているのかについて、科学が教えてくれるのは「感情中枢の興奮」という事実であり、それ以外にはありません。これは認めざるをえない事実です。しかし他方で、自分が「悲しい気分に沈んでいる」という事実もまた疑うことができません。いったいどちらが本当なのか。どちらも本当なのだと考えたいところですが、すぐさまこんな疑問がつづきます。なにが起こっているのかを科学的に検分すると感情中枢の興奮しか見出せないのに、どちらも本当だなんていえるのか。実際には感情中枢の興奮しか確認できないのに、悲しい気分もまた存在するなんていえるのか。本当に存在するのが感情中枢の興奮だけなのだとしたら、悲しい気分のほうはどこへ行ってしまうのか、等々。

考えをごまかすか疑問そのものを忘れてしまえば、ふたたびまっとうな生活に戻ることができます（事実わたしたちはそのようにして生活しています）。しかし、ごまかさないで考えようとしたなら、どちらの事実もまともに受けとめる（taking seriously Ⓒリチャード・ローティ）しかありません。心と脳の関係という問題を考え抜くためにはそうするしかないのですが、それはジレンマとともに歩みつづけなければならないということを意味します。

結局、人はジレンマを避けることができる理由も、避けることができなくなる理由も、ともにもっているのです。

ジレンマを避ける二つの方便

「だから」と「じつは」のトリックは、このジレンマをやりすごすための、もっともありふれた二つの方便といえます。これらはその任務のために召集された人気コンビです。

これから詳しく述べることになりますが、あらかじめ結論をいうと、「だから」のトリックはジレンマを誤ったかたちで「解決」することでそれをやりすごそうとします。しかしそれは「カテゴリー・ミステイク」という名の誤りを犯すことになります。また、「じつは」のトリックはジレンマを隠蔽する、つまりなかったことにすることでそれをやりすごそうとします。しかしそのトリックは「心と脳のパラドックス」という困難に逢着することになります。ここで、「だから」のトリックは虚偽にもとづき、「じつは」のそれは欺瞞にもとづくと整理してみてもいいかもしれません。

「だから」と「じつは」がどうしてうまくいかないのかを認識することは、そのまま、この問題がどうして難問でありつづけているのかを認識することになります。それが難問であるゆえんは、

「だから」と「じつは」で万事オッケーというわけにはいかないということ、それに尽きるからです。

脳科学が提起しているジレンマと、それをおおいかくすフタとしての「だから」と「じつは」のトリック。

では、「だから」のトリックがジレンマをどのようにおおいかくすのかを見てみましょう。

「だから」の錯誤——カテゴリー・ミステイク

だから女はあたりかまわず泣きじゃくる?

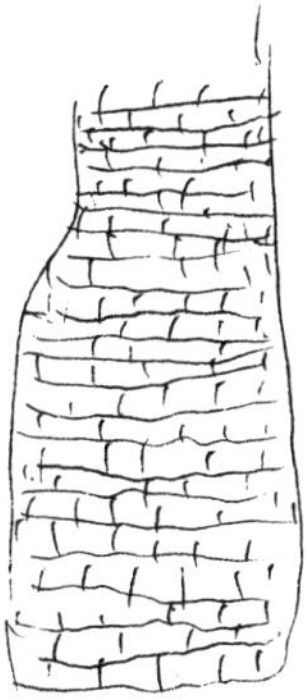

先の「女は脳の中の感情中枢がいろいろな部分と連絡しているから、ありとあらゆる状況で感情を高ぶらせ、泣きだすことになる」的な考えは、「だから」の論理の代表例といえます。これは脳の働きが原因となって心というものが生ずるという考えかたをもとにしています。

ここで、このような考えかたを「脳心因果説」と呼んでおきたいと思います。簡単に、脳を心の「原因」とし、心を脳の「結果」とする考えかたのことだと考えてください。

因果関係においては、あいついで起こる二つの出来事のうち、早いほうが「原因」、後のほうが「結果」と呼ばれます。ここでは「感情中枢の働き」が原因とされ、「ありとあらゆる状況で感情を高ぶらせ、泣きだすことになる」がその結果だということになっています。

至極もっともで思わず納得しそうになる考えかたですが、ここに落とし穴があります。少し考えてみると、これは「カテゴリー・ミステイク」という誤りを犯していることがわかります。

脳心因果説のカテゴリー・ミステイク

「カテゴリー」というのは、範疇、区分、分類という程度の意味ですが、ふだん聞きなれない言葉かもしれません。こんな情景を想像してみてください。

一脚のイスを前にして、物理学者とデザイナーが語りあっています。物理学者は、万物を構成する究極の粒子とそのふるまいを探究しています。物理学者に言わせれば、そのイスもまた究極の粒子が集合した物質です。他方でデザイナーは言います。イスとは見た目の美しさや空間との調和、使用する材料の品質、利用者が座ったときに感じる感覚を総合的にデザインした造形物である、と。

ここで、物理学者によるイスの見かたや記述には、デザイナーによるイスの記述のための場所はありません。逆に、デザイナーによるイスの記述には、物理学者によるイスの記述のための場所はありません。物理学者の記述が真であるか偽であるか（イスは究極の粒子から構成されているか否か）ということは、デザイナーの記述にとっては真でも偽でもありません。イスが究極の粒子の集合体であるかどうかは、デザイナーの記述（造形美・機能性）にとってどちらであってもかまわないことです。逆も同様で、デザイナーにとって重要なイスの美醜や機能性の優劣は、物理学者の記述にとってはどちらでもよいことです。

要するに物理学者とデザイナーとでは、イスを記述するための語彙がまったく異なっていて、相互に競合する関係にありません。物理学者は物理学のカテゴリーによってイスを記述するし、デザイナーはデザインのカテゴリーによってイスを記述します。また、このさい重要なことは、どちらかの記述がより本質的とはいえないということです。ただ両者はどのような観点からイスを見ているかが異なっているだけです。

「カテゴリー・ミステイク」とは、先のライルの命名になるもので、物理学とデザインのように本来混ざりあうことのできない異なるカテゴリーを同列に並べて関係づけようとする誤りのことです。

たとえば、学校の先生であるあなたが遠足でクラスの子どもたちをひきつれて動物園に行くとします。あなたは子どもたちに、「これがウサギだよ」「これがカバだよ」「これがキリンだよ」といちいち説明してあげました。そうしたら、最後に一人の子どもがこう尋ねました。「わかったよ。それで動物はどこにいるの?」

「動物」という言葉がなにを意味しているかを知っているなら、ふつうこのような質問をすることはありません。なぜなら、動物とは、ウサギやカバやキリンといった生き物たちの総称だからです。その子どもは、動物という言葉の意味を知らなかったかもしれないし、それともあえて変な質問をすることでみんなを笑わせたかったのかもしれません。

どちらにせよ、その質問は「動物」が属するべきカテゴリーと、「ウサギ」「カバ」「キリン」が属するべきカテゴリーを混同しています。つまり、自覚的にであれ無自覚的にであれカテゴリー・ミステイクを犯しています。

脳心因果説が犯しているのも、これと同種のカテゴリー・ミステイクです。おばあちゃん問題にこれを適用してみましょう。

おばあちゃんが亡くなったという知らせを聞いたあなたが悲しい気持ちを抱くとします。ここで脳心因果説が提供する説明を因果系列として記述すると、図2-aのようなことになります(「感情中枢の働き」の記述が実際にどのような内容になるかは議論の本質には関係ありません)。

図2-aの脳状態Aはおばあちゃんが亡くなったという知らせを受けとる前のあなたの脳状態を示し、脳状態Bは知らせを受けとった直後の脳状態を示します。脳状態Aにおいては感情中枢の興奮は見られませんが、脳状態Bにおいては顕著な興奮が見られます。そして脳心因果説によれば、脳状態Bにおける感情中枢の興奮が原因となって、「悲しい」という気持ちが生ずるとされています。

しかし、なにかが妙です。ここで、図2-aの因果系列「脳状態A→脳状態B→『悲しい』」の最後にきた「悲しい」という状態は、はたして脳状態Bの結果として生ずる出来事だといえるのかという疑問が生じます。そうではなくて、脳状態Bの結果として示すことができるのは、

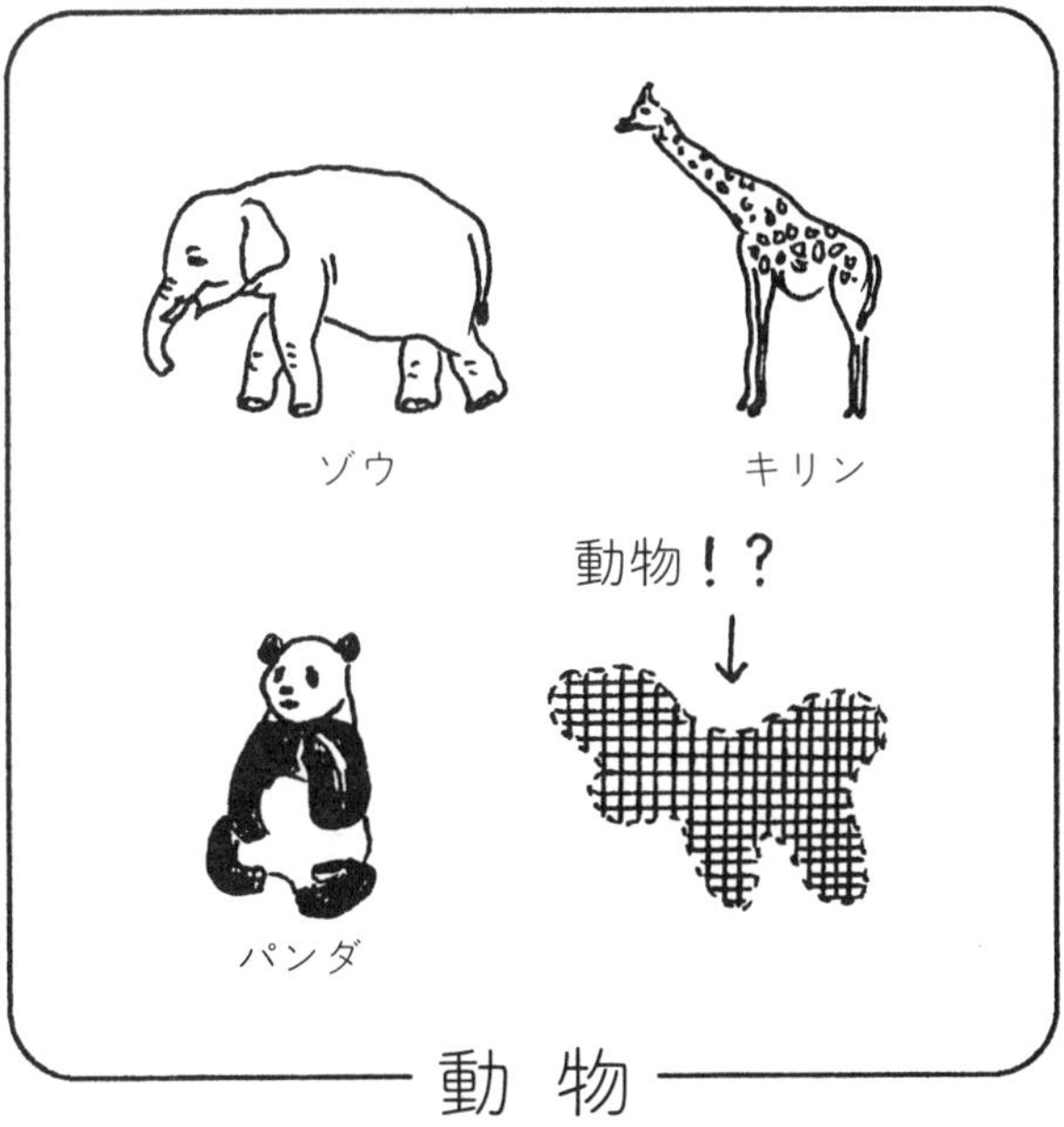

［図1］カテゴリー・ミステイク

ゾウやキリンやパンダの総称であるはずの「動物」が、ゾウやキリンやパンダと同列に並んでしまっています（おかげで「『動物』という動物」（ありえない）を描くのに苦労しました）。

「悲しい」という心の状態ではなく、その次につづく脳の状態でしかありえないのではないか、と。というのも、脳の物理的状態をあらわす脳状態Bと、「悲しい」という言葉であらわされる心の状態とは、まったくカテゴリーの異なる記述だからです。つまり、因果系列を正しく記述するとするなら、図2-bのように「脳状態A→脳状態B→脳状態C」となるはずです。そこに「悲しい」というような出来事が入りこむ余地はありません。

脳状態Cにおいて感情中枢の興奮はおさまっているかもしれないし、またはより強くなっているかもしれませんが、それはともかくとして、脳状態Bの結果として示すことができるのは、「悲しい」という出来事ではなく、脳状態Cという出来事でしかありえません。

以上のように、脳状態の推移という因果系列のなかに「悲しい」という心の出来事を入りこませるのは、カテゴリー・ミステイクだということができます。

「ナイスバーディー問題」

わかりやすい例をもう一つ出してみます。

友人たちとゴルフを楽しんでいるとします。あなたはグリーン上でバーディーパットに挑戦しています。次のパッティングでボールをカップに沈められれば、晴れてバーディーをかちとることができます。緊張するところですが、あなたは見事にバーディーパットを成功させ、仲間から「ナイスバーディー!」という喝采を浴びました。ところで、じつはそのとき、木の陰からその

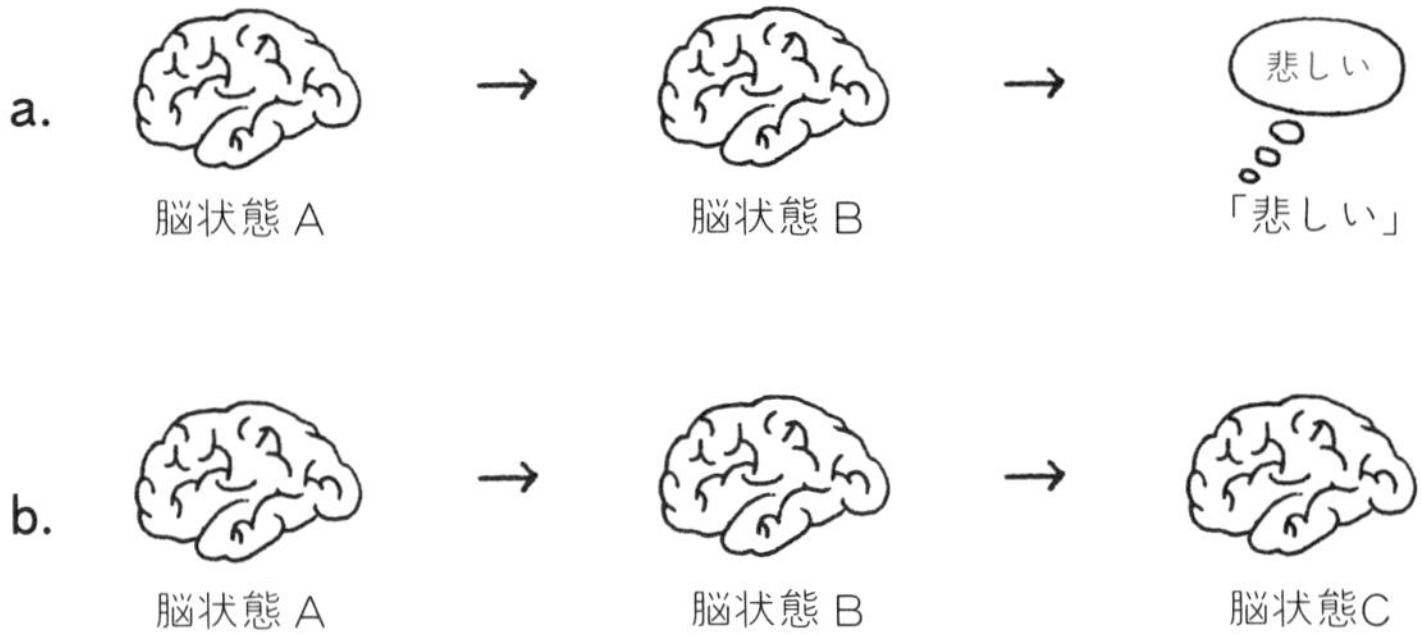

［図 2］**脳心因果説**

a. 脳心因果説による記述
脳状態 A：「おばあちゃんが亡くなった」という知らせを受ける前の脳状態です。
脳状態 B：知らせを受けた直後の脳状態です。感情中枢が興奮しています。
「悲しい」：脳状態 B を原因として「悲しい気持ち」がこれにつづいたとされます。あれ？　脳状態はどこへ行ってしまったのでしょうか。

b. まともな記述
脳状態 A：「おばあちゃんが亡くなった」という知らせを受ける前の脳状態です。
脳状態 B：知らせを受けた直後の脳状態です。感情中枢が興奮しています。
脳状態 C：脳状態 B の次にくるのは、「悲しい気持ち」ではなくて、悲しい気持ちになっているときの「脳状態」、つまり脳状態 C です。ある脳状態の結果として記述できるのは、それにつづいてやってくる別の脳状態だけです。このとき悲しみを感じていることは疑えませんが、脳状態を因果に沿って記述しているところに「悲しい気持ち」が入りこむ余地はありません。

ようすを観察している物理学者がいました。彼はグリーンにおけるゴルフボールの動きを研究しています。パターがどのような方向へどのくらいの力でボールをはじき出したか、またボールはどのくらいのスピードでどのような軌跡を描いてカップに沈んだか、これを因果系列に沿って力学的に記述するのが彼の役目です。物理学者は、A地点を出発し、B地点にあるカップに到達したボールの動きを記述しました。そうしてできあがったレポートには、次のような記述がありました。

A地点→B地点→「ナイスバーディー!」

ボールの動きを因果系列に沿って記述するのが物理学者の役目だったのですが、その因果系列の末端に「ナイスバーディー!」という言葉が書き込まれていたのです。確かに、ボールがカップ(B地点)に沈むのを確認したとき、友人たちが「ナイスバーディー!」とあなたを喝采したことは事実です。

しかし、彼が因果系列の末端に記述するべきだったのは、本当にこのことだったでしょうか。B地点でのボールの動きの後にくるはずのものは、カップの底(C地点)に沈んで静止しているボールの状態の記述ではないでしょうか。そもそも、B地点にいたったボールの状態の原因になるものはA地点からきたボールの状態以外ではありえません。また、B地点にいたったボールの状態の結果になるものはその後C地点へといたるボールの状態でしかありえません。だから適切な記述は「A地点→B地点→C地点」になるはずです。

ゴルフプレーというカテゴリーには「ナイスバーディー！」が含まれています（実際そこで喝采することは「正しい」行いです）。しかし、ゴルフボールの動きの力学的記述というカテゴリーには「ナイスバーディー！」は含まれていません。そこには「ナイスバーディー！」が入りこむ余地はないのです。

脳心因果説の論理は、この物理学者の「ナイスバーディー！」の論理と同型です（そう考えると、近ごろよく聞かれる「物質でしかない脳からどうして心が生じるのか？」といった、いかにも不思議でまた重要に思える問いが、そのじつ「ゴルフボールの軌跡でしかないバーディーショットからどうして『ナイスバーディー！』が生まれるのか？」という問いと同様の難しさをもっていることがわかります）。

一方には、おばあちゃんをうしなった悲しみという日常の経験の記述がある。他方には、感情中枢の状態がかくかくしかじかだという科学の記述がある。両者はたがいを記述する場所をもたず、競合もしません。

おばあちゃんをうしなった悲しみと感情中枢の状態とは、カテゴリーが異なっているわけです。これらを同列に並べて、一方（科学の描写）を原因として他方（日常の経験）を結果とするようなかたち（またはその逆）に結びつけることは、「ナイスバーディー問題」を引き起こさざるをえない、つまりカテゴリー・ミステイクを犯すことにほかなりません。

「わたしがわかる本」がもちいる「だから」のトリックはこのようにして、カテゴリー・ミステイクという誤りをもちいることで、ジレンマにフタをすることになります。

しかしここで、こんな風に考えることもできます。つまり、「感情中枢が興奮する。『だから』悲しいという気持ちになる」というときの「だから」は、悲しい気持ちが生じる因果的な原因を指しているのではなく、悲しい気持ちが生じるとは実際にはどのようなことなのかを説明しているにすぎない、と。

「だから」をそのように解釈した場合、こんどは「じつは」の論理に移行することになります。悲しい気持ちが起こるのは、「じつは」感情中枢が興奮しているということなのだ、「あなたの行動や感情、思考のありかたといったものは、『じつは』あなたの脳の働きにすぎない」のだから、脳の中を調べさえすれば、あなたの悲しいという心の状態のすべてがわかるはずだ、というわけです。

こんどは、「じつは」の論理を検討することにしましょう。

「じつは」の欺瞞——パラドックス

脳さえわかれば心がわかる？

多くの科学者が、脳さえわかれば心がわかると豪語しています。

ノーベル賞学者フランシス・クリック（DNAの二重らせん構造の発見者として有名です）は、「あなた——つまりあなたの喜怒哀楽や記憶や希望、自由意識と自由意志など——は無数の神経細胞の集まりと、それに関連する分子の働き以上の何ものでもない」（フランシス・クリック『DNAに魂はあるか——驚異の仮説』中原英臣訳、講談社、一九九五、p.13）と言っています。

また、同じくノーベル賞受賞者の利根川進はこう言います。

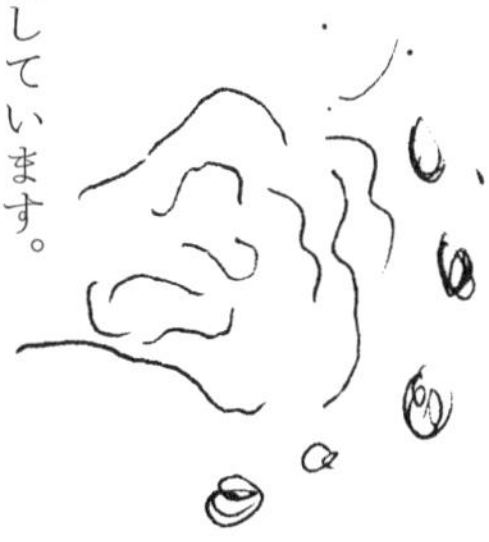

宗教とか哲学が対象にしてきたいろいろな概念とか問題は、脳科学がもっと進めば、説明がついていくだろうと思っています。脳の中でどういう物質とどういう物質が相互作用して、どういう細胞がどういう細胞と相互作用し、どういう細胞群がどういう性質をしめすようになるか。その結果、個体全体として、どういう現象がおこるのかということが微細にわかるようになり、DNAレベル、細胞レベル、細胞の小集団レベルというふうに展開していく現

象のヒエラルキーの総体がわかってきたら、嗜好・情感などという心の現象も、物質的に説明できるようになると思いますね。（利根川進『私の脳科学講義』岩波新書、二〇〇一、p.148）

クリックや利根川のような考えかたを「還元主義」といいます。「還元」とは、多様で複雑な事柄をなんらかの基本的な要素に帰着させて説明することです。

これを心と脳の関係という問題の文脈に当てはめると、クリックも率直に述べていたとおり、「人間の心というのは脳内の分子運動にすぎない」というものになります（還元主義者の常套句は、「～にすぎない」です）。裏を返せば、それは「脳さえわかれば心がわかる」ということにもなります。

ここでは、このような還元主義を「脳還元主義」と呼んでおきたいと思います。

脳科学者にかぎらず、いまや多くの現代人が脳還元主義者です。人間の心だけでなく、社会における出来事や制度など、およそ人間的なあらゆるものを脳の機能に還元して、「そういう事柄も『じつは』脳の働きにすぎないのだ」と解説するような言説が多くの支持者を獲得しているのはご存じのとおりです。

そう考えると、「脳さえわかれば心がわかる」というのは、もはや現代人の常識になっているといってよいほど広く認められた考えかたなのかもしれません。わたしたちは胸に手を当てて考えることはあるけれど、心臓を調べれば心がわかるとは思っていません。心臓が循環器であり、胃が消化器であるように、脳は心の器官であり、心と脳がじつのところどのような関係にあるのかはよくわからないにしろ、脳の解明がそのまま心の解明になるだろうことは確かだと思っています。

しかし、実際には脳還元主義ではうまくいきません。心の問題を考えるのに、脳科学だけでは足りないのです。なぜ足りないのか。脳還元主義は「脳さえわかれば心がわかる」と主張することでジレンマをなかったことにしようとしますが、そうすることで逆に自己矛盾に陥ってしまうからです。

以下、ある格好の事例をもちいてその次第を見ていこうと思います。その事例とは「錯覚」です。

脳の中で消える「意味」

錯覚という現象があります。

事実とちがうように見たり聞いたりしてしまうこの現象は、誰もが経験したことがあると思います。風の音が人の声に聞こえて思わず振り返ってしまったり、落ちている木の枝が蛇に見えてびっくりしたり、お金が落ちていると思って拾い上げてみたらビンのフタだったり。同じ長さの二つの線分にそれぞれ方向のちがう矢印をつけた図を見たことがあると思いますが、あれは錯覚が誰にも起こりうるものであることを示しています。

知覚心理学者の下條信輔は、サルにたいして行われた実験をもとに興味深い考察を展開しています（下條信輔『〈意識〉とは何だろうか――脳の来歴、知覚の錯誤』講談社現代新書、一九九九）。その実験とは、サルがある知覚判断を行うときに脳内のニューロン（神経細胞）がどのように活動しているかを調べたものです。

アメリカの神経科学者ニューサムらは、点のパターンが一定方向に動くようすを映したディスプレイを被験者のサルに見せました。そして点が動く方向に向かって眼を動かす反応をするようにサルを訓練しました。これで、点の運動の方向を判断するという課題をサルに与えたことになります。そのさい、同じ方向に動く点の数と、関係のないさまざまな方向に動く点の数の比率を加減することによって、その課題の難易度を調節することができます。いちばん簡単なのはいうまでもなく、すべての点が同じ方向に動いている場合で、ほかの方向に動く点の数が多くなるほど判断が難しくなります。

さて、ニューサムたちは、サルにさまざまな難易度の課題を与えながら、サルのニューロン活動を調べました。ニューロンの活動は、微小な電極を刺しこんでその電位変化をとらえることで調べることができます。ニューロンは活動するときに電位を一瞬だけマイナスからプラスあるいはゼロに変化させることから、その活動は「ニューロンの発火」と表現されます。この場合は、サルの視覚を受けもつとされるニューロンに電極を入れました。

ところで、視覚ニューロンには色に反応するもの、奥行きに反応するもの、運動に反応するものなど、さまざまな役割をもったものがあることが知られています。それどころかその役割分担は、特定の運動の方向にだけ反応するといったような非常に細かなものであることがこれまでの研究によってわかっていました。

ニューサムたちは視覚ニューロンの活動が知覚判断のもとになっていると考えていたわけですが、実験結果はまさにそのとおりになりました。たとえば上方向に動く点の運動をサルに見せたとします。そして上方向の運動に反応する視覚ニューロンが発火したとき、そのサルは実際に正しい判断をしていたというわけです。

この実験結果は、「脳さえわかれば心がわかる」という信念をより強固にする証拠のように思えます。しかし話はここで終わりません。その先があります。下條が注意を喚起するのは、むしろサルが判断を誤った場合の実験結果です。

サルが判断を誤った場合、たとえば本当は左方向へ多くの点が動いているのに、間違えて上方向と判断してしまったような場合に、視覚ニューロンはどのような活動をしていたでしょうか。

ご想像のとおり、左方向の運動にたいして反応する視覚ニューロンではなく、上方向の運動にたいして反応する視覚ニューロンが強く発火しているということがわかりました。つまり、上方向に動く点を正しく判断した場合の視覚ニューロンの活動と、左方向に動く点を誤って上方向に動くものと勘違いしてしまった場合の視覚ニューロンの活動は、ともに上方向の運動に反応する視覚ニューロンが強く発火するという点でまったく同じであるということです。

ここからわかるのは、その判断が正しいものであるか誤ったものであるかは、視覚ニューロンの活動状態だけからはわからない、ということです。

錯覚は脳内のニューロン活動が原因であるにちがいないのに、ニューロンの活動を調べてみると、その行為に錯覚という意味を与えるなにものも見出すことができなくなってしまいます。

ここで注意したいのは、サルが判断を誤ったからといって、ニューロンがなにか誤った活動をしているというわけではないということです。ニューロン活動のレヴェルでは、正解も誤解もありません。ニューロンは自然法則にしたがって活動するだけだからです。その意味で、サルは正しい判断を下したり誤った判断を下したりすることはありますが、ニューロンのほうはつねに自然法則にしたがった「正しい」活動しかできないといえます。ある判断が正解であるか誤解であるかを決めるのは、ニューロンの活動そのものではありえません。

ちなみに、これは視覚の判断のみにあてはまることではありませんし、サルにだけあてはまることでもありません。人間を相手に実験をしたとしても同じような結果が得られるはずです。人間の場合でも、心の中で言葉をしゃべるときには実際に声に出して言葉をしゃべるさいに発火するのと同じニューロンが発火していることや、幻聴があらわれるときには実際に人の話を聞いているさいに発火するのと同じニューロンが発火していることが知られています。

この実験結果が明らかにしているのは、脳が判断や行為を可能にしているのは確かですが、その判断や行為の「意味」は脳の中からは出てこない、ということです。

脳の働きが知覚判断を可能にしているわけですから、錯覚の原因を脳の中に探しもとめるのは理にかなった方法に思えます。しかし、実際に脳の中を探ってみると、それは見事に消えてしまいました。パラドックスです。

もう少し考えてみましょう。ある判断が正しいものであるか誤ったものであるか、つまりその判断のもつ意味を決めるものはなんでしょうか。

まず、それは脳の中にあるわけではありません(これは先の実験で明らかになったとおりです)。では脳の外にあるのかというと、そういうわけでもありません。脳の外だけで判断の正誤が決まるということになれば、そもそも判断なんてしてもしなくても同じということになってしまいます。

結局、ある判断の意味を決めるのは、脳の内側での働きと、脳の外側つまり環境との「関係」だというほかはありません。

先の実験では、サルの判断の正誤は、サル自身が下した判断と、実験者が与えた課題とが照らしあわされることによって、はじめて決定されることになります。つまりここでは、サルの知覚判断と(実験という)環境との関係において「錯覚」という意味が生じています。錯覚についてはじつに多くの研究がなされていますが、これらが示しているのは、錯覚というものが知覚判断とそれを取り巻く環境(身体や社会という文脈)との関係から生まれるものだということです。

ここで、心の問題を考えようとしているのにどうして知覚判断のような低次元の行為を話題にしているのかと思われるかもしれません。心の働きと知覚判断の働きとはぜんぜんちがうではないかと。

しかし、そうではありません。心の問題こそ、関係の問題、意味の問題の典型です。錯覚をとりあげたのは、それが「関係から生まれる意味」を考えるのに適したシンプルな事例だったからにすぎません。

ものを考えたり悩んだりというような「高次の」活動を行っているときの脳の働きは、知覚判断のときのそれよりもはるかに複雑なものかもしれませんが、構図は同じです。脳の中でどんなに複雑な活動が行われていたとしても、結局問題になるのは、脳内の働きと環境との関係であり、そこから生じる意味だという事情は変わりません。幻覚や幻聴に悩む人（本人もまわりの人も）は、「誰にもそんな声は聞こえない」という環境との齟齬に苦しみます。

もう少し一般的な例を挙げてみます。

たとえば、好きになってはいけないはずの相手——相手が既婚者であったり、商売敵であったり、敵国のスパイであったり——を好きになってしまったとします（禁断の恋、というやつです）。好きだという感情を抱いているときに脳内でなにが起こっているかについては、脳科学は詳細に説明してくれるでしょう。しかしその感情がもつ意味はどうでしょうか。この感情のもつ意味（禁断の恋）は、あなたと相手の個人史や二人を取り巻く人びとの思惑や社会的文脈を抜きにしては考えられません。

心の問題と呼ばれるものは、脳内活動のみを考えれば済むようなものではなく、それが本人やまわりの人間にとってもつ意味にもかかわっています。だからそれらを脳の中にだけ探っていくと、問題そのものが消え去ってしまうわけです。

心の問題を考えるのに脳科学では足りないという理由は以上のとおりです。

脳還元主義のパラドックス

先の錯覚実験で出現したパラドックスは哲学的に定式化できます。ここではそれを「心と脳のパラドックス」と呼んでおきます。ここでパラドックスとは、受け入れることのできそうな前提から、受け入れることのできそうもない結論が導きだされてしまうことを指します。

以下、脳還元主義が「心と脳のパラドックス」に陥る次第を、簡単な思考実験をまじえてたどってみたいと思います。

まず、脳還元主義の「脳さえわかれば心がわかる」という主張をもう少し詳しく検分してみます。

この主張がよってたつのはどのような信念でしょうか。それは、「心は脳から、そしてそれのみから生ずる」という信念です。心が脳ではなくほかの器官から生ずるのだとしたら「脳がわかれば～」と言うことはできないはずだし、心が脳からのみ生ずると考えなければ「脳さえわかれば～」と言うことはできないはずだからです。ここで「心」と呼ばれているものには、先ほど挙げた視覚や聴覚といった知覚のほかにも、感情、記憶、思考などの働きがすべて含まれています。というわけで、それをもう少し詳しくすると、「知覚、感情、記憶、思考といった心の働きはすべて、脳の活動から、そしてそれのみから生まれる」となります。

次に、この信念の妥当性を検討するために、ちょっとした思考実験をしてみましょう。

あなたの頭の上半分の頭皮と頭蓋骨を取りはずし、代わりに透明なガラスの半球をかぶせてみます。ちょうどヘルメットをかぶるみたいに。なお、この操作による脳や身体への影響はまったくないとしておきます。また、これはあくまで思考実験なので、実際にそうする必要はもちろんありません。ちょっと想像してみるだけでけっこうです。

じつはこの思考実験、そんなに荒唐無稽な話ではありません。この種のことは実際に行われています。脳そのものは痛みを感じないため、頭蓋骨を一部切除して脳の腫瘍を取りのぞくような大手術でも、手術中に患者を目覚めさせて会話をすることが可能です。これを「覚醒下脳手術」といいます。で、なぜわざわざ会話をする必要があるかですが、ただおしゃべりをしたいからというわけではなく、ちゃんとした理由があります。腫瘍を取りのぞく前に、意識のある状態の患者に絵を見せたり計算をさせたりすることで、言語機能をつかさどる部分を特定しておくのです。それによって切除しても障害がでない範囲がわかり、障害をできるだけ抑えたかたちでの腫瘍切除が可能になるというわけです。二〇〇四年一月一〇日に山形大学医学部付属病院で行われた覚醒下脳手術は、患者の同意を得て報道陣に公開され、インドネシアで開かれた脳神経外科の国際学会に生中継されたとのことです（『asahi.com』二〇〇四年一月一〇日記事）。

さて、いまあなたの脳はまる見えになっているのでした。この状態で自分の姿を大きな鏡に映してみましょう。するとあなたは鏡に映った自分の脳を見ることができるでしょう。その灰白色の物体は、世界に存在するさまざまな物のなかの一つです。鏡に映っているほかのさまざまな物、たとえば部屋の机や愛犬のポチ、窓から見える裏山などとともに、あなたの脳もまたそこにあります。世界の一部をなしているあなたの脳をさらに詳しく見てみれば、そこにさまざまな分子の運動を見ることができるでしょうが、それらもまた世界のうちのさらに微細な一部です。あなたに見えている脳と世界との関係は、部分と全体というあたりまえの関係にあります。

心は脳から生まれるという脳還元主義の信念にしたがえば、机やポチや裏山やあなたの脳といったさまざまな物は、あなたの脳内のニューロン活動が生みだしたものだということになります。ということは、いま鏡に映っているこの脳の状態さえ手に入れれば、あなたが見ている周囲の世界もまた手に入ることになります。しかし他方で、先ほどわたしたちは、鏡に映っているあなたの脳とあなたが見ている世界とが部分と全体の関係にあることを確認したばかりです。

なにかが妙です。ここでちょっと立ち止まって考えてみましょう。

まず、あなたの脳は世界の一部です。それは世界に存在するさまざまな物のなかの一つです。

しかし、脳還元主義によれば、あなたに見える世界はニューロンの働きによって生みだされた世界です。というのも、知覚を含めた心の働きというのは、脳の活動から生まれるものだからです。さて、そうすると、あなたの脳はあなたに見える世界の一部である（これは鏡を見ればわかることです）と同時に、あなたに見える世界のいっさいを生みだす源泉でもある（脳内のニューロン活動が知覚世界を生みだすからです）ことになります。つまり、脳は世界の一部分であると同時に世界の全体を生みだす、ということになります。さっきの思考実験でいえば、机やポチや裏山といったさまざまな物のなかの一つにすぎない脳が、机やポチや裏山をも含むあなたの周囲の世界全体を生みだすということになります。

これは世界の一部分が世界全体に等しいと言うのと同じで、明らかな矛盾です。

仮説を保持したまま矛盾から逃れる方法はないでしょうか。いちおう二つの道を考えてみることができます。

一つ目は、脳を神のような存在に見立てることです。

どういうことかというと、脳をさまざまな物のうちの一つであるなどとは考えず、世界の全体を生みだすような絶対的な存在として考えるということです。この考えでいくと、矛盾が生じてしまったのは頭の中にある脳と鏡に映っている脳とが同じ脳であると認めてしまったからだということになります。頭の中にある脳（本物の脳）と鏡に映っている脳（鏡像としての脳）とはまったくちがう存在なのだと考えればいい。つまり、頭の中にある脳は（そしてそれだけは）、世界に存在するあらゆる物——机やポチや裏山や、鏡に映ったあなたの脳——とはちがう物であり、

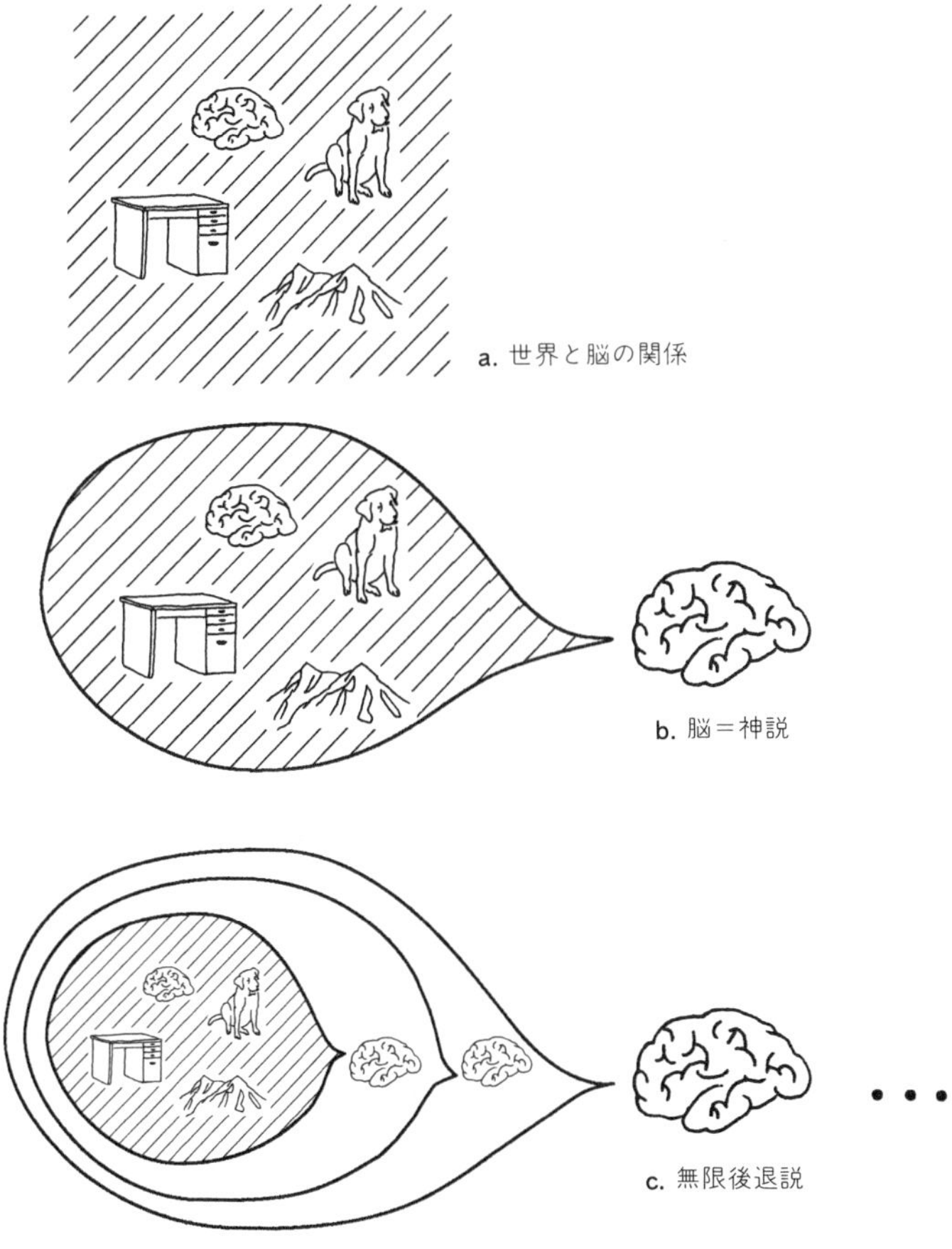

［図3］ **脳還元主義**

a. 世界と脳の関係：脳は机や犬や山と同じように世界の一部分です。脳と世界は部分と全体の関係にあります。
脳還元主義によると、脳が世界を生みだすということになります。では当の脳はどうなるのか？　逃げ道は二つありますが……

b. 脳＝神説：脳こそが世界を生みだす第一原因（＝神）だとします。もはや一種の宗教説です。

c. 無限後退説：脳を生みだす脳を生みだす脳を生みだす脳を……と無限に後退してしまいます。

それが世界のいっさいを生みだすと考えるのです。それ自体の由来が問われることのない（それ以上原因を尋ねることのできない）、すべてを生みだす源泉として脳を定義するというわけです。

ところで、それ以上起源をさかのぼることのできない、あらゆるものを生みだす第一原因というこの定義は、それが「神」であるといっているのと同じです。だからこの「脳＝神説」は宗教説の一種だということができます（哲学者の大森荘蔵は、かつてこの考えかたを「脳産教理」と呼びました。彼が「教理」という言葉をもちいたわけはここにあります）。もちろん、この宗教説を信じてはならないという理由はありません（それはキリスト教を、イスラム教を、仏教を信じてはならないという理由がないのと同じです）。そういうわけで、「脳＝神説」は、正しいとか間違っているとかいうことを云々することすらできない信仰の領域に属する見解であり、宗教的に帰依することでもしないかぎり、受け入れることはできません。

ちなみに、「脳＝神説」は脳を神的存在に仕上げたのちにもトラブルを呼び起こします。なぜなら、脳を絶対的始源として定義するとは、その当の脳だけはなにから生まれたわけでもないということになり、この信仰はそもそもの出発点にあったはずの、すべては脳の活動によって生ずるという信念と折りあわなくなるからです。

ここから、二つ目の道が浮かび上がってきます。それは、脳を生みだす脳を生みだす脳を生みだす脳を生みだす脳……という無限後退を認める道です。

脳が世界の全体を生みだすという仮説から出発したなら、あなたの頭の中の脳自体もあなたの脳から生みだされるとしなければうまくいきません。しかしそうなると、こんどはあなたの脳を生みだすあなたの脳が必要になってきます。しかしそうなると、さらにこんどはあなたの脳を生みだすあなたの脳を生みだすあなたの脳が必要になってきます。このように無限後退するのです。それでは疲れてしまうと思うかもしれません。しかし、もしこの後退をやめてしまえば、その時点で「脳＝神説」を受け入れなければならなくなります。そしてそれを避けるには無限後退をつづけるほかありません。この「無限後退説」もまた「脳＝神説」と同様に受け入れがたい考えかたです。

「心は脳から生まれる」という一見受け入れられそうな仮説は、このようなパラドックスをもたらします。心の働きをすべて脳の働きに帰してしまうと、その脳が世界の全体を生みださなければならなくなります。ここで考えをやめてしまえば問題はありません。しかし脳が世界の全体ではなく一部であることは明白ですから、そのことをもまた認めなければなりません。このようにして矛盾が噴出するわけです。

先にサルの錯覚の事例で出会うことになったパラドックスも、この「心と脳のパラドックス」の一例です。ほかにも見る、聞く、触る、味わうという知覚、好き嫌いや快不快といった感情、推理や想像といった思考など、お好みの例を想像してみてください。これは脳の働きのみから心の働きを説明しようとするときにかならずぶつかる原理的なパラドックスです。

また、これは心や脳にかんする知識の増大によって解決されるような問題でもありません。人は脳の仕組みや働きがあまりに複雑怪奇であることに惑わされて、脳の解明がもっと進めばおのずから問題は解決されるのではないか、そう考えがちです。でも、脳の複雑さに惑わされてはいけません。これは知識の量とは関係のない論理的な問題です。

脳科学の本領

「心と脳のパラドックス」は、脳科学の本領がどこにあるかを教えてくれます。それは、脳科学の本領は脳の働きについての一般的な説明を与えてくれるところにこそあるということです。そして、それが環境においていかなる意味をもつのかは、また別に考える必要があるということです。

これは、言葉とその働きを例に考えると、よく理解できるかもしれません。言語学の分野に統語論と意味論というものがあります。統語論とは、簡単に言えば言葉の並びかたの研究です。主語や述語や助動詞や副詞などがどのような働きをするか、また言葉が言葉として成り立つためにはそれらがどのように配列される必要があるのかなどを研究します。それにたいして意味論は、その言葉がコミュニケーションのなかでどのような意味をもつかを研究します。言葉を理解するためには、統語論と意味論の両方が必要です。

たとえば、単位がかかっている大事なテストのとき、あなたが親切心から友人のAさんに答えを教えてあげたとします。テストが終わったのち、Aさんはあなたに「わざわざ教えてくれてありがとう」と言うでしょう。これは統語論的に正しい構造をしています。しかしそれが二人のあいだでどんな意味をもつことになるのかは、この統語論的構造だけからはわかりません。あなたが教えてあげた答えが正しかった場合、この言葉は「わざわざ教えてくれてありがとう（おかげで無事に単位を取れたよ）」という意味をもつことになるでしょう。しかし、教えてあげた答えが残念ながら間違っていた場合、それは「わざわざ教えてくれてありがとう（おかげで単位を取り損なってしまったじゃないか。余計なおせっかいをしやがって）」という皮肉な意味をもつことになるかもしれません。

「わざわざ教えてくれてありがとう」という言葉は、このように文脈次第で感謝をあらわすことも皮肉をあらわすこともありえます。言葉の研究に統語論だけでなく意味論も必要になるゆえんです。

ここで、脳科学とは脳の統語論だと考えることができます。脳のなかでさまざまな細胞や分子がどのように働くかを記述すること、これが脳科学の役割です。しかしこれまで見てきたように、それだけでは心の様態は理解できません。それが環境とどのようなかかわりをもつかという、意味論の探究もまた不可欠なのです。錯覚実験を考察しさい、心の問題とは「関係から生まれる意味」の問題だと述べたのはこうした理由からです。

ここで、少し脱線になりますが、脳科学が提供する知識と脳科学者やジャーナリズムが流布する意見（宣伝文句）との関係についても考えておきましょう。それらを区別しておく必要があるからです。

脳科学が脳の働きを解明しつくすだろうという観測にはなんの問題もありません。それが脳科学の役割です。しかし雲行きがあやしくなるのは、脳科学者やジャーナリズムが「脳が解明されさえすれば心は解明されつくされるだろう」と言ったり、人が漠然とそう信じはじめるときです。脳科学が明らかにするのは、脳が働くメカニズムです。しかし、人びとが「心の問題」というとき、こうした働きだけが問題になっているわけではありません。多くの場合より切実なのは、そのような働きそのものである以上に、それが社会や人生においてもつ意味です。

先のサルの実験においては、知覚判断そのものが問題なのではなく、それが環境においてもつ意味（錯覚）こそが問題でした。好きになってはいけない相手を好きになってしまった人の「セックス中枢」は確かに活発に活動しているかもしれませんが、問題になっていること（禁断の恋）はそうしたものとは次元が異なっています。このレヴェルの「心の問題」がもはや脳科学の対象ではないことは、これまで見てきたことから明らかだと思います。

「脳さえわかれば心がわかる」という主張をこのレヴェルにまで拡張すると、かならずパラドックスがもたらされるし、なおもそれを主張しようとすることは端的な論理矛盾です。

脳科学者やジャーナリズムが流布する宣伝文句を前にしたときには、この章で行った考察を思い浮かべてみるとよいでしょう。先の利根川発言を思い出してください。彼もまた脳科学の適用範囲をこのレヴェルの事象にまで拡げて考えていることがわかります。

あたりまえのことですが、高名な科学者が尊敬される理由は、彼/彼女がすばらしい科学的業績をもたらしたからであって、そのパフォーマンスや信仰告白のゆえにではありません（そのような場合ももちろんありますが、それらはあくまでもパフォーマンスや信仰告白として尊重されるべきでしょう）。

最前線で活躍する科学者のなかには、高度な能力と緊張を要する研究業務の合間に、くつろいだ気分で教訓めいた言葉を発したくなるという人もいるでしょう。また、取り組んでいる学問を世に広めるために、景気のよいことの一つや二つ言いたくなることもあるでしょう。それはそれでけっこうなことです。しかし、そうした「週末の科学者」の発言は、——あたりまえのことですが——ウィークデイにおける彼/彼女の科学的業績とは別に検討する必要があります。

脳心因果説と脳還元主義のコンビは、自覚的にであれ無自覚的にであれ科学の領域を越えている点で、科学的でも論理的でもありません。それは一種の信念の表明であり信仰のようなものです。

これは脳科学の価値をいささかも減ずるものではありません。誤りは脳科学の知見のなかにあるのではなく、その理解と適用のしかたにあります。脳科学が提供する個々の知見が正しいか誤っているかという判断と、そうした知見をどのように理解するかということは、区別して考える必要があるのです。

ソクラテスの問いかけ

さて、脳還元主義がパラドックスに陥るからといって、心と脳の関係を探究する試みの意義が無に帰してしまうというわけではありません。「心と脳のパラドックス」が教えてくれるのは、探究が無益だということではなく、むしろ科学が終わった地点からこそ探究がはじまるのだということです。

古代ギリシアの哲学者プラトンの『パイドン』に描かれたソクラテスの言葉に耳を傾けてみると、そもそも二千数百年前の昔から、この問題がパラドックスで終わるのではなく、パラドックスを出発点にしていたことがわかります。

それは、ちょうど誰かが次のようなことを言うとしたならば、それとまったく同じことだ、と僕には思われた。すなわち、ソクラテスは自分の為すすべてのことを理性によって為す、と言っておきながら、僕の為す一つ一つの事柄の原因を語る段になると、こんな風に言うのだ。まず、いまここ（牢獄——引用者註）に僕が座っていることの原因について言えばこんなことになる。僕の身体は骨と腱から形づくられており、骨は固くて相互に分離していながら関節でつながっている。腱は伸び縮みできて、肉や皮膚とともに骨を包み、皮膚がこれらすべてのを一つのものにまとめている。そこで、骨は関節の中で自由に揺れ動くのだから、腱が伸びたり縮んだりすることによって、僕はいま脚を折り曲げることができるのであり、この原因によって僕はここで脚を折り曲げて座っているのである、と。さらにまた、君たちといま対話していることについても、かれは他の同じような原因を語ることだろう。音声とか、空気とか、聴覚とか、その他無数のそのようなことを原因として持ち出して、本当の原因を語ることをなおざりにするのである。

だが、本当の原因とは次のことである。アテナイ人たちが僕に有罪の判決をくだすことをより善いと思ったこと、それ故に僕もまたここに座っているのをより善いと思ったこと、そして、かれらがどんな刑罰を命ずるにせよ留まってそれを受けるのがより正しいと思ったこと、このことなのである。(プラトン『パイドン――魂の不死について』岩田靖夫訳、岩波文庫、一九九八、pp.126-127)

これはソクラテスが「青年をかどわかした罪」でアテナイ人から死刑判決を受けたのちに、彼が獄中で語った言葉です。彼には死刑を避けるチャンスがあったのですが、自らの意思で刑を受けるために牢獄に入ります。

この発言でソクラテスが問題にしているのは、なぜ彼は牢獄に入ることになったのかということです。ある種の人びとは、彼が牢獄に入った原因を彼の「骨と腱」の運動によって説明するでしょう。ソクラテスの身体における骨と腱はかくかくしかじかの仕組みになっており、その骨と腱がかくかくしかじかの運動をなした結果、彼は牢獄に入ることになったのだ、と。しかし、ソクラテスにとって、彼が牢獄にいる本当の原因とは、アテナイ人が彼に有罪判決を下したことであり、それを彼が受け入れたことなのです。

ここでソクラテスは、彼の意思を「骨と腱」の運動によって説明しようとする還元主義の問題を的確に認識しています。そして、すべての原因を「骨と腱」の運動に帰す還元主義がなかったことにしようとして失敗したジレンマを、この上なく鮮やかなかたちで打ちだしています。

ここでソクラテスが言っている「骨と腱の運動」は、そのまま「脳内の分子の運動」に置き換えて考えることができます。「骨と腱の運動」や「脳内の分子の運動」の詳細な記述そのものが問題なのではなく、「骨と腱の運動」や「脳内の分子の運動」とソクラテスの意思とのジレンマが問題である以上、脳還元主義で済ますわけにはいかないのです。

探究はここからはじまる

これまでのところをおさらいします。

「だから」による脳心因果説は、ジレンマにたいしてカテゴリー・ミステイクによる誤った解決を与えます。また、「じつは」による脳還元主義は、ジレンマそのものをなかったことにしようとしてパラドックスに陥ります。

ついでにここで、「わたしがわかる本」が実践上において引き起こすやっかいな問題についても指摘しておきます。どういうことかというと、それは結果的に「居直りと諦め」を強化するようにしか機能しないということです。

「わたしがわかる本」は、世上「そうだなあ」と思われているような感慨や偏見に「じつは」と「だから」の説明を与えることを任務にしています。実物を読んでみればすぐにわかりますが、「わたしがわかる本」が理由を与えようとするのは、かならず、すでに世間に流通している一般論や偏見——男は冷蔵庫のチーズを見つけるのが苦手、女はあたりかまわず泣き叫ぶ、みんな月曜日には頭が働かない、等々——です。これらに「最新の脳科学」によるお墨つきを与えるわけです。このようなお話が反動的な機能しかもたないだろうことは容易に想像できると思います。これはお話の構造そのものからくる必然的な帰結です。もはやこういうお話に溜飲を下げたり癒されたりしている場合ではありません。

というわけで、偉い学者や文化人が「だから」と「じつは」の論理を駆使するからといって、それを支持しなければならないわけではありません。ごまかさずに考えれば、それらはかならずカテゴリー・ミステイクかパラドックスに陥ります。もちろん、考えをごまかしてそれらを信奉することもできますが、そのときにはそれが信仰や信心にかぎりなく近づくことは自覚しておいてよいと思います。

これからもさまざまなかたちで「心と脳の関係を解き明かす」言説が提供されることになるでしょう。そうした言説に触れたときには、「だから」と「じつは」のトリックが使われていないかどうかを確認してみるのも一興です。これはありがちなウソを見破るためのリトマス試験紙のようなものです。

とはいえ、「わたしがわかる本」のトリックが明らかになったからといって、それで問題が解決されたわけではありません。むしろ、「ではどう考えたらよいのか」という困惑が増したかもしれません。あるいは、この章を読み進めるうちに、新たに自分なりの考えをまとめた人もいることでしょう。

そう、そのようにして本当の探究ははじまるのです。

ジレンマの存在は、探究がカテゴリー・ミステイクとパラドックスで終わるのではなく、むしろそこを出発点としてはじまるということを教えてくれます。このジレンマこそ、古来より無数の科学者や哲学者を悩ませてきた「心脳問題」が難問であるゆえんを示す核心部分です。

第二章からは、このジレンマを軸にいよいよ「心脳問題」に取り組んでいきます。

［間奏］　頭がよくなる？

「頭がよくなる本」

世の中には、「最新の脳科学」の知識を得ることで望みの目的が達成できると説く本がたくさんあります。

その目的とは、たとえば頭をよくすることや、ビジネスで成功することや、魅力的な人間になることや、幸せな人生を送ることなどじつにさまざまですが、かならずなんらかの直接的な効用がうたわれているので、すぐに見分けがつきます。確かに、そういう本を読んで本当に頭がよくなったりビジネスで成功できるのだとしたら、こんなにいい話はありません。

「そんな本を読んだってうまくいくわけないじゃん」と考える人も多いと思います。確かにそのとおりです。自信をもってそう言える人は、このコラムを読む必要はないかもしれません（ほかの章は読んでくださいね）。

しかし、そうはいっても、この種の本が大量に出まわっているのは事実だし、けっこう気にしている人もいると思います。ここでは、それらを総称して「頭がよくなる本」と呼んでおきます。

確かにわたしたちは頭のよしあしについてよく考えます。もっと物覚えをよくしたいとか、思考力を鍛えたいと思ったりします。あるいは記憶力がいいとか、意志の力が強いとか、勉強がよくできるとか、場の空気を読むのがうまいといったことも、頭のよさとして考えられます。もし

「自分はこんなはずじゃなかった」とか「あの人のように頭の回転を速くしたい」と思うことがあるとしたら、「頭がよくなる」という直接的な効用をうたった本を手にとってみたくもなるというものです。

というわけで、ここではそれらの「頭がよくなる本」について少し考えてみます。

まず最初に、物事を知ること（「頭がよくなる本」を読むこと）と物事を行うこと（実際に頭がよくなること）のちがいについて考えてみます。次に、そのことを念頭に置きながら、「頭がよくなる本」が提供する知識がどのような種類の知識なのかを考えます。最後に、たいして期待できないことはわかっているのにどうしてそういう本のことが気になってしまうのかを考えてみたいと思います（なお、これが本ではなく、人体を直接に改変する薬物や遺伝子操作になると少し事情が変わってきます。これついては第四章で検討します）。

命題知と方法知

まず、「頭がよくなる本」を読むことと、実際に頭がよくなることとのちがいについて考えてみます。

そもそも「頭がいい」とはどういうことを指すのでしょうか。

わたしたちは普通に、「あの人は頭がいい」とか「あの人は頭の回転が速い」と言ったりします。これはどういう意味か。

まずいえるのは、「頭がいい＝知識をたくさんもっている」ということではなさそうだということです。たくさんの知識をもっていながら愚かなふるまいをしてしまう人は世の中にたくさんいます。その人は頭がいいのかといえば、もちろんそんなことはありません。たくさんの知識をもっているということはそれなりに尊敬できることですが、しかしそれだけでは頭がいいということにはなりません。むしろ、わたしたちはそういう人を「ガリ勉」とか「頭でっかち」と呼んで嘲笑しがちです。頭がいい＝知識をたくさんもっているという等式は成り立ちそうにありません。

逆に、知識はなくとも頭がいいといわれる人びとを考えてみます。学問や教養を積んでいなくても、機転がきいたり、よく気がついたり、思わぬ出来事にも冷静に対処できたり、論理的に考えることができたり、一見ばらばらに見えるさまざまな物事を整合的に理解することができたり、その場その場でおもしろいジョークを飛ばせるような人びとです。そういう人に会うと、「この人は頭がいい」と感じます。そのとき、その人が知識をもっているかどうかというのは、あくまで二次的な問題にすぎません。ある人が愚かなふるまいにおよぶとか物事をうまくなしとげることができないとき、その人がたくさんの知識をもっているという事実はむしろマイナス評価の要因になることすらあるでしょう。

これを一般的なかたちでいいあらわせば、「状況にたいして的確に分析したり対応したりできる能力」とでもいうようなことでしょうか。

問題点を明瞭にするために、知識をもっているけれども頭がいいとはいわれない人と、知識をもっていないけれども頭がいいといわれる人をいささか戯画的に対照させてみましたが、もちろん現実はもっと複雑です。ある分野には抜群の才覚を示す人も、別の分野ではからっきしダメというケースはたくさんあります。一人の人間に賢明さと愚かさが同居しているということは、日々の生活でもよく経験するところです。

しかし、少なくとも、頭がいいということは、ある特定の分野にたいする知識を得るということとは別だというのは確かなようです。

これを理解するのに、ギルバート・ライルの整理が役に立ちます。彼は、わたしたちが物事を知るさいには二種類のありかたがあると言いました。一つは「内容を知る」というありかたで、もう一つは「方法を知る」というありかたです（ギルバート・ライル『心の概念』坂本百大ほか訳、みすず書房、一九八七）。

「内容を知る」とは、ある事柄についての知識を記憶することです。

たとえば、「きみはぼくの秘密を知ってしまった（知らない）」「彼が双子だったなんて知らなかった（知っていた）」「彼女は歴代天皇の名前を知っている（知らない）」「ぼくは山手線の全駅名を知っている（知らない）」「わたしだけが真理を知っている（知らない）」等々。ライルはこの種の知りかたを、knowing that と表現しました。これは「かくかくしかじかはかくかくしかじかであることを知っている」というかたちをとることから、「命題知」とも呼ばれます。

「方法を知る」とは、ある事柄を行う能力を身につけることです。

たとえば、「彼女はプロジェクトの円滑な進めかたを知っている（知らない）」「彼は人とのつきあいかたを知っている（知らない）」「彼は人の動かしかたを知っている（知らない）」「彼女はスケベオヤジをどうあしらえばよいかを知っている（知らない）」「わたしは運転を知っている（知らない）」等々。ライルはこの種の知りかたを、先のknowing thatと対比させて、knowing howと表現しました。これは「かくかくしかじかを行うしかたを知っている」というかたちをとることから、「方法知」とも呼ばれます。ちなみに、「極意を知る」というのは究極の方法知を表現した言葉かもしれません。

二種類の「知る」ことの性格は大きく異なっています。

仕事でプロジェクトをいつも円滑に進めることのできる人にたいして、なんでそんなにうまくできるのかを尋ねたとしても、その人はなぜ自分がうまくできるのかを説明できないかもしれません。逆に、ある人がプロジェクトの円滑な進めかたについて古今東西のあらゆる知識を仕入れたとしても、その人が実際にプロジェクトを円滑に進めることができるかどうかはわかりません。「内容を知る」ことがそのまま「方法を知る」ことになるとはかぎらないし、「方法を知る」ことがそのまま「内容を知る」ことになるともかぎりません。

一方の「知る」ことから直接的に他方の「知る」ことが導きだされるわけではない、つまり命題知と方法知はイコールではない、という事実は重要です。そして、ある人が物事を行ったり考えたりするさいにそれに適した方法知をもっているかどうかということこそが、その人が頭がいいと呼ばれるかどうかを分けるポイントだということもわかると思います。

さて、「頭がよくなる本」が提供する知識はどちらに属するかというと、これは方法知ではなく命題知に属するものだといえます（読むだけで方法知が身につく本というのは、あらゆるハウツー書が抱くはかない夢です）。

「頭がよくなる本」のなかに書いてあるのは、たとえば食欲や性欲の発動には脳内のどの部位がかかわっているかであったり、記憶のメカニズムはどうなっているかであったり、化学物質と脳内活動の関係はどうなっているかであったりします。また、そうした脳内活動のありさまをもとにしたアドヴァイスであったりします。

これらの知識はそれなりに興味深く、また有益なものです。しかし、頭をよくするという目的に照らして考えた場合には、これらは単に「人間の脳内活動はかくかくしかじかである」という命題知を蓄えたことにしかなりません（この本も例外ではないですが）。

これまで見てきたように、これらの命題知を得ることは、人から「あの人は頭がいい」と言われるために必要な方法知を身につけることにはなりません。たとえ「脳を鍛える方法」について知ることができ、そこに書いてあるトレーニングを行ったとしても、それはなお実際に頭をよくするということとはまったく別の事柄です。

これはちょっと考えてみればあたりまえのことですね。

どの程度役に立つのか

しかし、そうだからといって、「頭がよくなる本」がなんの役にも立たないというのも極端な話です。

実際、方法知に役立つ命題知というものも存在します。プロジェクトを円滑に進めるためには、プロジェクトの詳細やメンバー各人の仕事の進捗状況を知っていなくてはなりません。また、辣腕弁護士として活躍するには、法律と判例の豊富な知識が不可欠です。

そこで次に考えたいのは、では「頭がよくなる本」の命題知はなんにたいしてなら効く可能性があるのかということです。

命題知と方法知の関係は一定ではありません。方法知にたいする命題知の重要度は、知ろうとする対象によっていろいろに異なります。

話をわかりやすくするために、命題知の重要度が極端に高そうなケースと極端に低そうなケースを考えてみましょう。

まず、命題知の重要度が高そうなケースとして考えられるのは、たとえば暗記テストです。暗記テストでは、ひらめきや創意工夫のセンスを磨くことよりも、出題されそうな問題をどんどんまるごと覚えてしまうことのほうが重要です。

他方で、命題知がそれほど重要でなさそうなケースもあります。たとえば、おもしろい冗談を言うのに、冗談の事例・種類・頻度などにかんする各種データや、冗談についての哲学的・生理学的・進化的・文化論的理論の知識といったものは、さしあたりそれほど重要ではありません。

命題知の重要度が高いケースと低いケースを分けるポイントはなんでしょうか。

いろんな考えかたができますが、頭をよくするという文脈で考えた場合に目安として役に立つのは、その目的が他者とのコミュニケーションを必要とするものであるか否か、という点です。

一般に、他者とのコミュニケーションを必要とせず、もっぱら自分の能力のみが問題である場合、命題知の重要度は高まります。逆に他者とのコミュニケーションを必要とするような能力が問題である場合、命題知の重要度は低くなります。

これは、社会学で使う「偶発性」という概念をもちいて考えるとわかりやすいと思います（宮台真司「行為と役割」、今田高俊・友枝敏雄編『社会学の基礎』有斐閣、一九九一）。

偶発性とは簡単にいえば「不確からしさ」のことです。なぜ偶発性という概念が大事かというと、そもそもこの世の中に偶発性があるからこそ、それにどう対処するかという課題が生まれ、偶発性にどう対処するかという課題が生まれるからこそ、頭のよさというものが切実な問題になってくるからです。

社会学では、この偶発性を二種類に分けて考えます。一つは「単一の偶発性」で、もう一つは「二重の偶発性」です。

単一の偶発性とは、自分のことだけに関係する偶発性です。

たとえば、ある分野から問題がランダムに出題されるような暗記テストを受けるとして、そのために勉強するけれども、それによっていい点がとれるかどうかは定かではない（どの問題が出されるかは定かではない）というような状況を想像してみてください。

それにたいして二重の偶発性とは、他者との関係がかかわる偶発性です。

それはたとえば、頭がいいと思われようとしてテストを受けるけれども、その結果にたいしてクラスメートがどういう反応をするかが定かではない（いい点をとったとしても、「頭がいいね」と賞賛されるかもしれないし、逆に「テストだけはよくできるんだね」と見下されるかもしれない）というような状況です。

どちらも、自分にとって望ましい結果を得るためには偶発性を減らしていかなければならない（不確からしさを減らしていかなければならない）という点では同じですが、次の点で大きくちがいます。前者においては自分の能力の向上だけを考えていればよい（他者とのコミュニケーションは必要ない）のにたいして、後者においては相手（クラスメート）がどう思うかということをも予測しながら行動しなければならない（他者とのコミュニケーションが必要となる）という点です。テストの例で考えれば、命題知が相対的に重要となるケースというのはもっぱら単一性の偶発性にかかわり、命題知が相対的に重要でなくなるケースというのは二重の偶発性にかかわるものだということがわかると思います。

単一の偶発性とちがい、二重の偶発性においては相手が予期するであろうことをも予期しなければならない（「予期の予期」をしなければならない）ので、問題がどうしても複雑になります。予期の予期をしなければならない相手が複数になると、さらに複雑になります。

もし、自分の能力だけを考えればよい単一の偶発性を相手にする場合には、「頭がよくなる本」も役に立つ可能性があります。脳に栄養をよく与えるとか、脳をよく休ませるなどといった指南は、健康や能力の向上のためには必要なことでもあるでしょう。

しかし、期待する「頭がいい自分」のイメージが二重の偶発性にかかわるものである場合、

「頭がよくなる本」の内容はほとんど役に立ちません。二重の偶発性にかかわる（他者とのコミュニケーションを必要とする）頭のよさというのは、ほとんど「社会的適応性」というようなものと同じで、脳の栄養状態や活性化状態といったような生理学的レヴェルの問題とは次元が異なるものだからです。このようなケースでは、「頭がよくなる本」によって得られる命題知の重要度は、ほとんどコンマいくつの「誤差の世界」に近いといえるかもしれません。

実際のところ、「頭がよくなる本」の効き目は、処世術指南書や人生論や時代小説や名言集などと、それほど変わらないものだということになりそうです（ちなみに、このことは処世術指南書や人生論や時代小説や名言集といった本の地位をおとしめるものではありません）。

「頭がよくなる本」から実例を挙げておきましょう。

ある高名な脳科学者が著した本に、こんな記述があります。いわく、やる気や意欲を生むのは脳の側座核という部位だが、この部位は実際に作業をはじめないことには活動を開始しない。だから仕事でも勉強でも、まずはやってみることが大切だ。それによって側座核が活動するようになる、云々。こんな記述もあります。いわく、女性が不倫をする理由は、大脳の前頭連合野がなまけているからだ。生涯の伴侶としておたがいを認めあっている夫婦は前頭連合野をフル活用しているので、本能的な性欲の減退を乗り越える。そういう人びとは日常生活においても性生活においても相手をよろこばせる工夫をするため、愛情が冷めることなく良好な関係がいつまでもつづく。だから前頭連合野を使うよう心がけよう、云々。

これらの記述は、それ自体としては非常に興味深いものです。「まずはやってみる」ことによって脳が活性化されることも、また、たがいに「相手をよろこばせる工夫をする」男女は前頭連合野がよく活動していることも事実でしょう。しかし、実際に頭をよくしたり、恋人や配偶者とうまくやっていったりするのに、これらのアドヴァイスがどれだけ役に立つというのでしょうか。「まずはやってみる」ことや「相手をよろこばせる工夫をする」ことは大事ですが、そんなことはいまさら説教されるまでもなくあたりまえのことではないでしょうか。

問題はつねに、そしてかならず、その先にあります。

問題は、まずは「なにを」やってみるのかということであり、相手をよろこばせる「どんな」工夫をするのかということです。「頭がよくなる本」はそれについてはなにも教えてくれません。どうすればうまくいくのか、どうすれば相手をよろこばせることができるのかは、結局は試行錯誤(二重の偶発性に身をさらす)しかありません。その意味では、むしろ「非科学的」な処世術指南書や人生論や時代小説や名言集のほうが役に立つのかもしれません。

なぜ気になるのか

とはいえ、そんなことはわかっていても「頭がよくなる本」の宣伝文句についつい目が行ってしまうということもあるのではないでしょうか。

最後に、なぜそうなるのかを考えてみます。それには少なくとも二つの理由が考えられます。

一つ目の理由として、この社会が人びとに自分の能力についての不安をたえず抱かせるような仕組みをしていることが挙げられます。

いまの自分に満足できない、このままではほかの人に置いていかれそうな気がする、自分を変えることができればなにかが変わるかもしれない……。現代の競争社会は、わたしたちにこうした不安を抱かせつづけることで成り立っています。この不安は競争社会が必然的に生みだすものなので、不安をもってしまうこと自体は責められるべきものではありません。とくに最近では、やれ能力主義だリストラだ、勝ち組／負け組だ、金持ち父さん／貧乏父さんだと、不安な気持ちにさせる社会的圧力がこれでもかと人びとに迫ります。不安をもつ人にとって、こうしたかけ声はほとんど脅迫に響くことでしょう。

現代社会が強いる不安やコンプレックスには、大きく分けて、ルックス、経済力、知的能力という三つの源泉があります。「頭がよくなる本」が相手にするのは、もちろん最後の知的能力にたいするコンプレックスです。ルックスを改善するには多大なお金と労力がかかります（そして美容整形にはリスクがともないます）。経済力をモノにするにも多大な労力や運、そしていうまでもなくリスクがともないます。知的能力についてもある程度は同じことがいえるはずですが、たった一冊の本で頭がよくなるといわれれば、誰でも気になるにちがいありません。本を読むだけでルックスがよくなったり大金持ちになったりするとはなかなか考えにくいですが、頭がよくなることはなんとなく可能なようにも思えます（これは次に述べる二つ目の理由ともかかわります）。このようにして、不安の解決が知的能力の改善に託されるのです。

「頭がよくなる本」は、こうした状況に参入して人びとの不安を煽りたてることで、いまや一つの「不安産業」として機能しています。この不安産業は、不安な人びとと、それに乗じて金儲けをしたり人びとの歓心を得たりしようとする人びとの「俗情との結託」(©大西巨人)の産物です。この結託は強力なものなので、それに異を唱える声はかき消されがちです。

二つ目。命題知と方法知のちがいは、じつは誰もが日々の生活で知っていることですが、それにもかかわらず、「頭がよくなる本」にはついてはそうした常識が働きにくくなってしまいます。それは、「頭がよくなる本」が「科学」の名のもとに「脳」について語るからです。

わたしたちはサッカーや音楽についてては命題知と方法知の区別を容易につけることができます(サッカーについて知ることと、優秀なサッカープレーヤーになることのちがい、ギターの弾きかたを知ることと、実際にうまく弾けるようになることのちがい)。

しかし、科学の名においてなにかが述べられると、また脳を対象としてなにかが述べられると、わたしたちの常識的な判断力はほとんど麻痺してしまいます。なぜなら、この世の中では「科学的」というお墨つきがあれば、たとえそれがいかがわしいものであったとしても、無条件に正しいと信頼されるからです。また、人間の知的・心的能力の問題は、すべてその人の脳の働きの問題へと還元されてしまうからです。

科学とはそもそもなにかという問題は第四章で考える予定ですし、脳にたいする不当な還元については第一章で詳しく検討したので、とりあえずここでは、科学と脳にたいする現代人の盲信が命題知と方法知の区別についての常識を鈍らせてしまう、ということだけを確認しておきたいと思います。

そう考えると、「頭がよくなる本」がささやく脅迫にたいしては、じつはそれほど心配する必要はないということがわかります。人は一般に、頭がよくなることはありえますが、「頭がよくなる本」が言うようなしかたで頭がよくなるわけでもないからです。

しかし、「頭がよくなる本」の宣伝に気をとられたときには、別の心配をしたほうがよいかもしれません。はたして自分は自分の不安の内実をよく見つめているのかどうかという心配です。

大切なのは、自分が知りたいことの内実を見つめることです。もし頭がよくなりたいのだとしたら、そこで期待する頭のよさとはどのような性質のものなのかを見極めることです。

ここで使ってきた概念でいいかえれば、自分が知りたいことが命題知なのか方法知なのかを見極めること、自分が期待する頭のよさが単一の偶発性にかかわるのか二重の偶発性にかかわるのかを見極めることです。

このコラムで紹介した「命題知／方法知」「単一の偶発性／二重の偶発性」の区別は、自分の状態や欲望を点検するときの尺度として役に立つかもしれません。

第二章

心脳問題の見取図

——ジレンマと四つの立場

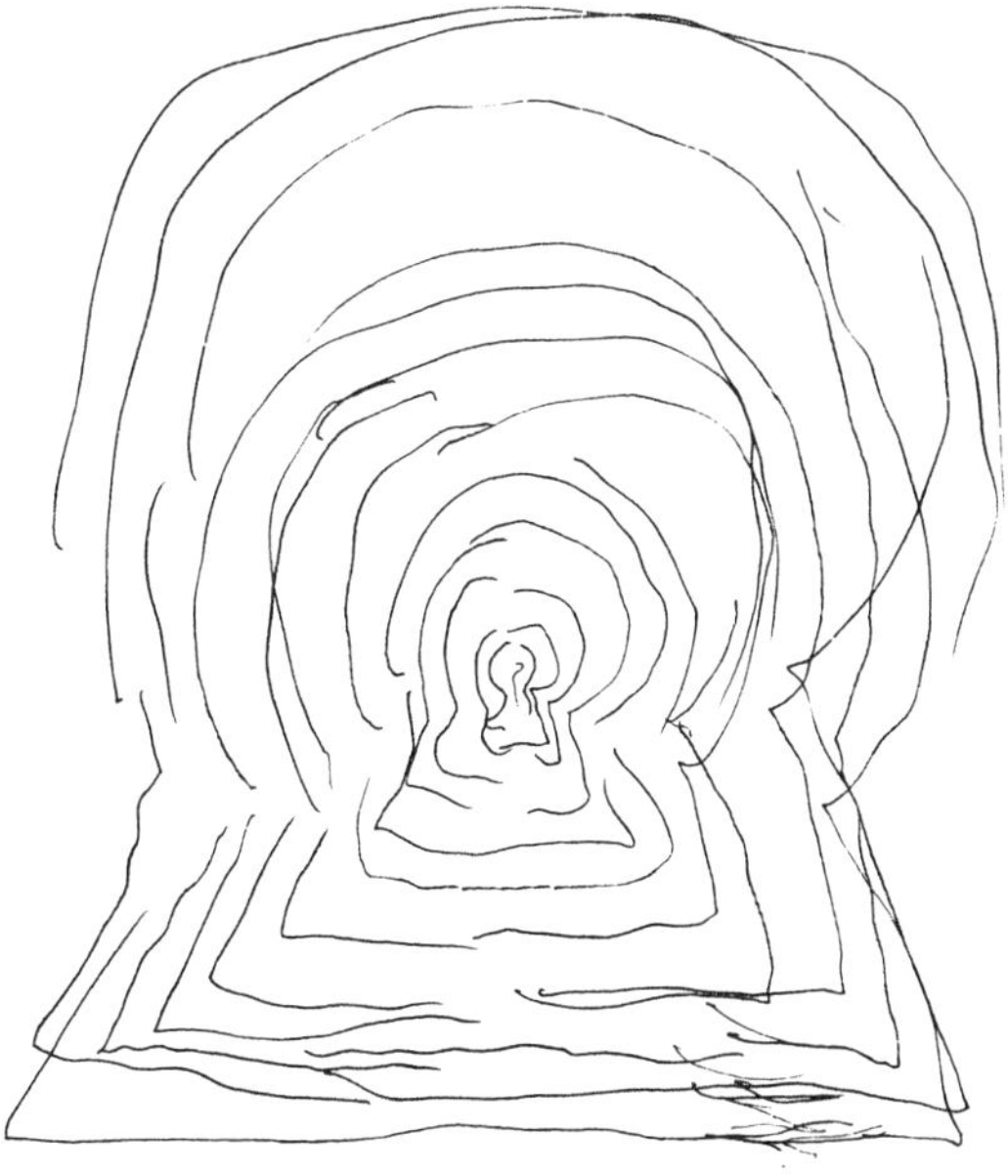

はじめに

第一章で見たように、日常の経験と科学が提供する知見とのあいだには「ジレンマ」が横たわっています。

このジレンマは、さまざまなかたちをとりえます。日常の経験では太陽が地球のまわりをまわっているように見えるが、科学の説明によると地球のほうが太陽のまわりをまわっている、など。そこで問題になっているのは、太陽の見えかたという一見自分には関係のなさそうに思える事柄です(よく考えてみると本当は大ありなのですが)。

しかし、心と脳の関係において提起されるジレンマは、これとはちょっとちがっています。おばあちゃんをうしなった悲しみと感情中枢の働きの関係というかたちで問題になっているのは、感覚や感情、思考といった「わたしの心」「わたしの人格」、いうなれば「わたしがわたしであること」の全体だからです。その意味で、脳科学が提起するジレンマは、数あるジレンマのなかでも究極のジレンマだということができます。

第一章の検討でわかったのは、このジレンマを解くのに、脳科学の知見があれば万事オッケーというわけにはいかないということでした。

心と脳の関係をどう考えるかという問題は、科学や哲学の世界では「心脳問題」と呼ばれ、古来からあまたの科学者や哲学者を悩ませてきた（そして現在も悩ませつづけている）、難攻不落の大問題です。そしてそれを難攻不落にしている元凶こそ、このジレンマにほかなりません。どのみちこれは科学万能主義によって簡単に決着がついてしまうような代物ではありません。じっくりと取り組む必要があります。

そこでこの章では、心脳問題の難問たるゆえんを理解するとともに、その議論の構図をできるだけシンプルなかたちで浮かび上がらせたいと思います。

まず最初に、心脳問題とその前史としての「心身問題」について簡単に触れたのち、心脳問題のもつ独特の不思議な「感じ」について考察します。心脳問題の本質を理解するためには、この「感じ」を実感することがなにより重要です。

次に、心脳問題において提出されている主要な立場の分類と紹介を行います。それによって、心と脳の関係をめぐって提出されているさまざまな理論を、その見た目の複雑さや多様さにまどわされずに理解できるようになるでしょう。

ちなみに、ここでは「心」という言葉を厳密に定義しないでもちいます。「心」あるいは「精神」といった言葉があらわれた場合には、あなたがふだんこの言葉で了解している意味をあてはめて読み進めていただいてかまいません。「心脳問題」だなんてキーワードをかかげておきながらなんと無責任な、と思われるかもしれませんが、もちろんこれは厳密な定義を避けて責任逃れをするためではありません。まさに「心」という言葉にどのような意味を与えるかということ自体がほかならぬ心脳問題の難問であり、あいまいなままにとどめざるをえない対象、探究しつつある当の対象でもあるからです。

心脳問題という難問——やさしい問いとややこしい議論

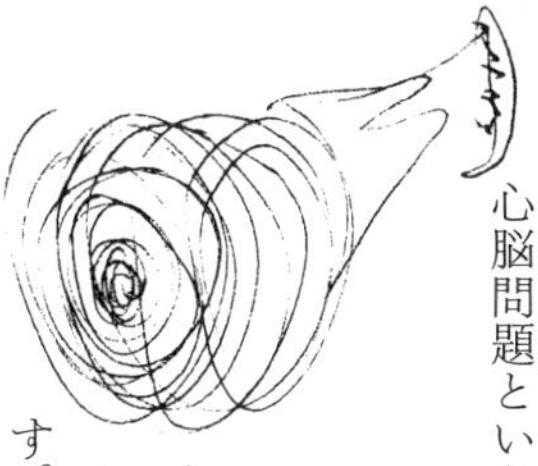

古くて新しい問題

心脳問題には、じつに長い歴史があります。たとえば第一章で見たプラトンの『パイドン』は、紀元前四世紀に書かれたとされています。ということは、この問題には少なく見積もっても二千数百年の歴史があるわけです。もしかしたら人類の歴史と同じくらい長いのかもしれません。

議論の組上にのせられているのは、「心と脳の関係は?」という、とてもやさしい(ように見える)問いです。しかし、脳科学の発展にもかかわらず、というか、発展すればするほどジレンマが露呈してきて、むしろ謎が深まるばかりというのが現状です。議論百出、諸説紛々、百家争鳴というありさまです。

このように、心脳問題の比類なき特色は、その問いのやさしさと、それに答えるために提出される議論の途方もないややこしさのコントラストにあります。シンプルなジレンマのまわりを、うっそうと茂った深い藪が取り囲んでいます。この問題こそ、哲学における最大の、そして最難関の問題とみなす人もいるくらいです。

そして、脳の働きに関心をもち、心と脳の関係に思いをはせるとき、あなたもまた知らず知らずのうちに心脳問題という藪のなかに足を踏み入れることになるのです。

前史としての心身問題

ところで、心脳問題には「心身問題」という前史があります。心身問題とは、心と身体の関係をどう考えるかという問題です。

前史というと、心身問題がある時点から心脳問題へと移行したかのようですが、実際には単に移行したのではありません。心身問題が議論してきたのは、いま心脳問題が議論しているのと同じ問題です。ただ、脳科学がめざましく進展したために、人間について考えるさいに、心と身体の関係ではなく心と脳の関係が重視されるようになったのです（そこには心の問題を脳に局限して考えようとする時代の傾向が反映されています）。

「心身問題」では「心」と「身体」の関係が問題となりますが、「心脳問題」では「身体」の一部である「脳」と「心」の関係が中心的な問題となります。脳が身体の一部であるように、心脳問題は心身問題の一部分をなすということができます。

実際、心脳問題と心身問題とのあいだには厳密な同型性があり、現在の心脳問題が直面してい

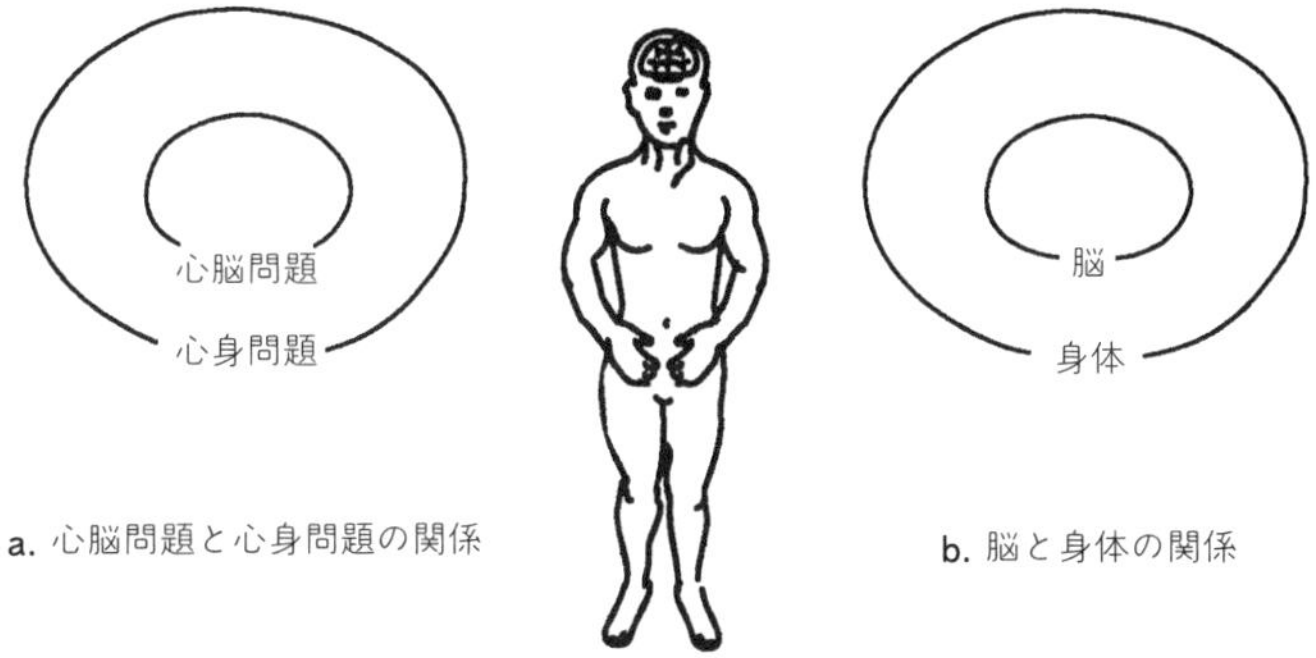

［図 4］ **心脳問題と心身問題**

a. 心脳問題と心身問題の関係：心脳問題は心身問題の一部分です。これらは部分と全体の関係にあります。

b. 脳と身体の関係：脳と身体は部分と全体の関係にあります（あたりまえですが）。心脳問題と心身問題の関係は、ちょうどこの脳（部分）と身体（全体）の関係に相当します。

る難問は、まさに同じかたちで心身問題の歴史においてもくりかえし問われてきました。結果として、心脳問題における諸回答は心身問題における諸回答をなぞるように提起されることになります。

今後、「心身／心脳問題」という言葉が出てくることがありますが、それは右に述べたこれら二つの問題の同型性を考慮してのことです。また、「心身／心脳論」という言葉は、心身／心脳問題にかんして提出される理論のことを指します。

心脳問題と心身問題の関係は以上のとおりです。

ここで心身問題の話をもちだしたのは、心脳問題の背景に心身問題というより長い歴史と広い射程をもつ問題が控えていることを指摘しておきたかったからです。この章で提示される心脳問題の構図も、心身問題の歴史においてなされてきた議論を下敷きにしています（当然ながら脳は身体の一部として働くものです。心との関係を考えるのに、脳だけをとりあげる心脳問題がなにかを見落としている可能性も考えられるということは、頭の隅に置いておいてください。それについては第四章でも少し触れます）。

心脳問題の特質——「ある種の知的な気分」

「イージー・プロブレム」と「ハード・プロブレム」

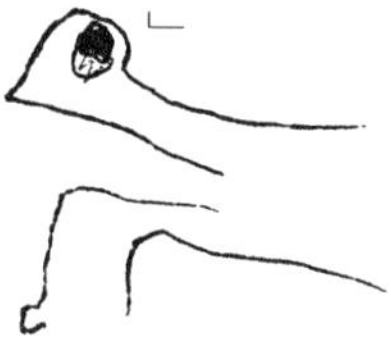

それでは、藪のなかに足を踏み入れていきましょう。

心と脳が密接に関係しているらしいということは誰もが知っていることです。大好きだったおばあちゃんをうしなって深い悲しみにとらわれているあなたの脳内では感情中枢が活発に活動しています。歯医者で虫歯の治療をしてもらうとき、治療器具が神経に触れれば痛みを感じますし、麻酔を打ってもらえば痛みがやわらぐでしょう。脳内の活動がなければ、これらの悲しみや痛みもないはずです。その詳細についてはまだまだわからないことも多いですが、心になにかが起こるときには脳の中でなにかが起こっていなければならないだろうことは確かです。

ところで、心になにかが起こっているときに脳でなにが起こっているかというのは、科学が取り組んでいる問題です。この問題にたいして脳科学が近年大きな成果をもたらしていることもご存じのとおりです。

しかし、科学だけからは答えの出せそうもないような哲学的な問題もまた存在します。

それは、そもそも心と脳の関係をどう考えたらよいのか、という問題です。心は脳の働きによって別個に生じるものなのか、それとも脳そのもののことなのか、いやそれ以前に、ほかのモノにはなさそうに思える心がどうして脳というモノにだけともなわなければならないのか、等々。

オーストラリアの哲学者デイヴィッド・J・チャルマーズ(「チャーマーズ」と呼ぶ人もいます)は、これら二つの問題のちがいを「イージー・プロブレム」と「ハード・プロブレム」という言葉をもちいて整理しています(デイヴィッド・J・チャルマーズ『意識する心――脳と精神の根本理論を求めて』林一訳、白揚社、二〇〇一)。

脳がどのように環境からの刺激を処理しているのかとか、それらの情報をどのように統合しているのかといった脳のメカニズムにかんする問題は、「イージー・プロブレム」(解きやすい問題)です。そうした問題は、科学の発展によってそのつど解答が与えられるものだからです。

他方で、真に難しい問題つまり「ハード・プロブレム」は、なぜ脳内活動の過程に内面的な経験、つまり心がともなうのか、という疑問です。あなたの脳内の感情中枢の働きはどんどん解明されるだろうけれども(「イージー・プロブレム」はどんどん解明されるだろうけれども)、そこに「おばあちゃんをうしなった悲しみ」という内面的な経験がどうしてともなわなければならないのかという「ハード・プロブレム」は依然として残ります(ちなみに、これはなにも「イージー・プロブレム」の解決にいそしむ科学者の仕事を軽んずるものではありません。イージー／ハードの区別は、問題の重要度や難易度のちがいではなく、その性質のちがいによってなされています)。

たとえば、鈍い「痛み」を感じるときには「C繊維」という神経繊維が興奮しているということが知られていますが、このような知見は今後もたくさん積みあげられていくと思われます。ところが、痛みとC繊維興奮の関係を考えはじめたとたん、雲行きがあやしくなります。痛みを感じることは現実に体験できるし、そのときC繊維が興奮していることも理解可能です。しかし、両者の関係となると困惑を感じざるをえません。痛みとはC繊維の興奮とは別の存在なのか、それともC繊維の興奮そのもののことなのか。もしそれが別の存在だとしたら、それがいったい「どこ」に「ある」のかが謎になります。もしそれがC繊維の興奮そのもののことだとしたら、これどはそもそもそれがどうして「痛み」にならなければならないのかが謎になります(第一章で見た「わたしがわかる本」の脳心因果説と脳還元主義は、この問いをやりすごす二つの方便でした)。

社会学者の宮台真司は、この困惑を「端的な前提」の露呈といういいかたで表現しています。「科学が世界を自然法則によって説明できるようになればなるほど、じつはその説明自体によっては説明されない『端的な前提』が可視的になってきてしまう」(宮台真司、速水由紀子『サイファ覚醒せよ!——世界の新解読バイブル』筑摩書房、二〇〇〇、p.144)。つまり、科学の進展によって「C繊維興奮」というような「端的な前提」があらわになると、そもそもどうしてそれがC繊維興奮でなければならないのか、痛みでなければならないのか、という根源的な謎に人びとは直面してしまうというわけです。

この「端的な前提」の露呈がジレンマの源です。そしてこのジレンマの発生によって「ハード・プロブレム」が提起されることになります。

「イージー・プロブレム」は、脳のメカニズムの解明をとおして解決されます。しかし「ハード・プロブレム」のほうは、解決があるかどうかがわからない、いや、そもそも解決ということがいったいどのような事態を指すのかすら明らかではない、そんなわけのわからない問題なわけです。

心脳問題の堂々巡り

もう少し、心脳問題のややこしさを描いてみます。

それがどんなものであれ、人には心と呼ばれるなにかがあること、脳と呼ばれる器官があることは明白なように思われます。まずはこの事実から出発してみましょう。そこで心と脳とはいったいどのように関係しているでしょうか。

日常的な経験からいうと、心と脳とはたがいに作用をおよぼしあう関係にあるように思えます。たとえば指を動かそうとすると脳の中の運動領野が働き、指が動きます。逆に運動領野がうまく働かなくなれば、指をうまく動かせなくなるでしょう。しかし、心と脳とがこのようにたがいに作用をおよぼしあうような別々の存在だとすると、次のような疑問が生まれてきます。心と脳とが作用をおよぼしあうとしても、これらの二つの存在はまったく異なった種類の存在ではないか、と。確かに、脳は物質ですが心は物質ではありません。自分の脳をこの目で見ることができる機会はなかなかありませんが、それでも脳は見ようと思えば見られるし、さわろうと思えばさわることができるはずです。他方で心は見ることもさわることもできないような非物質的ななにかです。このようにまったく異なる種類の存在がたがいに作用をおよぼしあうというのは、いったいどういうことでしょうか。ピンボールの玉のような物質どうしの相互作用については容易に理解することができます。しかし、物質と非物質の相互作用というのをどのように理解したらよいのでしょうか。もし物質である脳と非物質である心とが相互作用しうるものだとすると、映画で描かれるように人の怨念がビデオテープに乗り移ったりする超常現象を認めることにはならないでしょうか。

そこで、心と脳とは相互作用しないと考えてみます。つまり心は物質である脳から一方的に生みだされるだけだと考えてみます。しかし、そう考えたとしても、脳が物質であり心が非物質であると考える以上、その関係を考えることには困難がともないます。心は脳から分泌される非物質的ななにかだという考えは、人が死ぬときに体から霊魂が抜け出ていくというような考えかたと同じで、そういう事態が実際に起こっているかどうかを確認するのは至難のわざです。心を脳のような物質とは異なったありかたをしているなにかだと考えるかぎり、脳という物質と心という非物質のあいだの関係をどう考えるかという難題が残ります。

それではいっそのこと、心とはなにか独自の存在などではなく、脳そのもののことなのだと考えてみます。脳内ではさまざまな物理的過程が生じていますが、本当に存在するのはこの物理的過程だけであり、心などというものは本当は存在しないのだと考えるわけです。これはなかなかすっきりとした考えかたです。こうすれば、物質と非物質との関係という難所を避けることができます。しかし、考えてみれば、もともとこの問題が提起されたのは「痛み」という疑うことのできない経験と「C繊維興奮」という疑うことのできない事実とがともに存在し、その関係が謎とされたからでした。それを「じつはC繊維興奮しかないのだ」と言うことは、第一章の脳還元主義の検討で見たように、問題そのものをなかったことにしてしまっているだけだということになります。これでは問題を避けることはできても解決することはできません。

そこで逆に、心だけが本当に存在するのだと考えてみることもできます。物質は意識によって認識されることではじめて存在する、つまり意識にあらわれないかぎり物質といえども存在していないのと同じことだ。そう考えれば困難を避けられそうです。しかし、物質が存在しないというこの考えはあまりに荒唐無稽に聞こえることも否定できません。

こんどは大胆に、心も脳もじつは同じ一つのものの異なった見えかたなのだと考えてみます。場合によって、それが痛みとして感じられたりC繊維興奮として観察されたりするというわけです。この考えはなかなか気の利いたものに思えます。こう考えれば、痛みという経験の存在もC繊維興奮という事実の存在もともに肯定しながら、それらの関係についての難問を避けることができます。しかし、ここでの「同じ一つのもの」とはいったいなんでしょうか。この考えでは、心と脳のほかに「同じひとつのもの」という第三の存在を想定しなければならなくなります。そして脳でも心でもないその得体の知れない存在とはなんなのかというのが次の謎となります。すると一見気の利いたものに見えるこの考えかたは、問題を余計にややこしくしているだけだとも考えられます。そうなるとまた最初の出発点に戻って、心と脳の関係をそのまま心と脳の関係として考えたほうがよほど妥当な気がしてきます。

……このように、心と脳の関係を考えると堂々巡りをしてしまいます。

先ほど、心脳問題の比類なき特色は、その問いのやさしさとそれに答えるために提出される議論の途方もないややこしさのコントラストにあると述べました。ややこしさとはこの堂々巡りを指しています。心脳問題の全歴史はジレンマにたいするこの堂々巡りの戦いに捧げられてきたといっても過言ではありません（ところで、右に簡単に描いた四つの考えは、それぞれ「二元論」「唯物論」「唯心論」「同一説」という心脳問題における四つの主要な立場を簡単にスケッチしたものです。それについてはのちほど解説します）。

「ある種の知的な気分」

ギルバート・ライルは、人が「ある種の知的な気分」（a certain intellectual mood）に浸ったときにこのような堂々巡りが生ずるのだと言いました。

ここには彼ならではの英国流アンダーステイトメントのユーモア（控えめな表現によってかもしだされるユーモア）が響いています。ユーモアを解説するというのもいかがなものかと思いますが、「ある種の」と「気分」という表現がポイントです。ことさらに「ある種の」とか「気分」とか言われると、この堂々巡りが、なにかこう、真正な知的探究ではないのかもしれないという気になってきます。さらには、なにかちょっといかがわしいものなのかもしれないとすら思えてきます。

実際、第一章でも述べたとおり、人が脳をもち心をもつのは疑うのが困難なほど明白な事実ですが、ふだん人は心脳問題などに悩まされずに生活しています。心や脳の問題は誰にとっても他人事ではないはずだから、心脳問題が解決されないかぎり誰もまともな生活を送ることはできない……などということはまったくありません。むしろそんな面倒くさい問題にかかずらうことは、生活をスムーズに送るうえで障害になるとすら考えられます。

つまり、心脳問題のことなど考えなくてもなんの不都合もないし、考えたところでなにか役に立つことがあるわけでもないのです。そういう意味で、まさにこれは「ある種の知的な気分」に浸ったときにしか問題にならないような性質をもっています。

しかし、それと同様に重要なことは、心と脳の関係をごまかさずに考えようと自ら決意したときにかぎらず、勉強をするとき、スポーツをするとき、ケガをしたとき、病気になったとき、セックスをするときなど、人はそうとは意図せずとも、また偶然にであれ、「ある種の知的な気分」

に浸ってしまうことがありうるということです（好き好んでこの気分に浸る人もいますが）。そして、そうなったが最後、心脳問題はどうやっても解決できそうもない難問として立ちあらわれてきます。

ここで、これまでに出てきた三つのキーワード、「ジレンマ」「心脳問題」「ある種の知的な気分」の関係について整理しておきます。人が「ジレンマ」に陥っている状態を形容する表現が「ある種の知的な気分」であり、人はその気分にあるかぎり「心脳問題」から逃れることはできない。と、このようにいうことができます。

「ある種の知的な気分」に浸らないかぎりにおいてはどうでもよい問題だけれども、いったん「ある種の知的な気分」に浸ってしまったら解決不能の難問として立ちはだかってくる。なんとも変てこでやっかいな問題です。

回答集――四つの立場

なぜ回答集か

これから、心脳問題にたいする回答案にはどのようなものがあるかを見ていきます。そして、それらが基本的に四つの立場に集約できることを示します。

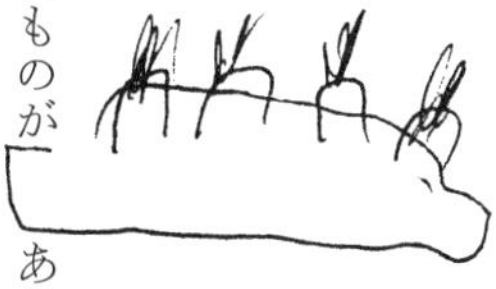

しかしその前に、この回答集にかんする簡単な「使用上の注意」を述べておきます。

心脳問題にかぎらず、偉大な思索者の業績を「回答集」として図式的に解説してくれる本が世の中にはたくさんあります（本書がこれからやろうとしていることも、まさにそれです）。

しかしじつは、それらの回答集を理解したり、回答の一つを選びとったりすることには、ほとんどなんの意味もありません。

なぜなら、（これまでに描いてきた心脳問題の特質を考えてみればなんとなくわかると思いますが）この問題は、人が示した回答案を比較検討したり選択したりすることではなく、それを自分自身の問題として受けとめることを問う者に要求するからです。図式的に理解しようとしたとき、それはどうでもよい問題としてあらわれざるをえません。逆に自分自身の問題としてそれを受けとめたとき、もはや図式的理解はなんの役にも立ちません。

また、図式的理解は人の思考の豊かなプロセスを極端に貧困化してしまうという事情もあります。「人生とはなにか」「人間とはなにか」「自由とは」「愛とは」……といった根源的な問いを、人間は尋ねざるをえません。心脳問題で提起されているのもまさにそのような問いの一つです。しかし、それをめぐってなされてきた思考の営みを図式的に示そうとすると、それらは驚くほど貧しいものに成り下がります。

では、なぜ本書はそのような「ほとんどなんの意味もない」ことをあえてやろうとしているのか。

それは、図式的な回答集を示すことが一種の「防火線」になるだろうと思うからです。防火線とは、山火事が起こったときの延焼を防ぐために、山の稜線に沿って草木を伐採してつくる帯状の地帯のことをいいます。防火線には燃えるものがないので、もし山火事が起こったとしても、火はそこで止まります。

この回答集は、次々と繰りだされる「回答」に目がくらんだときのために、あらかじめ「これだけですよ」「ここまでですよ」という防火線を示しておくことで、「自家中毒」や「あらぬ世界への不幸な回心」といった「延焼」を防ごうとしているわけです。図式的理解はこのような防火線としてしか役立ちませんが、それこそが図式的理解に固有の価値だともいえます。

逆説的に響くかもしれませんが、ここでは、出来あいの「回答」を受けとるのではなく、心脳問題という解けない問いを自分自身のものとして考えはじめるためにこそ、回答集を提示しようと思います。

ちなみに、この回答集で名前が挙がっている人びとはみな第一級の探究者です。彼/彼女らは本来、心脳問題を自分自身のものとして探究をはじめた人の併走者ではあっても、図式的理解の対象ではありません。この回答集があくまで防火線を引くためのものであることを、ゆめゆめ忘れてはなりません。

それでは、回答集に移りましょう。

回答案は四種類

心脳問題にたいして提出される回答案を大きく分類すると、以下の四種類に分けることができます。

・唯物論　人間＝物
・唯心論　人間＝心
・二元論　人間＝物＋心
・同一説　人間＝物＝心

これらは、人間をどのような要素から把握しようとしているかによる分類です。回答案を眺めてみると、いずれの案においても人間を「物」と「心」の二つの要素のいずれか、あるいは両方によって説明しようとしているということがわかります（なお、心身／心脳問題の議論において、「精神」「意識」「霊魂」という言葉が使われる場合がありますが、それらは「心」という言葉とほぼ同じ意味だと考えてください。また、本書では「物」「モノ」「物質」はほとんど同じ意味で使います）。

なぜ、そのようになるのか。それは、心身／心脳問題が、元をただせば「人間とはなにか？」

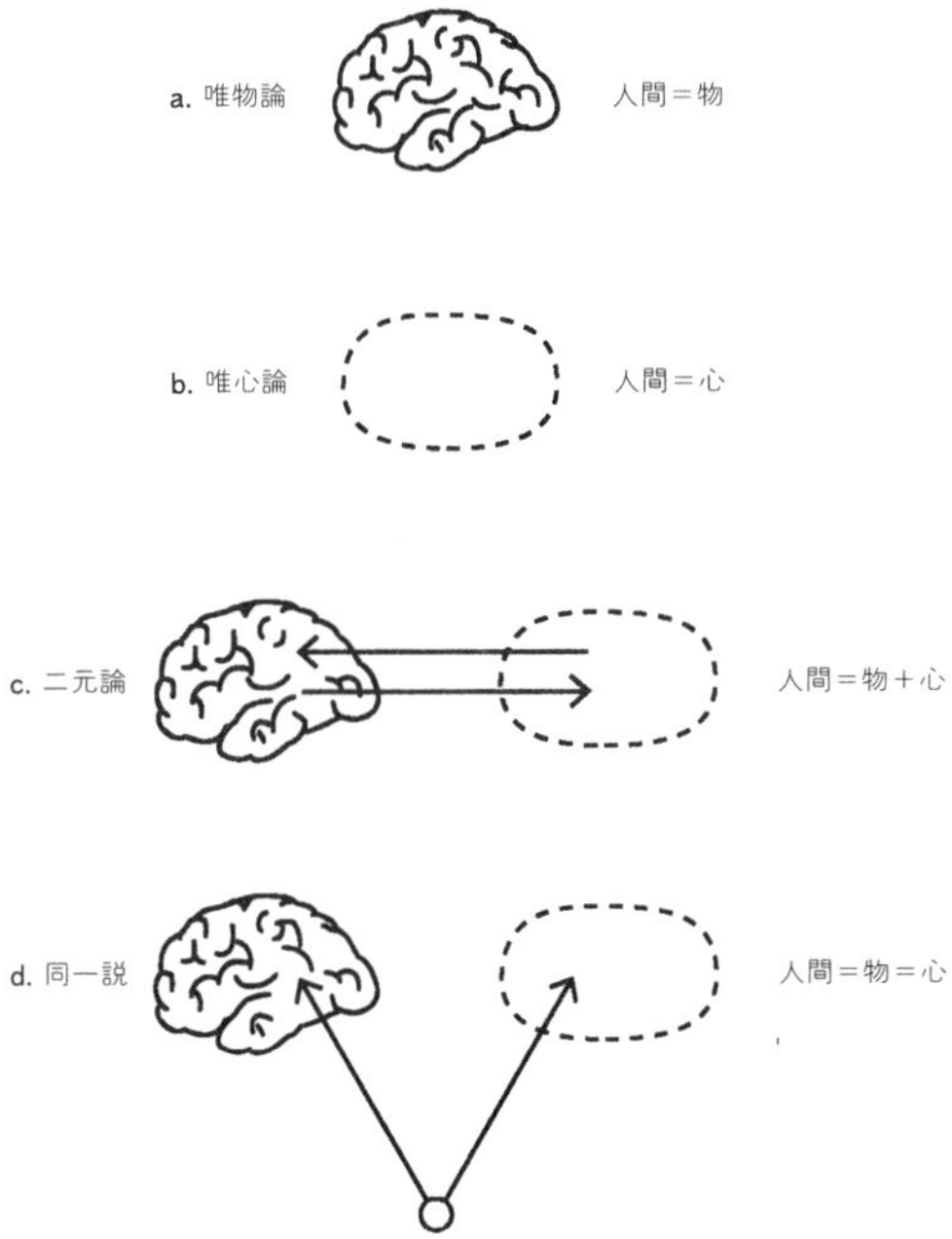

［図5］ **四つの立場**

a. 唯物論：人間の本質はモノである（モノでしかない）と考えます。人間はモノの側面からのみ説明できるとされます。

b. 唯心論：人間の本質は心であると考えます。物も人間によって意識されてはじめて存在するのだというわけです。

c. 二元論：人間の本質は物と心である（一方を他方に還元できない）と考えます。両者の関係をめぐってはいくつかの流儀があります。

d. 同一説：人間は物であると同時に心である、物と心は人間の二つの側面だと考えます。

マリオ・ブンゲ『精神の本性について』（産業図書）p. 12を参考に一部改変

という関心から生じた問題だからです。

「人間とはなにか?」といえば、少し大げさに聞こえるかもしれませんが、これはちょうど科学において「水とはなにか?」という問いに「それは二個の水素原子と一個の酸素原子が結合した分子だ」という定義が与えられるのと同じで、人間をその構成要素によって把握しようとする問いです。

第一には、人間とはモノである、と考えることができます。現にあなたもわたしもそれぞれが物質によってできています。他方で「人間とはモノだ」と言っただけではおさまりのつかない感じもあります。人間には物質のみならず心というなにかがある。もしこのように、人間には「物」と「心」という二つの要素があると考えるならば、人はすでに心身/心脳問題の入口に立っています。

人間が物と心から構成されていると考えた場合、ではその物と心はどのように関係しあっているのか?

これは先ほども見たとおり、日常的にはあまり問題になりません。人は「人間とはなにか?」という問いを気にしなくても、つねにすでに生きているからです。しかし、物と心の存在を認めて両者の関係を記述しようとしたとたん、非常に困難な問題が生じるのです。

これは脳(=物)と心の関係を考えても、身体(=物)と心の関係を考えても、結局は同じ困難に逢着します。心脳問題と心身問題のあいだに厳密な同型性があるゆえんです。

ひょっとしたら「唯物論」や「二元論」といった言葉が古臭く見えるかもしれません。しかしこれから検討するように、現代の脳科学やクオリア論なども、これら四つの立場のいずれかに位置づけることができます。

次に、それぞれの回答案の内容を検討していきます。

唯物論

最初に掲げた「唯物論」とは、人間の本質は物質だけであると考える立場です。物的一元論といいかえてもよいでしょう。物質だけが存在するのであり、心などという非物質は存在していない。わたしたちが日常的に「心」や「精神」と呼んでいるなにかは物質的に解明できると考えるのがこの立場の特徴です。

もし物質だけが存在するとしたら、「心」や「精神」といった非物質的ななにかは存在しないことになります。唯物論で考えるなら、心は消えます。あるいはわたしたちが心と呼んでいる概念は、物質の言葉でつくりなおされるはずです。第一章で検討したクリックや利根川の「脳が解明できれば心のことはすべてわかる」という考えはこの唯物論に該当します。この立場を「物理主義的唯物論」と呼び、次に説明する「創発主義的唯物論」と区別しておきます。

唯物論に立脚しながら心を消さない立場として「創発主義的唯物論」があります。創発主義的唯物論は、実在するのはあくまでも物質のみであると考える点においては唯物論ですが、そのさい、心は脳という物質から「創発」すると考えます。

「創発」とはなにか。いま複数の要素が関係しあう全体を「システム」と呼ぶことにします。創発とは、個々の要素のレヴェルでは生じない性質がシステムのレヴェルにおいて生じることを指す概念です。たとえば複数の鳥が集まって群れをなすとします。この鳥の群れというシステムは確かに個々の鳥から構成されているけれども、個々の鳥だけでは生じえないような性質（V字の隊列をなす、など）を備えています。この性質は鳥の群れが創発したものだ、というわけです。創発主義的唯物論によれば、心は脳という生物学的システムから創発していることになります。

唯心論

二番目の「唯心論」とは、人間の本質は心だけであると考える立場です。

この考えに立てば、すべては心に還元できる、いいかえれば、物は実在しないことになります。人間が意識しているもの、意識できるものだけが存在している、とか、人間が認識しているそのかぎりにおいて世界は存在する、と考えるのが特徴です。「わたし」が自分の内外で起こる現象を認識したり意識したりするその仕組みを考えるなら、確かに意識されるものだけが存在しうると考えることもできます。

この立場をとる論者として、一八世紀イングランドの哲学者バークリがいます。彼は、存在とは知覚されてこその存在である、と考えました（バークリ『人知原理論』大槻春彦訳、岩波文庫、一九五八）。

二元論

三番目に掲げた「二元論」とは、人間には物質の要素と、心という非物質的な要素があり、これら二つの要素はたがいに還元できないと考える立場です。たがいに還元できないというのは、心は物の側からは解明しつくせないし、逆に物も心の側からは解明しつくせない、という意味です。だから心と脳の両方があると考えることになります。

この考えかたは日常的な感覚になじむかもしれません。確かに人間には物という要素と心という要素の両方がある。そのことは疑いえない。自分はただの物ではないし、さりとて心だけの存在でもない。しかし、二元論には大きな困難があります。物と心の両者が存在することを認めるのはよいとして、ではその物と心とはどのように関係しているのか。心と脳はどのように関係しているのか。いいかえると、物質と非物質がいったいどのようにして関係しあうのか？　これは本章の冒頭でも見た心脳問題の出発点をなす問いです。この問いは二元論が抱える困難であると同時に、近代人の日常的な感覚が直面する困難でもあります。

二元論には、いま述べた困難にどう対処するかによって、さらにいくつかの考えかたがあります。おもに三つの考えかたがあります。

一つ目は、「相互作用説」です。これは物と心はなんらかの手段によって相互作用をしている、という考えかたです。一七世紀フランスの哲学者デカルトは、現在では松果腺と呼ばれる脳の器官において心と脳が相互作用していると考えました（デカルト『人間論』、伊東俊太郎、塩川徹也訳、デカルト著作集4、白水社、一九九三）。

二つ目は、「平行説」です。この考えかたによれば、心と物は厳密な並行関係にあります。両者はたがいに完全に独立した存在であり、相互作用したり交わったりすることはありません。これは一七世紀オランダの哲学者スピノザの考えです（スピノザ『エチカ――倫理学（上・下）』畠中尚志訳、岩波文庫、一九七五）。

そして三つ目は、「随伴説」です。随伴説によれば、物である脳の働きにともなって（随伴して）心が生じます。「イージー・プロブレム」と「ハード・プロブレム」の区別を提唱したチャルマーズは随伴説に近い考えです（デイヴィッド・J・チャルマーズ『意識する心――脳と精神の根本理論を求めて』林一訳、白揚社、二〇〇一）。これは唯物論のところで触れた創発主義的唯物論によく似ています。ある人が自分の説を創発主義的唯物論と称するか、二元論随伴説をとるかは、ケースによってまちまちです。たとえば公然と非物質の実在を認めたくない人ならば物質寄りの創発主義的唯物論をとるし、精神に重点をおく人であれば随伴説をとるかもしれない、など。どちらを名乗るかは、ほとんど自己申告に任されています。

同一説

最後に掲げた「同一説」は、一見したところでは二元論に似ています。同一説も心と物の両者を認めます。ただし二元論と異なるのは、物としての人間と心としての人間は同じなにかの異なる見えかたなのだ、と考える点です。人間は物でもあるし、心でもあるというわけです。

心脳問題では、この立場は「心脳同一説」と呼ばれます。たとえば解剖学者の養老孟司は、心は脳の構造が可能にする機能であり、構造と機能は同じものについての異なる見かたにすぎない、と述べています（養老孟司『唯脳論』ちくま学芸文庫、一九九八）。この説で焦点となるのは、心と脳が同じなにかの異なる見えかただとしたときに、その「同じなにか」とはなにか？　ということです。

「クオリア」について

心脳問題における回答案は以上の四つに集約されますが、それとは別に、近年よく聞かれる「クオリア」という言葉についても検討しておきましょう。

クオリア（qualia）とはラテン語で「質」という意味の言葉ですが、心脳問題においては「意識の質感」という意味でもちいられています。意識の質感とは、言葉にすると、たとえば赤いものを見たときにありありと感じられる「赤さ」であったり、ある風景を見たときに感じる晴れ晴れとした感じのことです。意識に感じられるなにごとかをクオリアと呼んでいます。

クオリア論にもさまざまな立場の論者がいるので、一概にくくることはできませんが、先のチャルマーズが主張するように、「クオリアこそが心脳問題の真の難問（ハード・プロブレム）」であると考える点で一致しています。この主張は、従来人間の意識や主観を排除することで成功をおさめてきた科学にたいする反省・批判をこめたもので、人間についての解明を目指す以上は意識や主観の問題を避けてとおることはできないという宣言でもあります（チャルマーズ前掲書）。

では、クオリアを解明することの重要性を説く論者たちはどのような考えに立つのかというと、先ほど述べたように人それぞれというのが現状です。むしろクオリア論というのは一つの立場をあらわすものではなくて、クオリアの解明を重要だと認識してそれに取り組む試みの総体をあらわすといったほうが正確です。

チャルマーズの場合、自分の立場を「自然的二元論」と呼んでいます。チャルマーズの考えでは、心やクオリアは確かに物質（身体、脳）を条件としてそこから生じるなにかだが、かといって心やクオリアは物質の法則だけでは解明しつくせない。クオリアを解明するためには、従来の科学が探求してきた物質の法則のほかに、精神の法則を探求すべきだ、という主張です。これは先に見たように二元論随伴説に該当すると考えておいてよいでしょう。

また、脳科学者の茂木健一郎は、クオリアの存在を重視しながら、それをあくまでも「ニューロンの発火」に還元して科学的に解明しなければならないと主張しています。彼の立場は、クオリアを脳の機能に還元する点では唯物論的ですが、ならば心という非物質は存在しないのかといえばそうではなく、システムとしての脳がクオリアを創発的に生みだすと考える点で、創発主義的唯物論に近い立場です（茂木健一郎『脳とクオリア——なぜ脳に心が生まれるのか』日経サイエンス社、一九九七）。

正解は確定されていない

以上に見てきたように、心脳問題においては現在でも複数の回答案があります。つまり、「これが正解だ」という回答はいまのところ確定されていません。そして、ここで見てきたように古代から現在まで、議論の枠組み自体が大きく変化していないことに注意しておきたいと思います。

これから先も人間を物あるいは心、もしくはその両者によって把握しようとするかぎりにおいて、議論の枠組みに変化はないでしょう。

いったんはこのように議論を整理することで、今後どれほど装いを新たにした回答に出会ったとしても、必要以上に困惑することなく応接することができるでしょう（逆にいえば、もしもこの四分類に該当しない回答があらわれたとすれば、それは本当に未聞の回答である可能性があります）。

ところで、これは先に述べた「使用上の注意」にもかかわることですが、心脳問題の回答案が四つの立場に集約できるという事実は、この問題との格闘をつづけている各論者の仕事の価値をおとしめるものではありません。彼／彼女らの探究は、出来あいの答えのどれかを選ぶとか、そのうちの一つを補強するとかいうようなことをめぐってなされているのではありません。むしろ長きにわたって同一の構図が存続してしまっているという事態をこそ出発点として、そこからの脱出口を手探りで見出そうとする試みです。議論の構図は出発点ではあれど終着点ではない、ということに注意しておきたいと思います。

また、唯物論つまり科学の方法こそがもっとも有望かつ有力だと考える人にとっては、こうした分類には歴史を学ぶ以上の意味はないように見えるかもしれません。将来、科学が物質としての人間を解明しつくせばほかの立場は誤った考えにすぎないことがわかるだろうし、それはもはや時間の問題にすぎない、と。しかしここで、現に唯物論で解決がつくという見通しと合意が成立していないこと、論者のあいだでもさまざまな立場があることをかえりみる必要があります。また、だからこそ、なぜそうであるのか、なぜさまざまな立場があるのかを検討してみなければなりません。

次章からは、心脳問題に解決が与えられておらず、論理的に複数の回答がありうることの意味を考察していきます。それは心脳問題を大問題たらしめている核心に迫る作業となるはずです。

［間奏］　脳研究小史

はじめに

ここでは「脳研究小史」と題して、人類がこれまで脳について考えてきたことや明らかにしてきたことの歴史をごく手短にたどってみます。

脳研究の歴史は古代ギリシアから数えても二千年を越える膨大な試行錯誤の歴史です。きちんと網羅しようと思ったらそれだけで分厚い本が何冊もできてしまいます。また、年表を追うように出来事を網羅的に眺めたのではいま一つおもしろみに欠けますし、それでは情報の海におぼれること請けあいです。

そこで本コラムでは、本書の関心に照らして「可視化」というテーマを設定し、このテーマに沿って脳研究の歴史を眺めたいと思います。本題に入る前に、まずこの「可視化」というテーマについてお話ししましょう。

脳を可視化する

脳研究の歴史を概観して気づくことは、それが「脳を目に見えるようにする歴史」、つまり「可視化する歴史」であるということです。

脳の可視化には大きく二つの側面があります。

1　構造（モノ）の可視化
2　機能（心）の可視化

当然のことながら脳を直接見るためには、誰かの頭蓋を切断して脳を取りだす必要があります。そのため構造（モノ）としての脳を可視化する歴史は、解剖学・生理学・医学の歴史に重なっています。のちに見るように、解剖学・生理学・医学が進展するにつれて脳の可視化の度合いがだんだんと高まり、脳はより精密に描きとられ、より詳細に分類されていきます。

また、モノとしての脳の可視化の歴史は、同時に心の可視化の歴史でもあります。ここでは脳研究の歴史において心がどのように可視化されてきたのかということにも注意を払いたいと思います。

そしていずれの側面についてもいえることですが、「可視化」とは、見えるものを見えるままに見ることではないことに注意が必要です。対象を見るという行為には、さまざまな条件がともないます。別のいいかたをすれば、中立的にモノを見るということはありえません。モノを見るときにはつねにかならず、誰がなにをどのように見るのか、ということがかかわってきます。「なにを」のうちには、動物の脳を見るのか、人間の脳を見るのか、脳の図を見るのか、といったことがあります。「どのように」のうちには、どのような考えや知識を念頭に見るのか、どんな装置を使って／使わずに見るのか、といったことがあります。

たとえば、頭部のレントゲン写真を観る場合を考えてみましょう。この場合、写真にはレントゲン（X線）で撮影できるものだけが写ります。また、レントゲン写真に写っているものを読み解くためには、第一に脳の構造を知っていなければどこになにが写っているかがわかりません。第二にレントゲンを読み解く知識と経験がなければ、どこに病巣があるのか／ないのか、それがなんなのかを読みとることができないでしょう。

可視化が、単純にモノを見えるようにすること、モノを見ることではないゆえんです。

以下では、右に述べた脳の可視化の二つの側面について、可視化の条件に注意しながら、脳研究史上見逃すことのできないトピックをたどってみます。

文献について

本題に入る前にもうひとつだけ、文献についてお話しします。

ここでは、フランスの神経生物学者ジャン＝ピエール・シャンジューが一九八三年に刊行した優れた脳研究書『ニューロン人間』（新谷昌宏訳、みすず書房、一九八九）を参考にします。とりわけ同書の第一章「こころの器官」には、古代エジプトから二〇世紀までの脳研究の歴史がじつに目配せよくコンパクトにまとめられていて、脳研究の歴史に関心をもつ読者に有益な情報を提供してくれます。同書については巻末の作品ガイドでもあらためて紹介しますが、以下の議論についてより詳しいことを知りたいと思ったら、まずは同書にあたってみることをおすすめします。

また、これ以外にも何冊かの本のお世話になっていますが、それらについても文中や作品ガイドでご紹介します。

ただの昔話ではない

まずは脳科学以前の脳研究の歴史を概観してみます。古い時代の話なので一見現代の脳科学や脳研究について考えるうえでは関係がなさそうに見えますが、そうではありません。

現代のような技術の発展や知識の深化がなされる以前、一つひとつの事柄について自分で考えを進めなければならなかった人びとの思索のなかには、しばしばその後の研究の道筋に大きな影響を与えるような根底的な考えが見受けられます。後世の研究がそうした先達の仕事にどのように向かいあい、受け継ぎ、反駁したのかということ、つまり研究のモチーフがどのように設定されたのかを確認しましょう。

心の座は身体のどこにあるのか？

現代ではちょっと考えにくいことかもしれませんが、「心は身体のどこにあるのか？」という問題は、古くから人間をめぐってさまざまに論じられてきた大きな問題の一つです。

ここでは古代ギリシアにおけるヒッポクラテス、プラトン、アリストテレスによる三つの意見を見てみます。

心の座＝脳説――ヒッポクラテス

まず、次の文章を読んでみてください。

われわれの快楽感、喜び、笑い、苦痛感、不快感、悲哀感、号泣も、ひとしくここ（脳）から発するということを、人々は知らねばならない。また脳によってわれわれは思考、見、聞き、美醜、善悪、快不快を、習俗に則って鑑別したり効用によって感じ分けたりすることによって、識別するのである。またこの同じものによってわれわれは狂気になったり精神錯乱したりするし、夜間にせよ昼間にせよ、恐怖やおびえが湧きもする。また不眠や夢遊病や、いわれのない思いわずらいや、既成秩序の無視や奇行を演じたりもする。一切これらは脳がもとになっておこる症状であって、それは脳が健康性を失して自然の状態よりも熱くあるいは冷たくなったり、流動状態あるいは乾燥状態になったり、その他平常と異なる徴候を示すばあいなのである。流動状態は狂気のもとである、なぜなら自然状態よりも流動的であれば必然にそれは動き、そして動けば視覚も聴覚も安定し得ず、種々様々に見えたり聞こえたりし、舌はその見たまま聞いたままを言うわけである。脳が安定している時だけ、人は正気であることができる。（ヒッポクラテス『古い医術について』小川政恭訳、岩波文庫、一九六三、pp.53-54）

後半にあらわれる「流動状態」や「乾燥状態」といった言葉には違和感を抱くかもしれませんが、ここで主張されていることは現代人の考えにもけっこう近いのではないでしょうか。

これは、紀元前五世紀、古代ギリシアの医者ヒッポクラテスの「神聖病について」という文章の一節です。

ヒッポクラテスは、当時「神聖病」と呼ばれていた病気（今日では「癲癇」と呼ばれています）の原因を、神や憑き物ではなく脳の変調であると喝破しました。そのなかでご覧のように心の座が脳であることを主張しています。

ヒッポクラテスは医者として、脳を損傷した患者の行動がおかしくなることを観察してこのように考えたのだと思われます。この、脳の損傷と行動の欠損から脳の働きを類推するという方法は、脳の働きを考えるうえで不可欠の方法です。

では、ヒッポクラテス以降、「心の座は脳である」という説が定着したのかというと、そうではないのがおもしろいところです。次に、哲学者のプラトン（前四二七～前三四七）とその弟子でもあるアリストテレス（前三八四～前三二二）の主張を見てみましょう。

心を分類する――プラトン

プラトンの著作に『ティマイオス――自然について』（種村恭子訳、プラトン全集12、岩波書店、一九七五）という書物があります。同書は、宇宙と人体の成り立ちやその機能について説いた書物です。

そのなかで、プラトンは人間の心（魂）を「理性」「感情」「欲望」の三種類に分類したうえで、それぞれを「頭」「心臓」（横隔膜より上）「胃」（横隔膜より下）に対応させています。

なかでも彼が重視するのは「頭」すなわち「理性」です。

プラトンの考えでは、人間の頭は身体全体に君臨するものです。人間の運動のすべては頭によって統御され、頭以外の身体は頭に奉仕するものと位置づけられています。

ここでは、ヒッポクラテスの考えとのちがいを確認するとともに、プラトンが心を三つの機能に分類している点にも注目しておきたいと思います。心を分類するということは、心のさまざまな機能やありかたに名前を与えるということです。

心の座＝心臓説——アリストテレス

さて、アリストテレスはどうでしょうか。医者の息子であり、その探究範囲の広さからときに「万学の祖」とも称されるアリストテレスには、哲学、政治、倫理、自然学といった諸領域にわたる仕事のほか、種々の動物を解剖学的に解説した動物論があります。

その一冊、『動物部分論』（島崎三郎訳、アリストテレス全集8、岩波書店、一九八八）のなかで、アリストテレスは人間において心臓こそが「感覚の起点」であり、思考に関係する部位であると主張しています。それにたいして脳髄を感覚と結びつける人は誤った推論をしているのであって、脳髄は心臓を中心に循環する血液を冷却するためのものだと述べています。

現代の眼から見るとこれは誤った説ですが、古代ローマから中世にかけて学問の世界ではアリストテレスが絶大な権威と目されていたことを考えると、簡単に笑い飛ばすわけにもいきません。

また、アリストテレスにかぎらず古代インドや中国でもしばしば心臓が心の座であると考えられていたようです。日本語で「心臓」という言葉に「心」が入っていることや英語の heart、フランス語の cœur、ドイツ語の Herz には「心臓」と「心」という意味があることなどもなにやら示唆的です。

では、心の座にかんする諸説は、どのようにして調停されていくのでしょうか。その鍵は、解剖学と生理学の進展にあります。

実験で確認——ガレノス

二世紀の医学者・哲学者のガレノスは、古代医学を集大成した人物として知られています。彼は古典ギリシアの文献を批判的に解釈する一方で、動物を使った解剖や実験を行うことによって、生命とはなにか、心の座は身体のどこにあるのか、という問題に迫りました。

ガレノスは、プラトンによる心の三分類を奉じる一方で、神経の出発点である脳に統御の座があると考えていました。また、動物の神経をいろいろな部位で切断して生体の機能がどのように変化するかを実験したり、闘技で頭部を損傷した兵士たちを観察しながら、心の座＝心臓説を退け、心の座が脳であると主張したのです。

彼はまた、心の機能を考察するうえで、紀元前四〜三世紀の医学者エラシストラトスが立てた「精気（プネウマ）」の仮説を発展させています。精気とは、生命や精神の働きを担うもののことです。精気は働きによっていくつかの種類に分けられますが、なかでも脳で生じる精神精気（ギリシア語でプネウマ・プシコン、そのラテン語訳であるスピリトゥス・アニマリスから「動物精気」とも訳されます）が神経を介して身体各部や諸感覚を統御しているという考えは、のちに触れるデカルトの時代まで影響をもちます。

また、ガレノスはやはり紀元前四〜三世紀ころの医学者であるヘロピロスの意見と自分の臨床経験から、脳室を重視しています。「脳室」とは、脳の中心部にある空洞状の部位で、脳脊髄液で満たされています。今日では、脳室はガレノスらが考えたような機能を担っていないことが明らかになっていますが、あとで触れるダ・ヴィンチなどもこの説の影響を受けています。

ガレノスは、ローマで人体解剖が禁じられていたこともあり、サルやその他の動物をもちいて解剖を行っていました。そのため、のちにその解剖の記述が人体解剖の記述としては正確ではないことが批判されます。しかし、先人が遺した文献のみならず、実験をつうじて知識を批判的に確認するという姿勢においてガレノスは傑出していたといえるでしょう。

文化の伝播と影響——イスラーム

医学史や思想史の本をひもとくと、二世紀にガレノスが解剖学と哲学を動員して集成した脳研究は、どうやら中世ヨーロッパにはひきついで前進させる者がいなかったようです（ただし、中世ヨーロッパに思索する人が絶えたという意味ではありません）。

ヨーロッパで途絶えたかに見えるガレノスの問題は、イスラーム文化圏（アラビア語圏）に受け継がれました。八世紀ころから、ヒッポクラテス、アリストテレスといった古典ギリシアのテキストやガレノスの著作が次つぎとアラビア語に翻訳されて、イスラーム文化圏に受容されていきます。

そして古代ギリシア・ローマの学知を受けとったアラブの知識人たちは、翻訳を進めながらテキストに註解を加えたり批判的に吟味することをつうじて独自の学問を進展させます。なかでも医師であり医学者、哲学者でもあったイブン・スィーナー（九八〇〜一〇三七）は、アリストテレスやガレノスの見解を受けて『医学典範』（五十嵐一訳、科学の名著8、朝日出版社、一九八一）を著しました。

アラビア文化に受け継がれ深められた古代ギリシア・ローマの学問は、一〇世紀になるとふたたびヨーロッパへと逆輸入されはじめます。こんどはアラビア語の文献がヨーロッパの言葉であるラテン語に翻訳される番です。哲学、数学、天文学、医学など一一〜一二世紀にかけて相当量の文献がアラビア語からラテン語に翻訳されました。一三世紀に翻訳された『医学典範』のとりわけ解剖の部は中世をつうじて広く読まれたといいますから、その影響力の大きさは推して知るべしです。

解剖学の再開——モンディーノ

一四世紀のイタリアで、ふたたび人体解剖がはじまります。

ただし一四世紀の解剖は、権威であるイブン・スィーナーの本に書かれたことを確認するのが目的だったといわれています。書物に記述された内容を確認するために人体を解剖するというのですから、問題解決の進展は期待できそうもありません。じつのところはどうだったのでしょうか。

イタリアのモンディーノ・デ・ルッツィ（一二七五頃〜一三二六）は、自ら人体解剖を行い、

『解剖学』（一三一六）という書物を書いたことで知られています。

ラテン語で書かれた『解剖学』を英訳したシンガーによると、モンディーノは思考と感覚を脳に位置づけると同時に、先に見たアリストテレスの脳＝冷却器説も採用していたということです。

また、古くからいわれる脳室と心の機能の対応関係、つまり、前脳室は想像力、中脳室は思考力、後脳室は記憶に関係しているという説も鵜呑みにしていたようです（図6）。この説では脳の実質ではなく、脳室（脳髄で満たされた隙間）に機能を割り振っています。シャンジューによれば、この説はアウグスティヌスやネメシオスといった初期キリスト教教父らが唱えたともいいます。

ここに掲げた図は、一六世紀に印刷されたものです。いかにもおおざっぱな絵ですが、心の諸機能が図として、具体的な脳の部分に位置づけられていることに要注目です。

対象を見るということ――ダ・ヴィンチ

さて、図6は、脳の図を見慣れた現代人から見るとほとんどなにも見ないで空想で描いているのではないかと思われるものでした。それにたいしてこれから見る一五世紀以降の脳の図は、図6に比べるとかなり「リアル」です。リアルであるとは、つまりその絵が描いている実物を彷彿とさせる、いかにも本物らしく見えるということです。

ただし注意したいのは、リアルな図がかならずしも正確であるとはかぎらないということです。

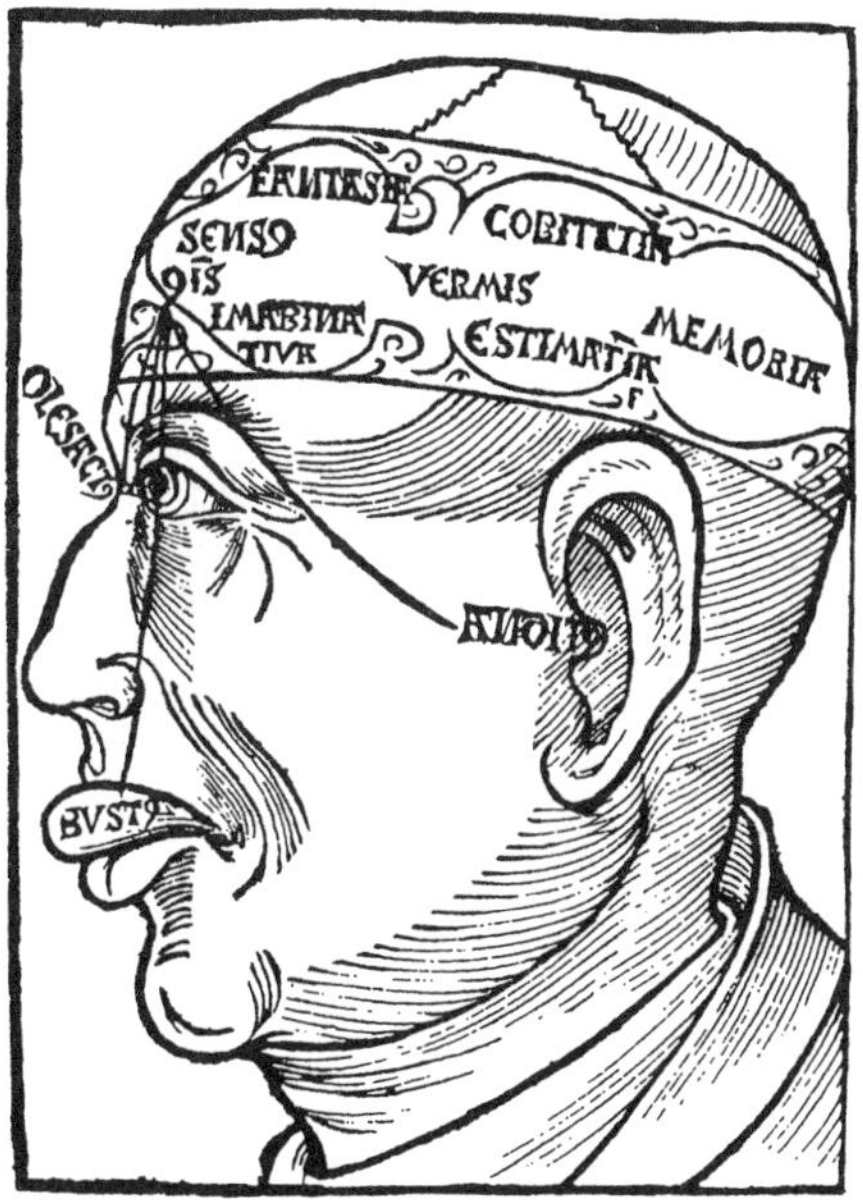

［図６］ 心と脳の対応図

16世紀の書物に掲載された版画。団子状に描かれている３つの楕円形は脳室。脳室の各部に「共通感覚」「想像力」「記憶力」といった心の機能が対応づけられている。
出典：ジャン＝ピエール・シャンジュー『ニューロン人間』みすず書房、1989

描写された図には描き手が対象を「どこまでよく見たか」が如実にあらわれます。このことは自分で写生をするとわかります。対象をいい加減にしか見ていないといい加減にしか描けませんし、先入観をもっているとやはりその先入観に影響されて対象の実際とは異なるものを描いてしまうということがあります。見たままに描くとは、いうほど簡単なことではありません。

レオナルド・ダ・ヴィンチ（一四五二〜一五一九）も例外ではありませんでした。ダ・ヴィンチといえば、「モナリザ」や「最後の晩餐」といった絵画の作者として有名ですが、彼はまた自ら三〇体以上の人体を解剖して、多くの解剖図を残しました。左右が反転した独特の鏡文字でメモが書き込まれた解剖図をご覧になったことがあるでしょうか。

初期の図は一見とても「リアル」ですが、モンディーノやガレノスの書物の影響下で描かれており、実物とはかけはなれています（図7）。先にかかげた図6と見比べてみてください。ダ・ヴィンチもまた脳室を重視していることがうかがえます。

これにたいしてのちになって描いた図は実物に即した正確なものになっています（図8）。おそらく実際に解剖を重ねていくなかで、書物から得た知識を訂正していったのでしょう。

このダ・ヴィンチによる二枚の解剖図のちがいには、ダ・ヴィンチが脳をどのように見たかという態度のちがいがあらわれています。

画家の腕前を遺憾なく発揮したこれらの解剖図は、解剖者が同時に画家であることによってはじめて可能となりました。脳の可視化の歴史における一つの頂点であるといってもよいでしょう。

ただし残念なことにダ・ヴィンチが残した遺稿は出版物のかたちで普及することはありません

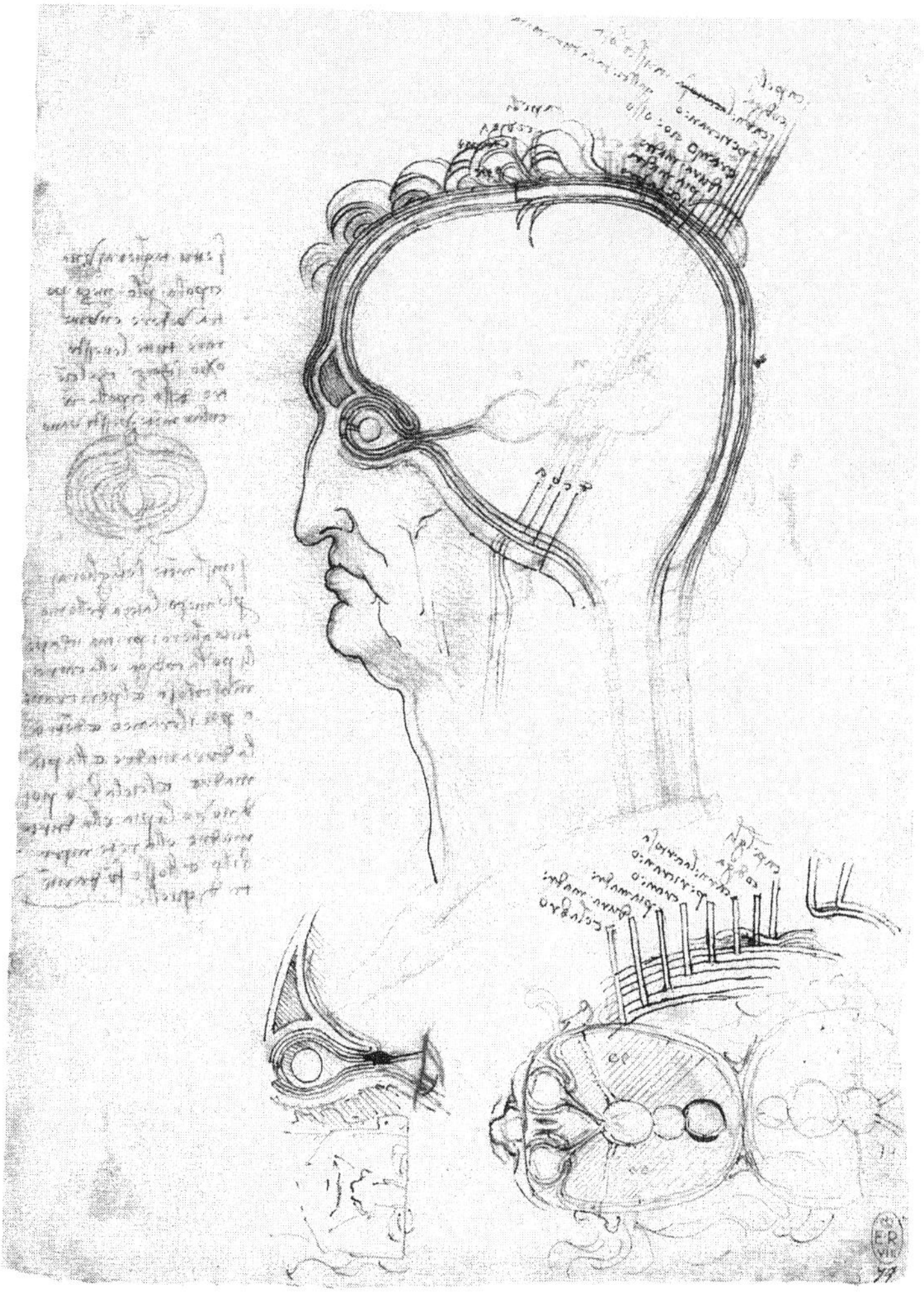

［図7］ダ・ヴィンチの解剖図Ⅰ

ダ・ヴィンチによる頭部の解剖図。図6で見たのと同じような団子（脳室）がきわだって見える。
出典：マーティン・クレイトン、ロン・フィロ『レオナルド・ダ・ヴィンチ「人体解剖図」女王陛下のコレクションから』同朋舎出版、1995

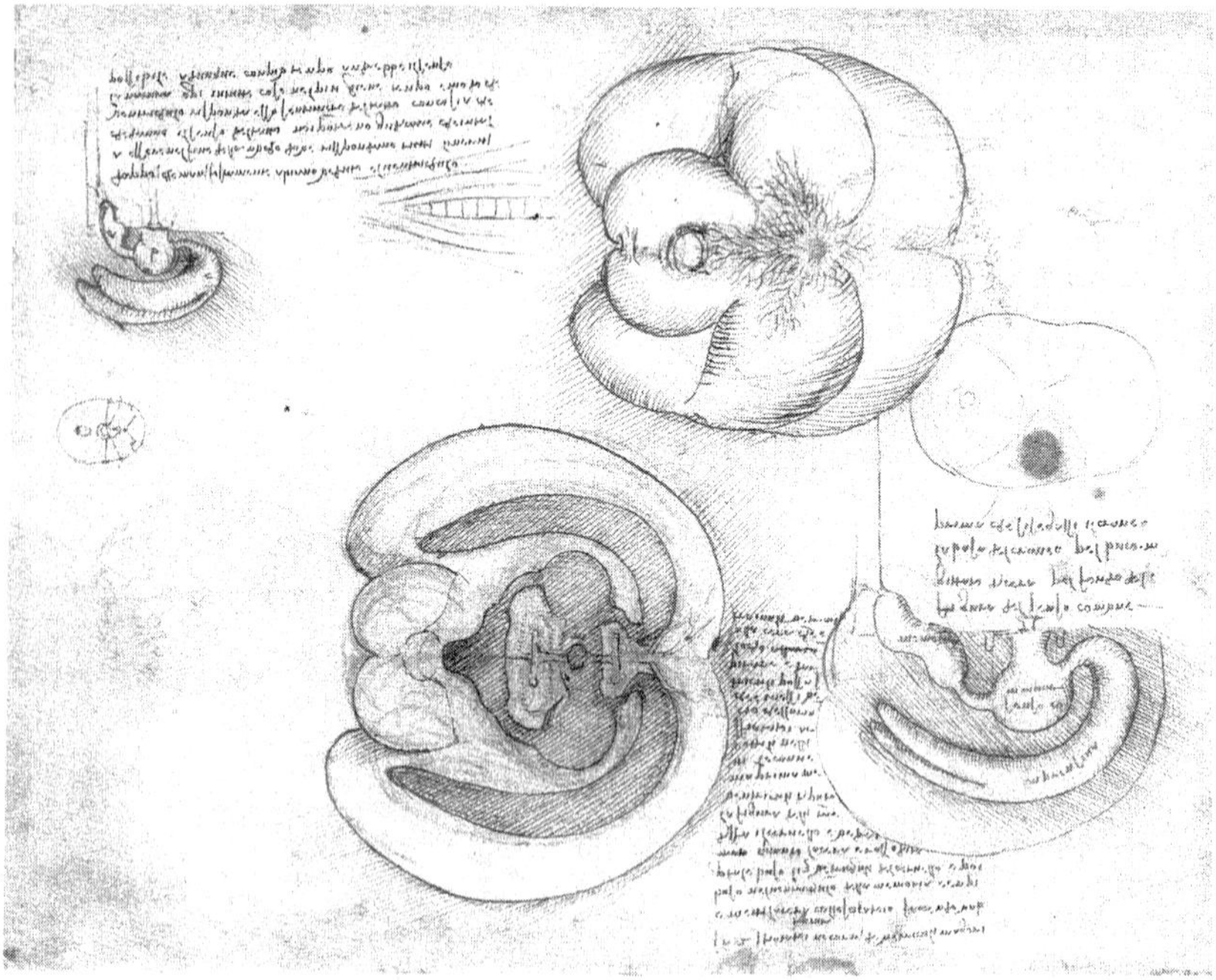

［図 8］ダ・ヴィンチの解剖図 2

ダ・ヴィンチによる脳の解剖図。空想的な図 7 に比べ、モノとしての脳を描いている。
出典：マーティン・クレイトン、ロン・フィロ『レオナルド・ダ・ヴィンチ「人体解剖図」女王陛下のコレクションから』同朋舎出版、1995

でした。ダ・ヴィンチの解剖図が普及していたら、解剖学はもっとはやく進展していただろうともいわれています。

知識と対象のあいだで――ヴェサリウス

では、解剖の専門家はどうだったのか。

「近代解剖学の祖」といわれるヴェサリウス（一五一四〜一五六四）が、解剖学の大著『人体の構造に関する七章』（通称『ファブリカ』）を出版したのは一五四三年のことです。

ヴェサリウスもまた自ら人体を解剖・観察することによって、解剖学により正確な知見をもたらしました。ヴェサリウスは、画家のカルカールと協働して『ファブリカ』に多数の解剖図を掲載しています（図9〜11）。

これらの図は、素人目には現代の脳科学の書物などで見かける脳のイラストと比較しても遜色がありません。ダ・ヴィンチと比較しては気の毒かもしれませんが、それにしても中世の稚拙な図に比べると十分「リアル」に描かれています。

また、ヴェサリウスは、ガレノスを参照しながらもガレノスの誤りを正しています。ヴェサリウスは人体の解剖によって得た知見とガレノスの書物を見比べて、ガレノスが実際には人体ではなくサルやその他の動物を解剖していたことを指摘しています。ただし、なかには脳神経を七対とする（実際には一二対）など、ガレノスの誤りをそのまま踏襲した箇所もあります。

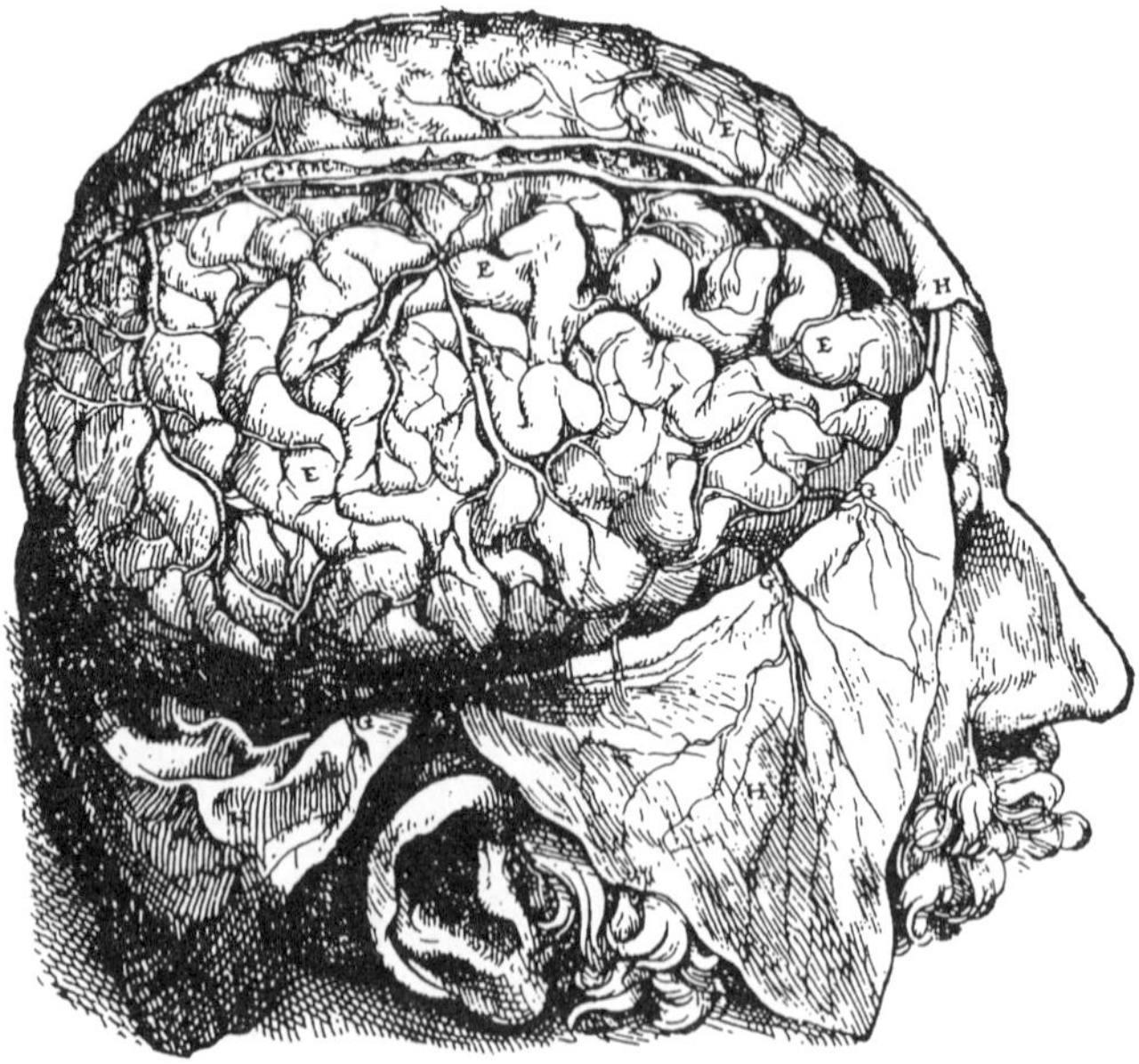

［図９］『ファブリカ』の解剖図Ⅰ

ヴェサリウスの解剖書に掲載された頭部の解剖図。脳のしわや血管など、大脳のかたちが詳しく描写されている。
出典：ジャン＝ピエール・シャンジュー『ニューロン人間』みすず書房、1989

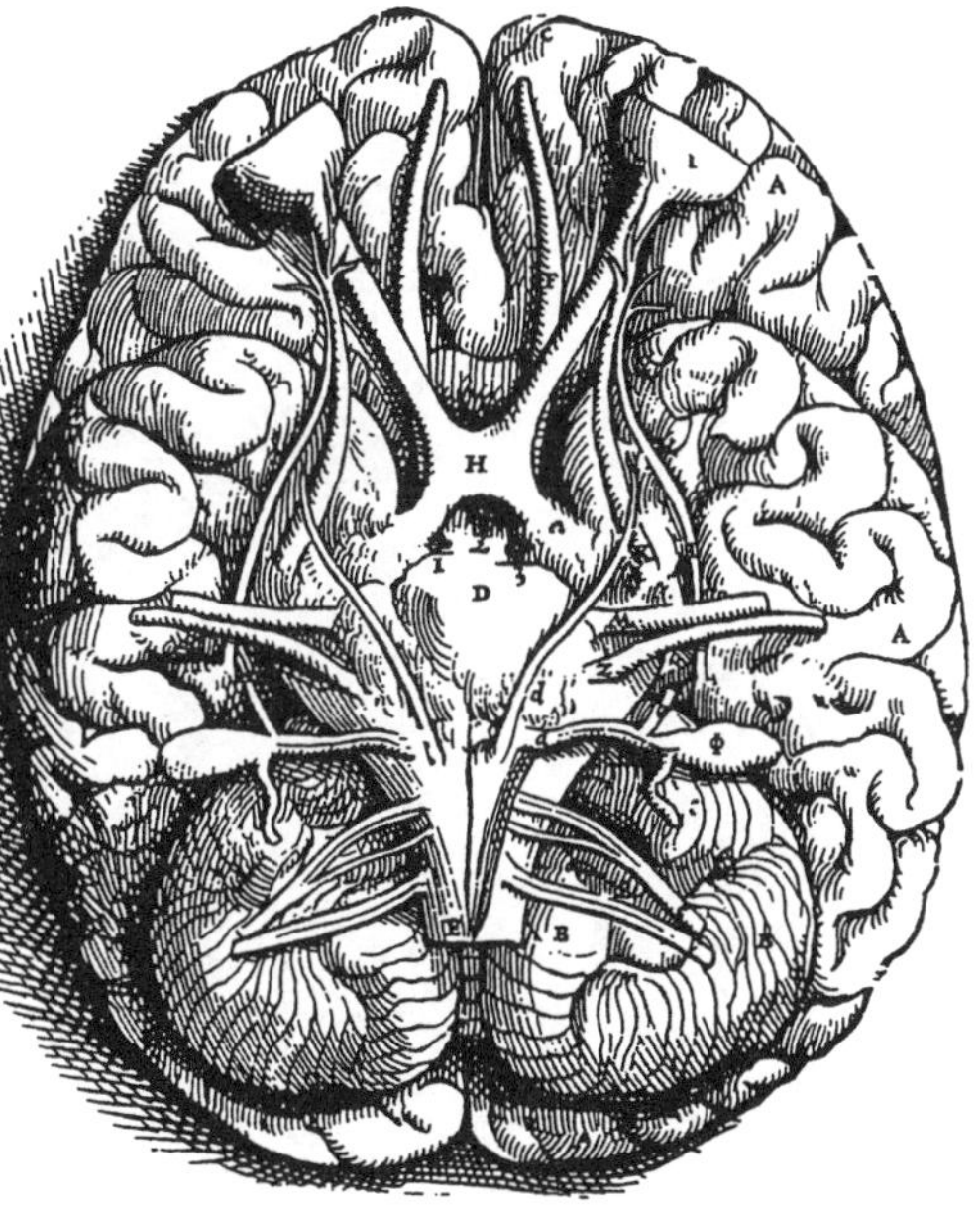

[図10]『ファブリカ』の解剖図2

脳を下から見たところ。
出典：藤田尚男『人体解剖のルネサンス』平凡社、1989

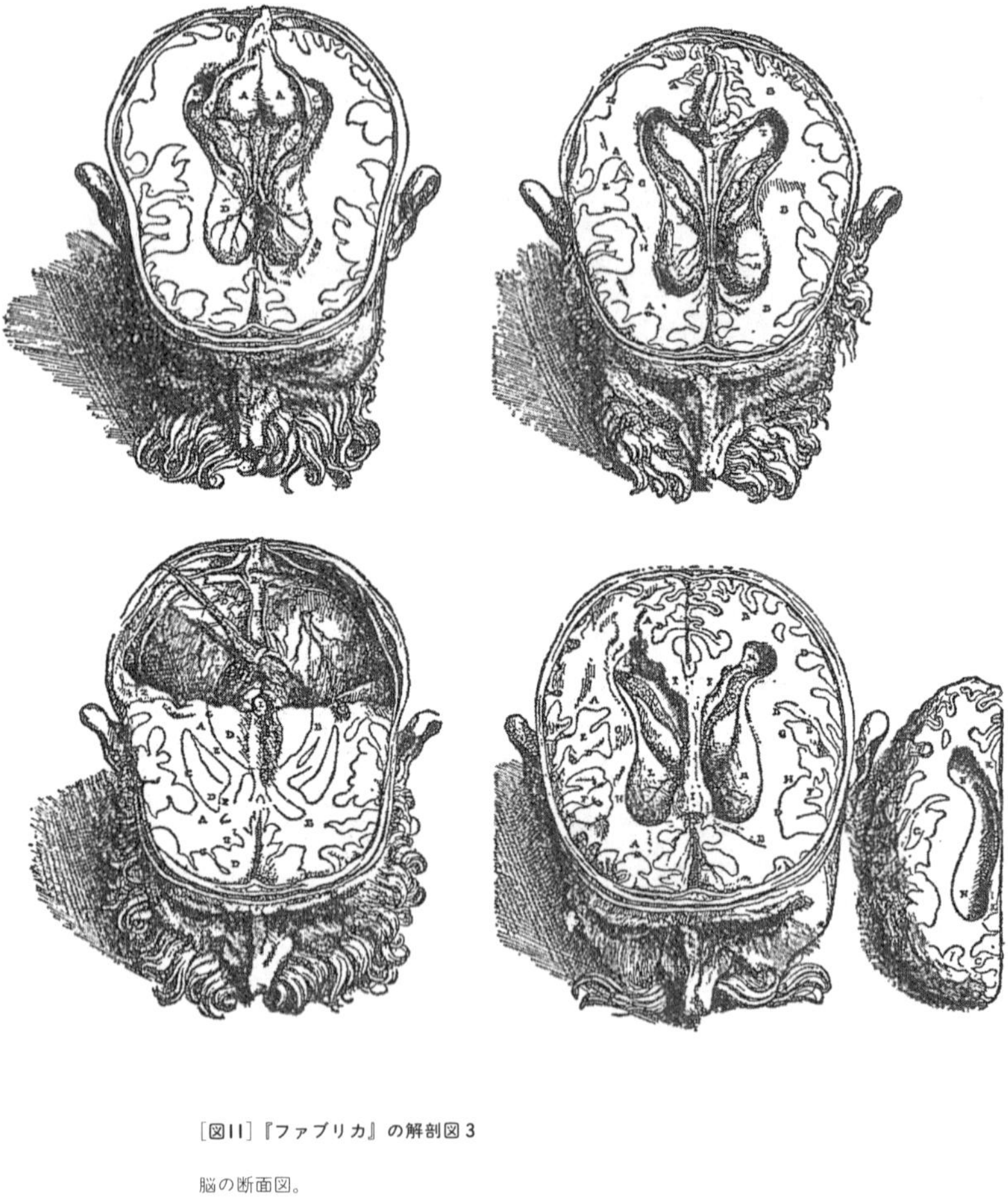

［図11］『ファブリカ』の解剖図3

脳の断面図。
出典：藤田尚男『人体解剖のルネサンス』平凡社、1989

このコラムの冒頭でお話ししたレントゲンの例を思い出してください。対象をよく見るためには予備知識が必要ですが、予備知識にしばられすぎると対象を見損なうという難しさがここにも見てとれます。

心と脳の関係に決着？――デカルト

フランスの哲学者ルネ・デカルト（一五九六～一六五〇）もまた、脳研究史上見過ごすことのできない人物です。

古代ギリシアのプラトンやアリストテレスのところで見たように、人間とはなにかという問題は哲学者の主要な関心事の一つでした。デカルトもまた、人間とはなにかを考えつづけました。ちょうどプラトンが『ティマイオス』で宇宙と人間の仕組みを解き明かそうとしたように、デカルトにも『世界論』とその続編である『人間論』という著作があります。

デカルトは、人間が二つのたがいに還元できない要素、つまり、「物」と「心」から構成されていると考えました。いわゆる「心身二元論」です。

人間が物と心から成るとすると、この二つの要素がどのように関係しているかということが問題になります。

デカルトは、この難問を解くにあたって、脳の「松果腺」に注目しました。ここが身体における心の座だ、というわけです。デカルトが松果腺に着目した理由の一つは、脳のほかの部分はす

Fig. 24.

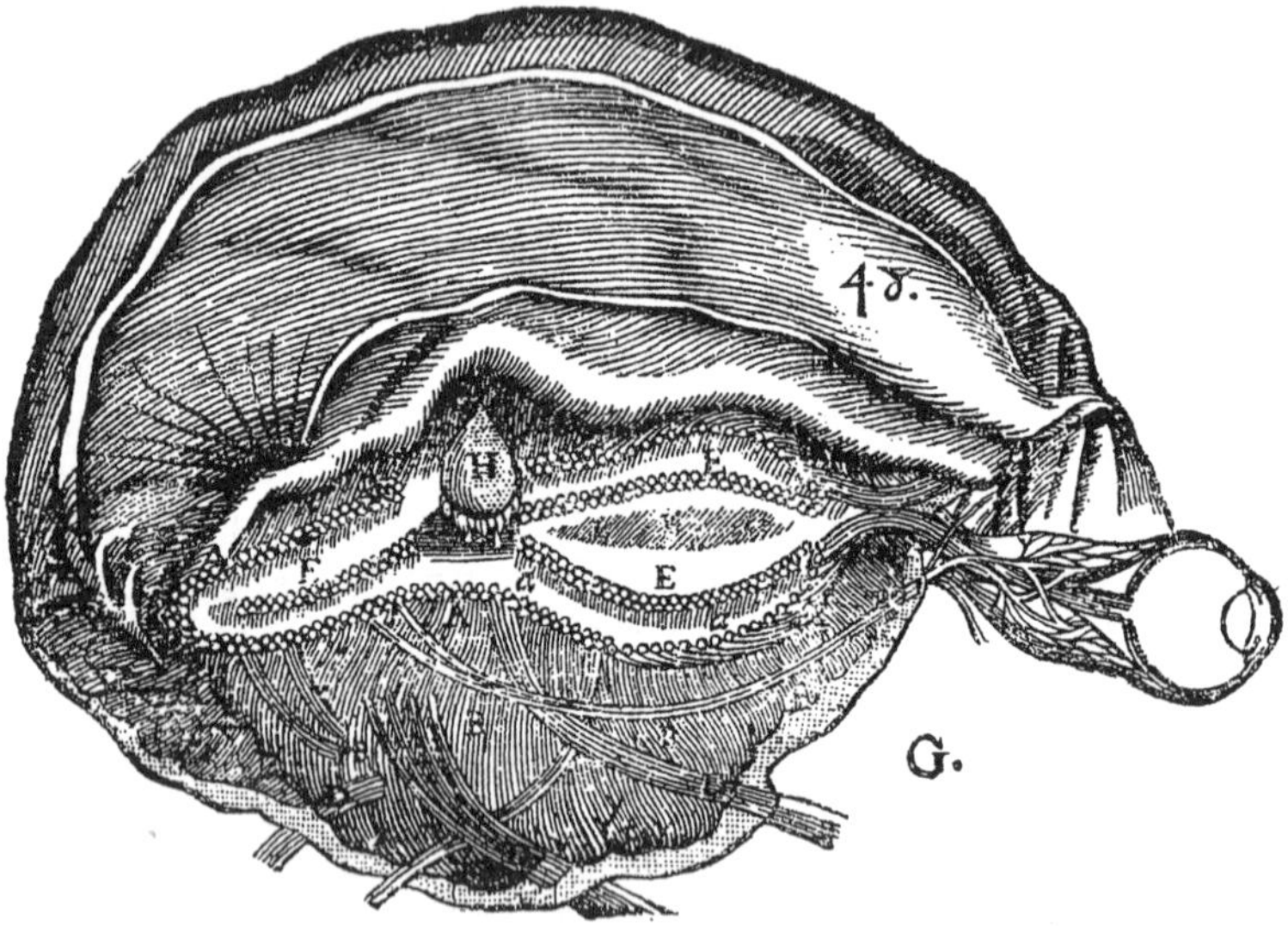

[図12] 松果腺の図1

図の中央、Hとアルファベットがふられた部位が松果腺。
出典：Œuvres de Descartes XI, J.Vrin, 1996

*Fig. 26.**

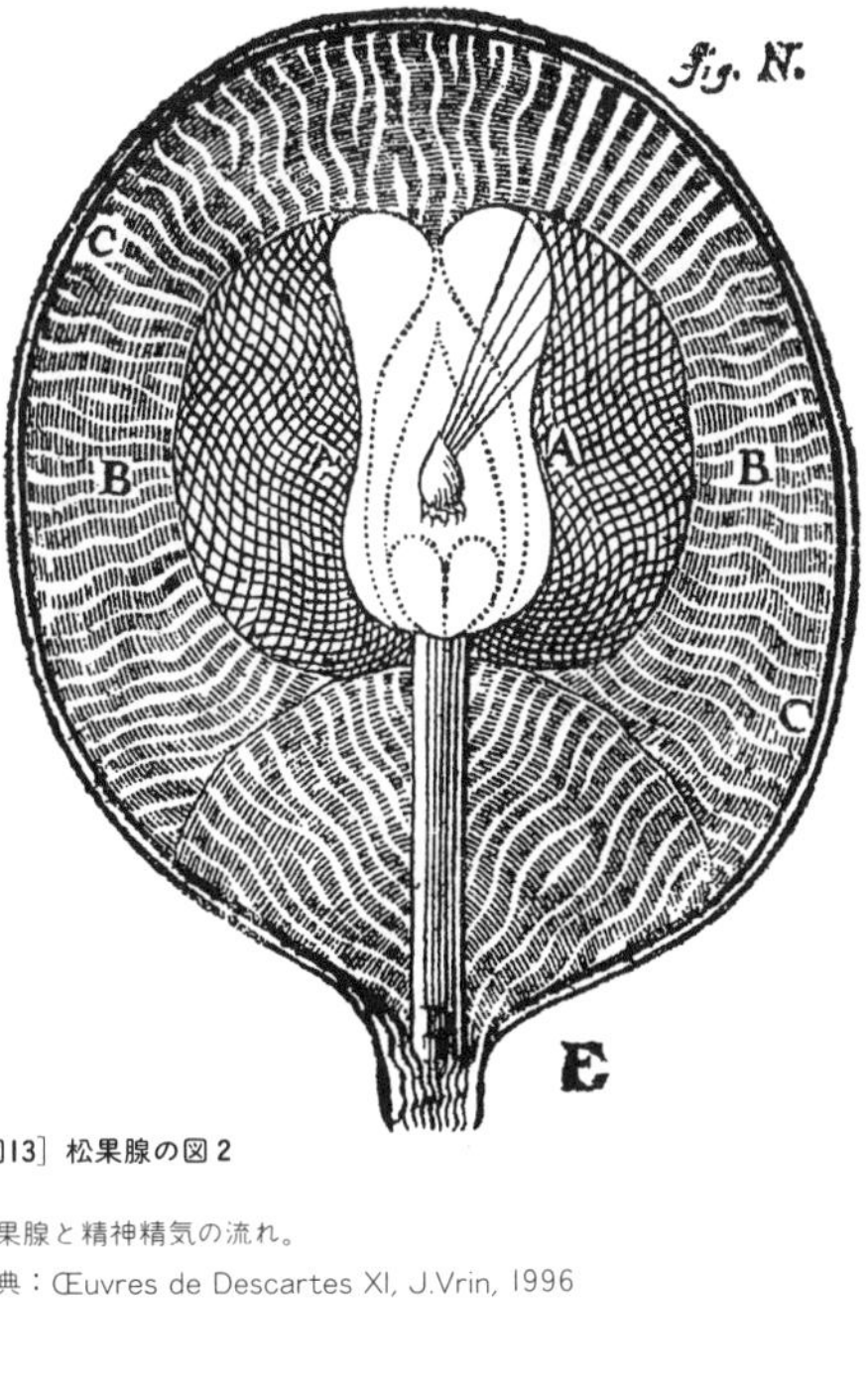

［図13］ 松果腺の図 2

松果腺と精神精気の流れ。
出典：Œuvres de Descartes XI, J.Vrin, 1996

べてが対になっているのにたいして松果腺は一つしかないという解剖学的な知見でした（図12～14）。

先にガレノスの項目で「精神精気」という考えかたを紹介しました。デカルトもまた、精神精気を重視しています。精神精気の流れによって松果腺が動かされたり、また、松果腺から流れでる精神精気が各種神経に流れこむことによって心の活動が生じると説いています。

デカルトについては次のコラム「間奏　デカルトの神話」でもう少し詳しくとりあげますので、そちらも参照してください（p.204）。

頭蓋骨を見れば性格がわかる?——ガル

「骨相学」という研究をご存じでしょうか。

「骨相学」とは、頭蓋骨のかたちを診察することでその人の心の特徴がわかる、という考えです。骨相学の生みの親は、ドイツの医師フランツ・ガル（一七五八～一八二八）とその弟子シュプルツハイム（一七七六～一八三二）です（名づけの親は彼らとは別の人物のようです）。ガルは脳神経の研究者ですが、そちらの業績よりはむしろ骨相学の創始者としてのほうが著名かもしれません。

さて、なぜ頭蓋骨のかたちから心の特徴がわかるのでしょうか。それはこういうわけです。ガルは、解剖や臨床の経験から人間の心的な諸機能が脳の一定の場所に座をもつと考えました。

Fig. 34.

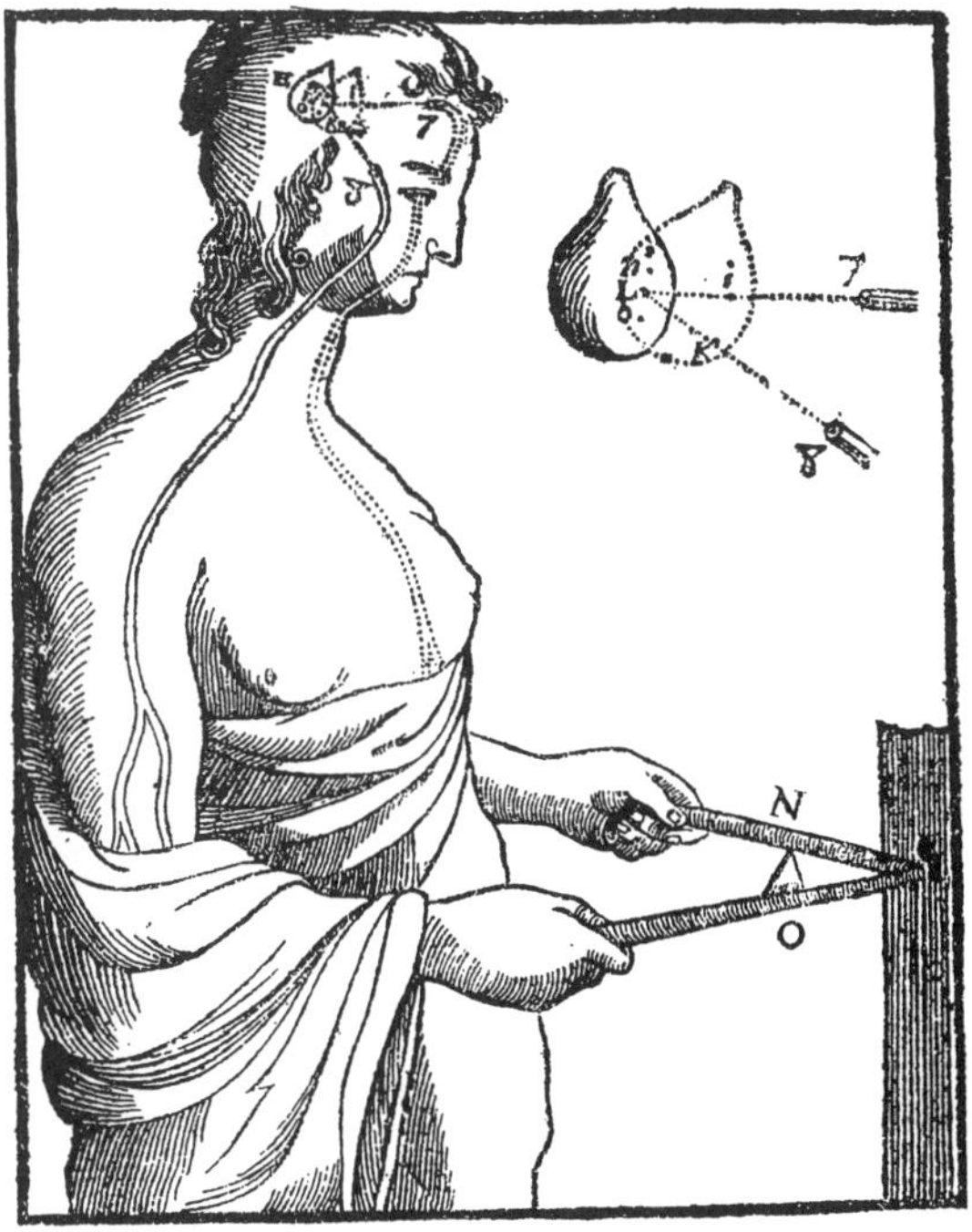

［図14］ **松果腺の図3**

両手の動きと松果腺の対応を示した図。
出典：Œuvres de Descartes XI, J.Vrin, 1996

ガルの説がユニークなのは、こうした機能に対応する脳の部位の発育の度合いによって頭蓋骨のかたちに凹凸がつくと考えたところです。この考えでいくと、頭蓋骨のでっぱりやへこみを診察すれば、その人の心的諸機能がどのように発達しているか/していないか、をうかがい知ることができるわけです。

図15は、頭蓋骨のそれぞれの部分に該当する脳に、心的諸機能がどのように分布しているかを示した骨相学の図です。

おもしろいのは色彩感覚、時間感覚、言語能力、音調感覚といった感覚や知性にかんする要素のほか、食欲、破壊性、寡黙さ、自尊心、警戒心といった欲求や性格にかかわることが地図の国名のように描きこまれている点です。このコラムの最初に紹介したヒッポクラテスが、心のさまざまな機能を脳の働きであると述べていたことや、プラトンが心を三つの部分に分けたことを思い出します。

「言語能力」はまだしも「自尊心」はどうやって調べたんだ? とツッコミを入れたくなりますが、この説には笑ってやりすごせない側面もあります。ガルの仮説は二つの点で興味深いものです。

第一に、ガルの図がはしなくもあらわしているのは、脳研究の究極的な目標です。人間の心がとるさまざまな状態を、脳に関連づけること。これは第一章で紹介した利根川進やクリックの「脳がわかれば心がわかる」という趣旨のコメントにもあらわれていましたね。

第二はこのことに密接に関係しますが、ガルの図は人間の心のさまざまな機能を区別すること

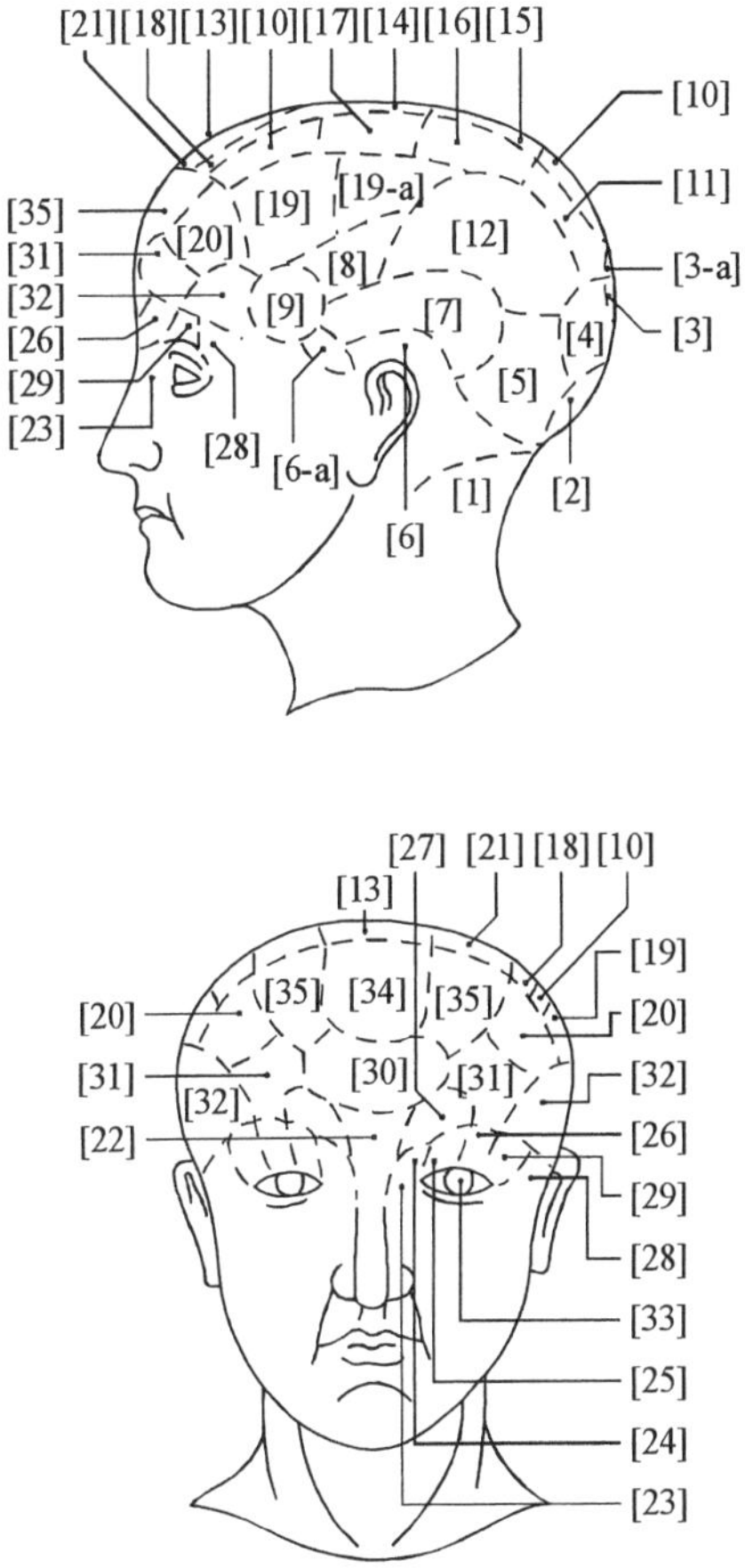

[感情]
[1] 性愛
[2] 子煩悩
[3] 集中性
[3-a] 愛郷心
[4] 粘着性
[5] 闘争性
[6] 破壊性
[6-a] 食欲
[7] 寡黙さ
[8] 利欲心
[9] 積極性
[10] 自尊心
[11] 名誉欲
[12] 警戒心
[13] 慈悲心
[14] 畏敬心
[15] 剛毅さ
[16] 良心
[17] 希望
[18] 驚異
[19] 理想性
[19-a] 不確かさ
[20] 機知あるいは陽気さ
[21] 模倣性

[知性]
[22] 個性
[23] 形態感覚
[24] 大小感覚
[25] 軽重感覚
[26] 色彩感覚
[27] 位置感覚
[28] 計数感覚
[29] 秩序感覚
[30] 予想能力
[31] 時間感覚
[32] 音調感覚
[33] 言語能力
[34] 比較能力
[35] 推因能力

[図15] **骨相図**

頭部の各部に心のさまざまな機能が割りあてられている。38にのぼる各種機能の分類にも注目。
出典：『平凡社世界大百科事典』「骨相図」の項

の難しさを示唆している点でも見過ごせません。

ガルが頭蓋の各部に割り当てた心のさまざまな機能は、言葉によって名前を与えられ、たがいにほかの機能と区別されています。つまり、骨相学は心が言葉によって分類・区別されることを前提としています。もし心の諸機能が、言葉によって過不足なく適切に表現を与えられているならばこの前提に問題はありません。しかし、心の諸機能――とりわけ感情や性格を含む諸機能――をどのように言葉で分類したらよいかということ自体がとても大きくて困難な問題です。そしてこの問題は、脳の可視化がどこまで進んでもなくなることはありません。いいかえると、心と脳の関係を探究する研究においては、それぞれの研究者が心をどのようなものと考えているかを抜きに考えることはできません。

ここから先、脳の可視化がさらに進展していくようすを追っていきますが、以上のことを念頭においてそれぞれの研究を検討することにしましょう。

病いから脳の地図をあぶりだす――ブローカとウェルニッケ

脳研究にはさまざまな手法がありますが、なかでも脳の各部の機能を知るうえで大きな手がかりとなるのが、各種の病いです。

なにをもって病いと分類するかということはそれ自体難しい問題をはらんでいますが、ここではある人が従来備えていた心身の機能が損なわれることを病いと呼ぶことにします。

たとえば、ある日突然言葉を発することができなくなった（失語症）、文字が書けなくなった（失書症）、自分の手が思いどおりに動かなくなった（他人の手症候群）、などの諸症状は、脳の損傷と関係があることがわかっています。

こうした研究の画期をなしたことでよく知られているのは、フランスの医学者ピエール・ポール・ブローカ（一八二四〜一八八〇）による失語症と脳の関係についての研究です。

ブローカは、言葉を話せなくなった失語症の患者をその死後に解剖して、大脳の左半球前頭葉に病巣を見つけました。ブローカはこうした知見から、脳のその部位が病気や怪我などで破壊されると、言葉を理解できても話せなくなることを立証したのです（一八六一年）。この発見を踏まえて脳のこの部位を「ブローカ野」あるいは「ブローカの言語中枢」などと呼びます（図16）。

同様に、ドイツのカール・ウェルニッケ（一八四八〜一九〇四）は、脳の側頭葉の特定部位が、ブローカが発見したのとは別の種類の失語症と関係していることを立証します（一八七四年）。ウェルニッケが発見した失語症では、言葉を話せても言葉の意味がわからなくなってしまいます。脳のこの部位を「ウェルニッケ野」あるいは「ウェルニッケの言語中枢」と呼びます（図16）。

これらの発見は、脳の特定部位と心の機能（言葉を話す、意味を理解するなど）との関係を示唆しています。こうした考えかたを、機能が脳の部分に局在しているということから「機能局在論」あるいは「大脳局在論」と呼びます。これ以後、同様の手法によって脳の各部位がどのような機能に関係しているか、という機能局在の知見がどんどん蓄積されていきます。

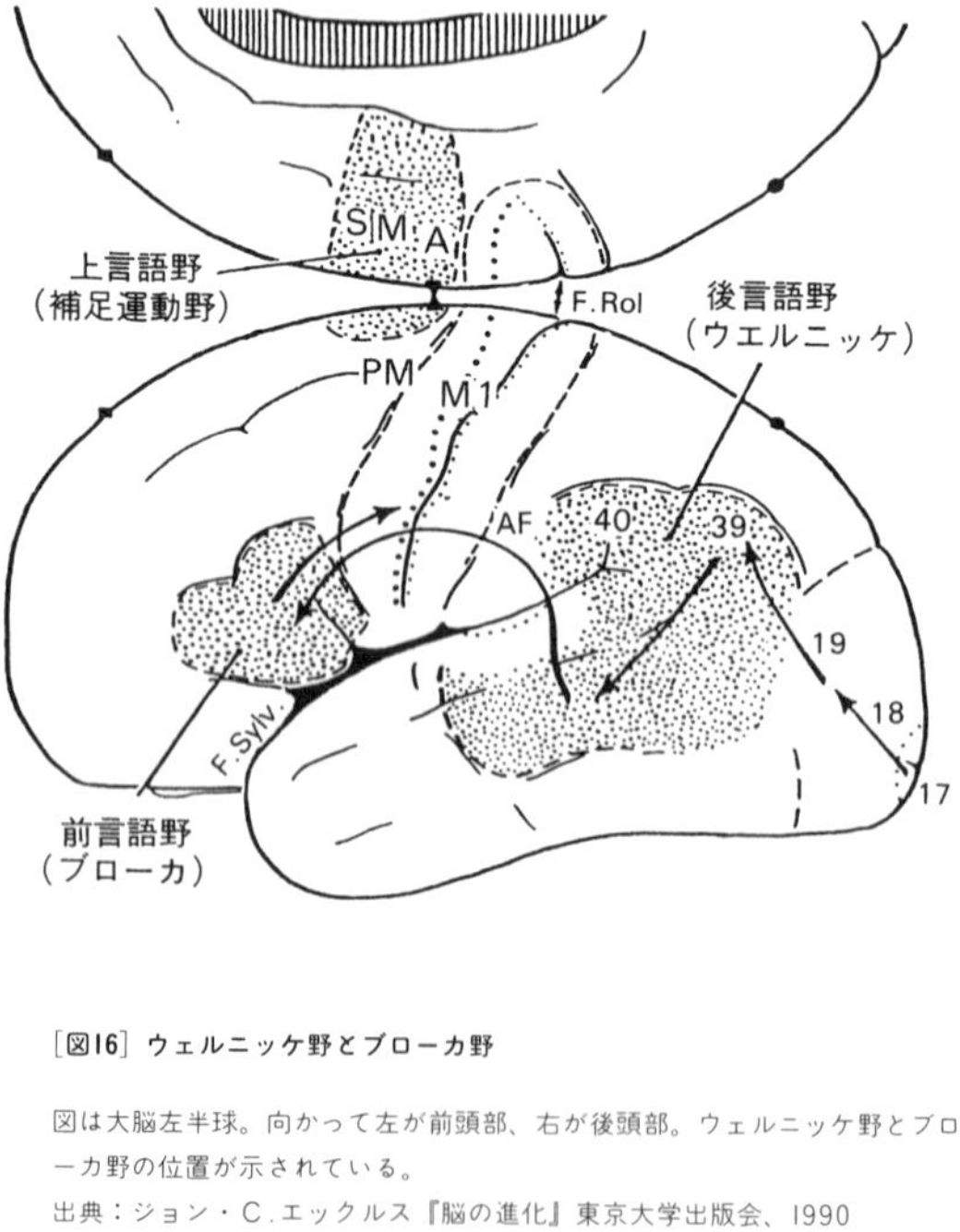

［図16］ ウェルニッケ野とブローカ野

図は大脳左半球。向かって左が前頭部、右が後頭部。ウェルニッケ野とブローカ野の位置が示されている。

出典：ジョン・C.エックルス『脳の進化』東京大学出版会、1990

ただし、局在論についてはは批判もあります。脳の働きはある特定部分にのみ依存するものではなく、複数の部位、あるいは脳全体の働きに依存するという意見です。このような考えかたを局在論にたいして「全体論」と呼びます。

また、ブローカやウェルニッケの方法が「損失」にもとづいていることにも注目しておきたいと思います。損失とはつまり、脳の構造が損なわれたときにそれに対応する機能・行動が損なわれる、という意味です。

では損失ではなく、人間の心と脳が積極的になにをなしうるかという観点からはなにが言えるのか、という疑問が浮かびます。しかし考えてみればこれは非常な難問です。というのも、(あたりまえのことですが)いったい人間がなにをなしうるのかということ自体が人間自身にとっても、大きな謎であるからです。しかし同時に、それこそが脳科学の探究が取り組んでいる当の問いであるともいえます。これは脳についての研究にかぎらず、およそ人間を知ろうとする試みがかならず相手にしなければならない根本的な問いといえます。

損傷と手術――フィニアス・ゲージとロボトミー

一八四八年、一人の男が勤務先の工事現場で事故にあいます。鉄道を敷くためにでこぼこな土地をダイナマイトで爆破し、平らに整形する作業の現場でその事故は起こりました。

その男、フィニアス・ゲージは、予期せぬ状態で爆発したダイナマイトによって大怪我を負います。爆発で跳ね上がった鉄の棒が、ゲージの左頬からはいり前頭部を貫通したのです。

しかしひどい損傷にもかかわらずゲージは一命をとりとめ、ついには回復します。問題は、事故のあとで明らかになりました。ゲージの性格が事故の前後で大きく変化したのです。事故の前は敏腕の現場監督だったゲージでしたが、事故の後では人が変わったように無礼で粗野な人間になってしまいます。このゲージの例は、脳の損傷部位が性格に関係していることを示唆しています。

ここでは詳しく検討できませんが、神経科医・神経学者であるアントニオ・ダマシオは、このゲージの事例に着目しながら心と脳と身体と感情の関係について非常に興味深い議論を行っています。関心のある方は『生存する脳』(田中三彦訳、講談社、二〇〇〇)を参照してみてください。

また、ゲージの例と似たような問題を提起する出来事として「ロボトミー手術」(prefrontal lobotomy =前部前頭葉切截術)について触れておきたいと思います。

この手術は、ポルトガルの医師エガス・モーニス(一八七五〜一九五五)が一九三五年に考案したもので、こめかみに穴を開けてそこから器具を入れて前頭葉を切断します。

主にうつ病や統合失調症(精神分裂症)と診断された患者の「治療」手段として、最近では一九七〇年代まで行われていたようです。というのも、この手術を受けた人は、性格に変化——よくいえば大人しくなる、わるくいえば無気力になる、さらにわるくは「廃人」になる——が見られることが知られていたのです。

精神病院を舞台にした映画『カッコーの巣の上で』（ミロス・フォアマン監督、ケン・キージー原作、一九七五）では、患者たちがロボトミーによって「治療」を施されるようすが描かれています。精神の病いがどのように規定されるものなのか、そしてその治療とはなんなのか。ロボトミーによって生きる条件を改変すること／されることの意味を観る者にいやおうなく考えさせる映画です。いまでこそロボトミーは行われなくなりましたが、この映画が問いかけている問題がなくなったわけではありません。このことについては第四章で考察します。

ちなみに、発案者のモーニスはロボトミーを開発した「功績」によってノーベル生理学・医学賞を受賞しています（一九四九年）。

顕微鏡で脳の地図をつくる――ブロードマン

図17は、ドイツのコルビニアン・ブロードマン（一八六八〜一九一八）が一九〇八年に発表した大脳皮質の地図です。

この地図は、脳の各部における解剖学的な構造のちがいを表現しています。ブロードマンは大脳各部の皮質を顕微鏡で観察した結果と、先に見たブローカやウェルニッケらが採用した欠損による機能の特定の方法、それと電気刺激の実験（これについては次に説明するペンフィールドの項目を参照）によって図のとおり大脳全体を四七〜五二の「領野」に分類したのです。

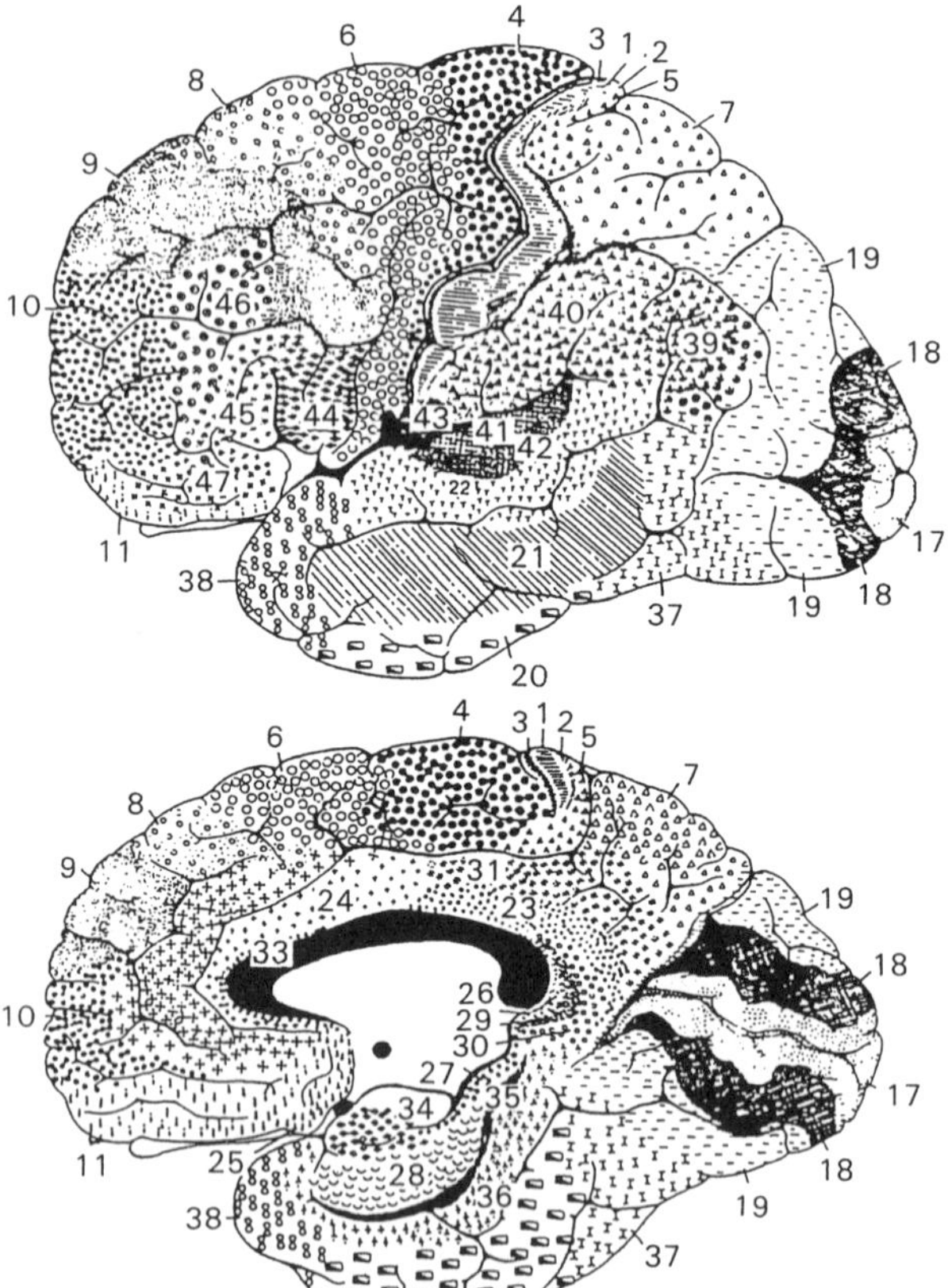

［図17］ブロードマンの脳地図

上の図は左半球。下の図は右半球。

出典：ジョン・C.エックルス『脳の進化』東京大学出版会、1990

たとえば先ほど触れたブローカ野は図中の44野に該当します。

ブロードマンによる脳地図は、ガルの骨相学の図を科学的に描きなおしたものと見ることができます。ただし、ガルの図とブロードマンの図には重大なちがいがあります。

たとえば、ガルの図にあった「自尊心」のような分類はブロードマンの地図には存在しません。なぜかといえば、自尊心という心の状態はそれがどのようなものかを理解・実感できるとしても、言語能力や聴覚のような行動に比べると可視化が難しいものだからです。もちろん、人が自尊心によってなにかしらの行動をとるということはありえますが、その場合でも目に見えるのは結果としての行動だけです。自尊心自体を目で確認することはできません。

それにたいして言語能力であれば、言葉を話せる／話せない、言葉の意味を理解できる／できない、という風に行動として確認することが可能です。先にブロードマンの図をガルの図の「科学的」な描きなおしだと述べましたが、「科学的」とは実験や解剖などを通じて権利上は誰もが確認することができる、という意味でした。

すると、ブロードマンの図が可視化しているものと、ガルの図が可視化しているものの差が見えてきます。

ブロードマンの図が可視化しているのは、脳と行動の関係です。行動とは、第三者が観察できるような行いや動きのことです。他方でガルの図は、脳と行動の関係にとどまらず、行動だけからはうかがい知ることのできない内面的なものを可視化（しようと）しています。

ところで、わたしたちが日常的に「心」という言葉を使うときには、ブロードマンの図に可視化されている諸機能のほかに、ガルの図に可視化されている諸機能もまた含まれています。

では、自尊心のようなガルの骨相図にはあってブロードマンの脳地図から排除された心の諸機能はどうなってしまうのでしょうか。ガルはたいへん率直（?）に人格や性格としかいいようのないことまで脳に位置づけようとしていました。しかし、脳地図が洗練されるにしたがって、人格や性格といった要素は地図から消えていきます。というのも、人格や性格は人によって（また同一人物でもときや場合によって）千差万別であるため、言語能力のようには同定することが困難だからです。このことについては、本コラムの最後にもう一度触れることにします（『心』は可視化できるか?」）。

電気刺激で脳の地図をつくる――ペンフィールド

こんな図をご覧になったことがあるでしょうか（図18）。

これは、カナダの脳外科医ワイルダー・ペンフィールド（一八九一～一九七六）が作成した脳の機能地図（一九五二）です。この図は「ホムンクルス」と呼ばれています。ホムンクルス（homunculus）とは、ラテン語で、「小さな人」というほどの意味の言葉です。

このホムンクルスは、大脳皮質の各部分に身体のどの部位が対応しているかを示したものです。

気になるのは、ペンフィールドが一体どのようにしてこんな図を作成できたのか、ということです。

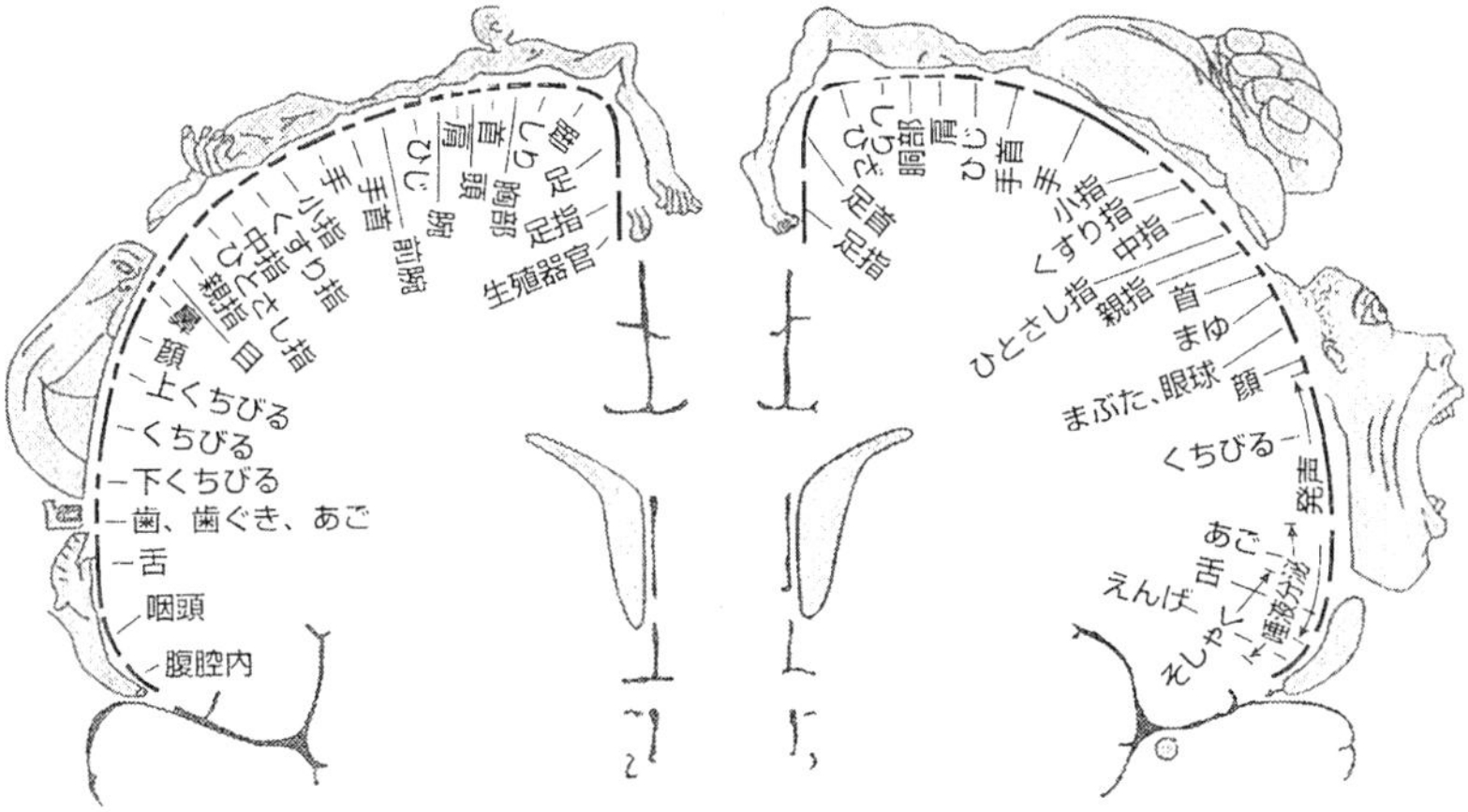

［図18］ペンフィールドのホムンクルス

身体各部に対応する運動野や感覚野が、大脳皮質のどこに分布しているかを示している。
出典：立花隆『脳を究める──脳研究最前線』朝日文庫、2001

ペンフィールドは、脳外科医として癲癇の治療にあたっていました。手術のさいに、彼は患者の脳の各部に電気刺激を与えて、患者がどのように反応するかを観察したのです。局部麻酔による手術では、患者は意識を保った状態です。そのため、患者は電気刺激によって感じたことや想起したことを言葉で報告することができたのでした。被験者が感じたことや自分の心身に起こっていることを言葉で報告できるところが動物の場合と決定的にちがう点です。

脳をミクロに可視化する——ゴルジ VS カハール

これは一九世紀半ばにダイテルスが描いた神経細胞（ニューロン）の図です（図19）。細胞体とそこから一本だけ伸びた軸索（図中の記号**a**）と何本かの樹状突起（図中の記号**b**）が描かれています。

先に、ダ・ヴィンチやヴェサリウスの項目で「見る」ということについてお話ししました。そこでは「どこまでよく見るか」「どのように見るか」によって対象の見えかたが変わってくること、対象をどこまでよく見たか、どのように見たかは、作成される図にあらわれることを確認しました。このことを念頭におきながら、ダイテルスの図を検討してみましょう。

ダイテルスの図は、肉眼では見ることのできない細胞の姿をとらえています。もちろんこれは、顕微鏡という道具を抜きにしては考えられないものです。あたりまえのことですが、使用する観察装置によって同じ対象でもその見えかた、見る条件が変わります。しかし同時に、どこまでよ

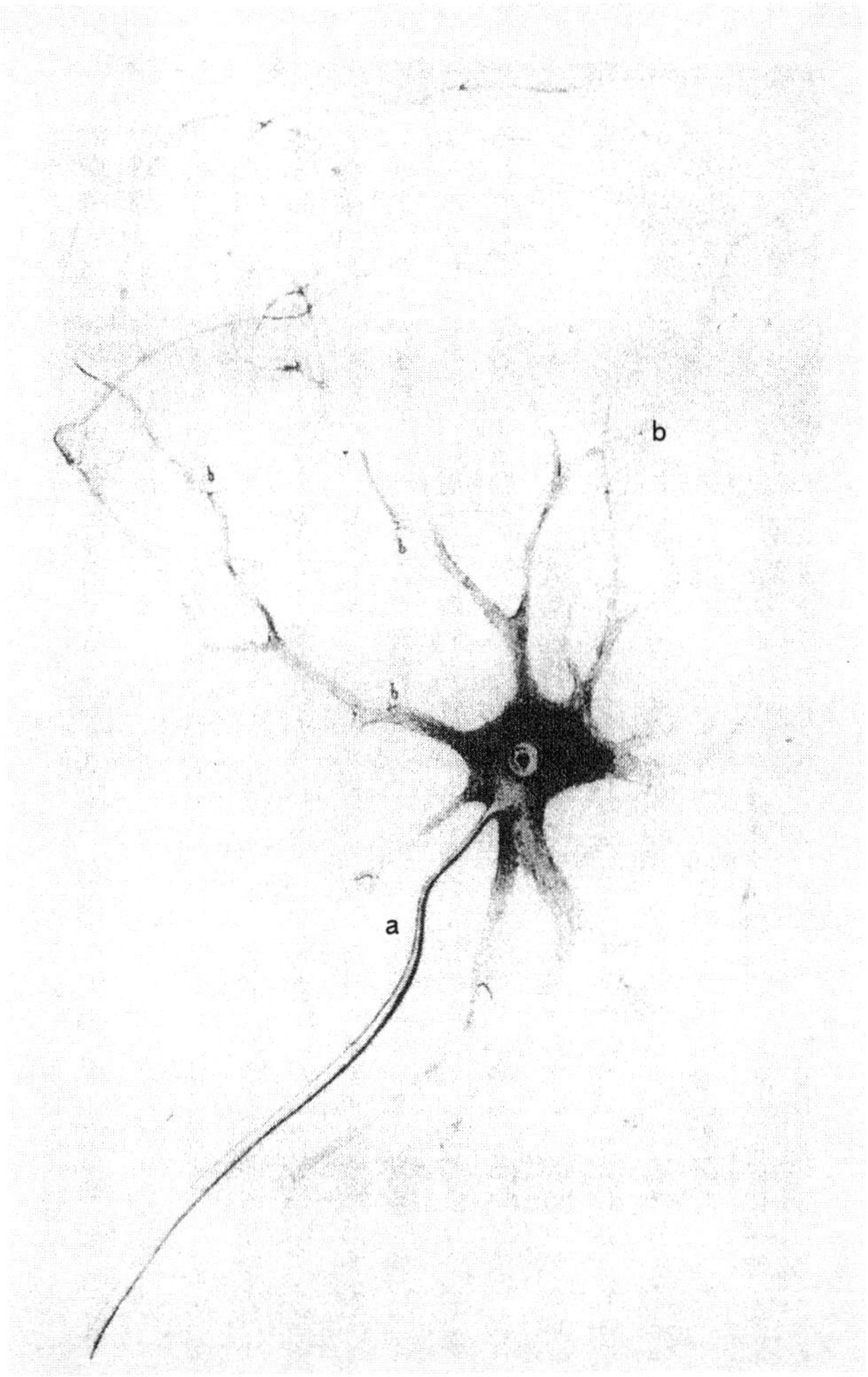

［図19］ ダイテルスの神経細胞図

細胞体、樹状突起、軸索が明確に描きとられている。
出典：ジャン＝ピエール・シャンジュー『ニューロン人間』みすず書房、1989

く見るかということが、顕微鏡の性能によって限界づけられてもいるわけです。実際、この時点ではまだ、神経細胞同士のつながり具合を視認できるほどには顕微鏡の解像度が高くなかったために、軸索や樹状突起が他の細胞とどのようにつながっているのか／いないのかがわかりませんでした。

また、たとえ顕微鏡によって神経細胞を拡大して見ることができたとしても、複雑にからみあう神経の繊維のかたちをそのままで観察することは困難です。イタリアのカミロ・ゴルジ（一八四四〜一九二六）によって開発された硝酸銀を使う染色法によって、単一の神経細胞を黒く染めることができるようになりました。それが神経細胞を観察するうえで重要な役割を果したことはいうまでもありません（図20）。

さて、顕微鏡で神経細胞の姿が見えてくると、その構造について重要な問題が研究者たちのあいだで論争の的となります。脳を構成する神経細胞が網のようなかたちをしたひとつづきのものであるのか、それとも、多数の独立した神経細胞が相互につながりあっているのか、という問題です。前者を「網状組織説」といい、後者を「ニューロン説」といいます。先に名前が出たゴルジは網状組織説の論者でした。これにたいして、スペインのラモン・イ・カハール（一八五二〜一九三四）はゴルジの染色法を使った神経細胞の観察を重ねてニューロン説を主張しました。

この件をめぐってさまざまな実験と主張が積み重ねられましたが、決定打となったのは一九五〇年代に実用化がはじまった電子顕微鏡の導入でした。従来の光学顕微鏡では可視光線、つまり人間の目に見える電磁波を使って対象を見ますが、この方式では光の波長（〇・四〜〇・七マイクロメートル）より小さいものを見ることはできません。これにたいして電子顕微鏡では可視光線より波長の短い電子線を利用することで、一〇万倍以上の倍率での観察が可能になります（電子顕微鏡の解像度は現在も向上しつづけています）。

この電子顕微鏡を使って問題の神経細胞の軸索や樹状突起が他の神経細胞とどのようにつながっているかが確認されました。結果的には、神経細胞が連結している箇所に隙間があることが判明したのです。この隙間は「シナプス」と名づけられています。つまり、脳は多数のたがいに独立した神経細胞がシナプスで非連続的につながりあっているというニューロン説が正しいことが判明しました。以後「神経細胞」は「ニューロン」とも呼ばれるようになります。

ちなみにゴルジとカハールは、この問題に決着がつく前の一九〇六年に「神経系の構造に関する研究」によりノーベル医学・生理学賞を共同で受賞しています。

詳しくは脳科学の書物にゆずりますが、シナプスの発見によって脳における電気信号の伝達の仕組みには二種類あることがわかりました。一つは軸索から細胞体を通って樹状突起へいたる神経細胞内部での電気信号の伝達。もう一つは、神経伝達物質によって樹状突起からシナプスを経て別のニューロンへと信号を伝える化学的な過程です。こうしてかつてガレノスやデカルトによって精神精気の流れとして説明されていた神経の伝達の仕組みが解明されるにいたったのです。

ところで、対象をどの程度の倍率で見るかによって、その見えかたがまったく変わるということについて非常に示唆的な映画があります。デザイナーとして知られるチャールズ・イームズとレイ・イームズが製作した『パワーズ・オブ・テン』（一九六八）という短編映画です。

映画は、公園の芝生に寝転ぶ男女を真上から映すところからはじまります。カメラは徐々に上空に引いていきます。男女が寝転ぶ公園からシカゴの街へ。さらに北米、地球、太陽系、銀河系という風にカメラはどんどん引いていき、映画の冒頭に映っていた男女のことなど忘れたころに停止します。そしてこんどは来た道のりを戻るようにカメラは下降をはじめます。銀河系、太陽系、地球、北米、シカゴ、公園、男女まで降りてきたところで、そのまま男の体の中へ、そして細胞へと入っていきます。

このイームズの映画は、対象を眺める視線の位置によって「同じ」対象がさまざまな「ちがう」構造として見えてくることを直感的に教えてくれます。あるいは、対象を眺める焦点が変化するとき、わたしたちはそのつどなにを見ていることになるのかということ自体が熟考を要する問題であることを示唆しています。

生きた脳を可視化する——ブレイン・イメージング

ブロードマンやペンフィールドによる脳地図の作製、あるいはゴルジやカハールによるミクロな構造の探究について見てきました。

これらの研究では、頭蓋を開けて脳を直接観察・実験するといったように観察の条件がかぎられていたり、大脳の細胞組織を切りだして観察するといったように研究の目的（神経細胞の構造の研究）にあわせて観察の対象（神経細胞）を方法的に限定していました。

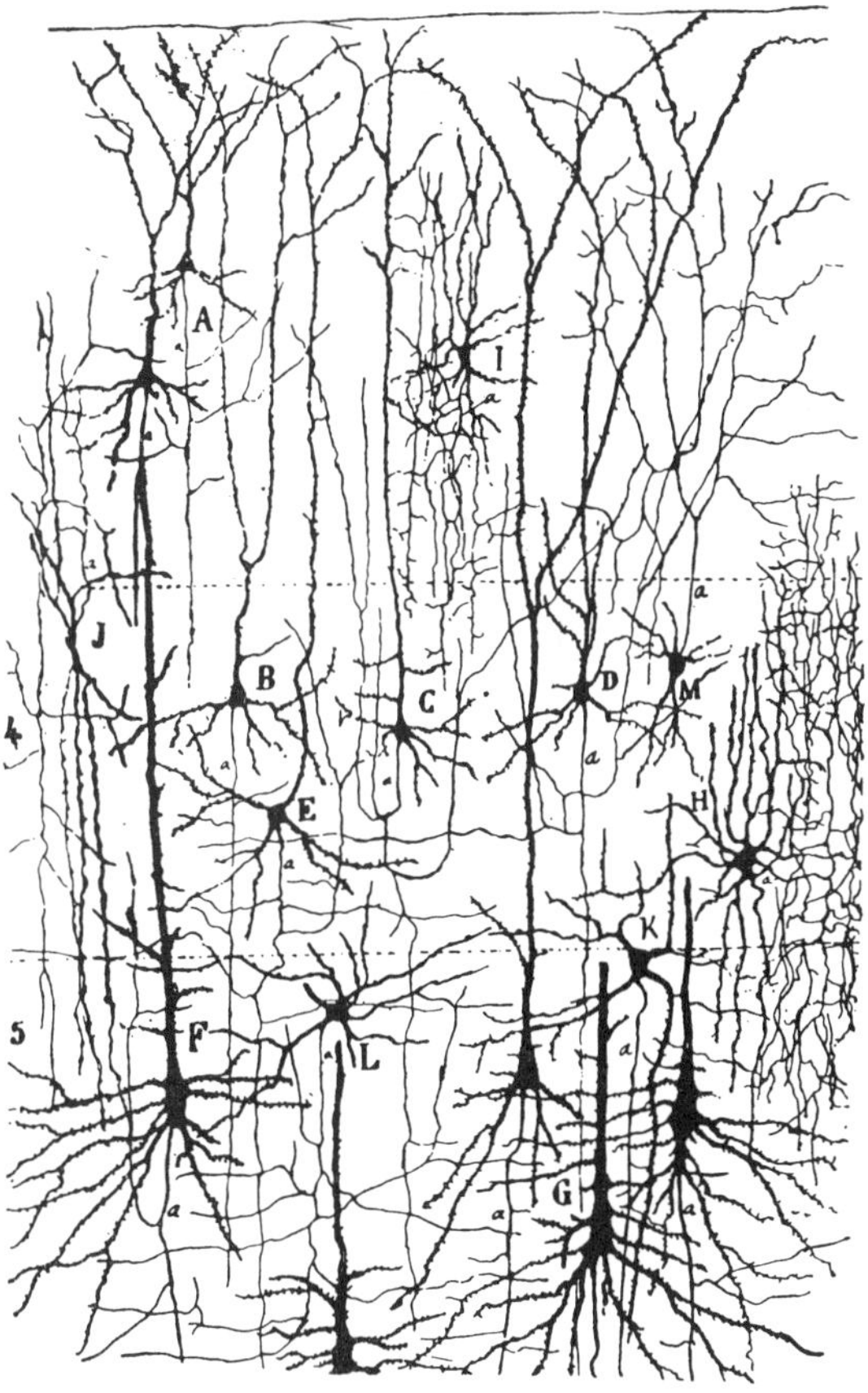

［図20］ カハールによる大脳皮質の図

皮質を薄く切り、ゴルジによる染色法で染め、それを顕微鏡で観察しながら描いたもの。
出典：ジャン＝ピエール・シャンジュー『ニューロン人間』みすず書房、1989

以上の研究においては、まだ手つかずの領域があります。

そうです、生きている人がさまざまな行動を行うさいに脳がどのように働いているかという研究です。解剖では死亡後の人間の脳を取りだして観察していましたし、ペンフィールドのような手術中の実験では被験者は頭蓋を開けられた状態ですから、とても日常的な行動をとることはできません。

生きている人がさまざまな行動を行うさいの脳の活動を調べるためには、頭蓋を開けずに脳で起こっていることを可視化する必要があります。二〇世紀の後半になって、そうした観察を可能にする装置の実用化が進みました。X線CTやMRI、PETといった諸技術によって、生きている人の脳を外側から観察できるようになったのです。

これらの装置を使うと、被験者に読み書きや計算、歌を聴く、空想をする、ゲームをプレイする、なにかを記憶する、好き嫌いを判断する、といったさまざまな行為をとってもらいながら、そのときの脳の働きを可視化することができます。以下では、いくつかの方法について簡単に解説します。

X線CT（Computed Tomography＝計算断層像法）は、ドイツの物理学者レントゲン（一八四五～一九二三）が一八九五年に発見したX線（放射線）による撮影技術を応用した方法です。発表されたのは一九七二年のこと。このX線CT装置では、人体にさまざまな角度からX線を当てて、人体を通過した先にある検出器で測定します。X線が通過する部位の人体の密度が高いとそこを抜けるX線は弱くなります。この情報を人体を輪切りにするように、さまざまな角度からとります。こうして得られた膨大なデータを、コンピュータをもちいて画像に変換します。こうして人体の透視画像を生成するわけです（図21）。

この技術を開発したイングランドのハウンスフィールドとアメリカのコーマックは、一九七九年に「コンピュータをもちいたX線断層撮影技術の開発」の功績によりノーベル医学・生理学賞を受賞しています。

MRI（Magnetic Resonance Imaging＝核磁気共鳴断層像法）では、X線ではなく磁気を使います。MRIの仕組みは非常に込みいったものなので、詳細は作品ガイドでご紹介する書物にゆずりますが、概略は次のとおりです。MRIでは人体に含まれる水素原子核の磁気性を利用します。人体を磁場にかけたときに起こる核磁気共鳴という現象を利用して、人体中の水素原子核のエネルギーの状態を変化させます。この変化を測定して得られるデータをもとに、コンピュータで解析して画像に変換するのです。MRIはX線CTのように被爆しないこと、磁気はX線とちがって骨に吸収されないため、より鮮明な画像が得られることが利点です（図22）。

MRIの基本原理を考案したアメリカ合衆国のポール・クリスチャン・ラウターバーと、この手法を実用化するうえで大きく寄与したイングランドのピーター・マンスフィールドには、二〇〇三年になってノーベル医学・生理学賞が与えられました。

以上の二つの方法では、脳のかたちを外側から可視化することができます。これにたいして次に紹介するPETとfMRIは、脳の働きを可視化する方法です。

PET（Positron Emission Tomograph＝陽電子放射断層像法）は、脳内の化学物質の働き

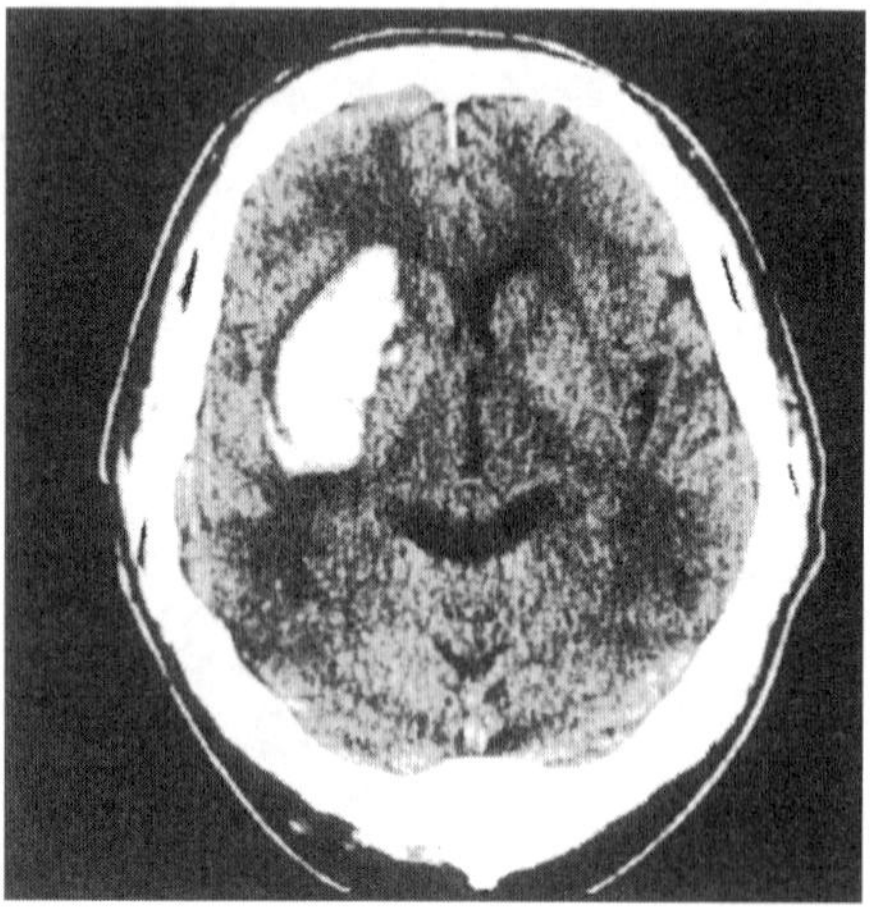

［図21］ X線CT

X線CTによる脳の断面図。
出典：松澤大樹編著『目で見る脳とこころ』日本放送出版協会、2003

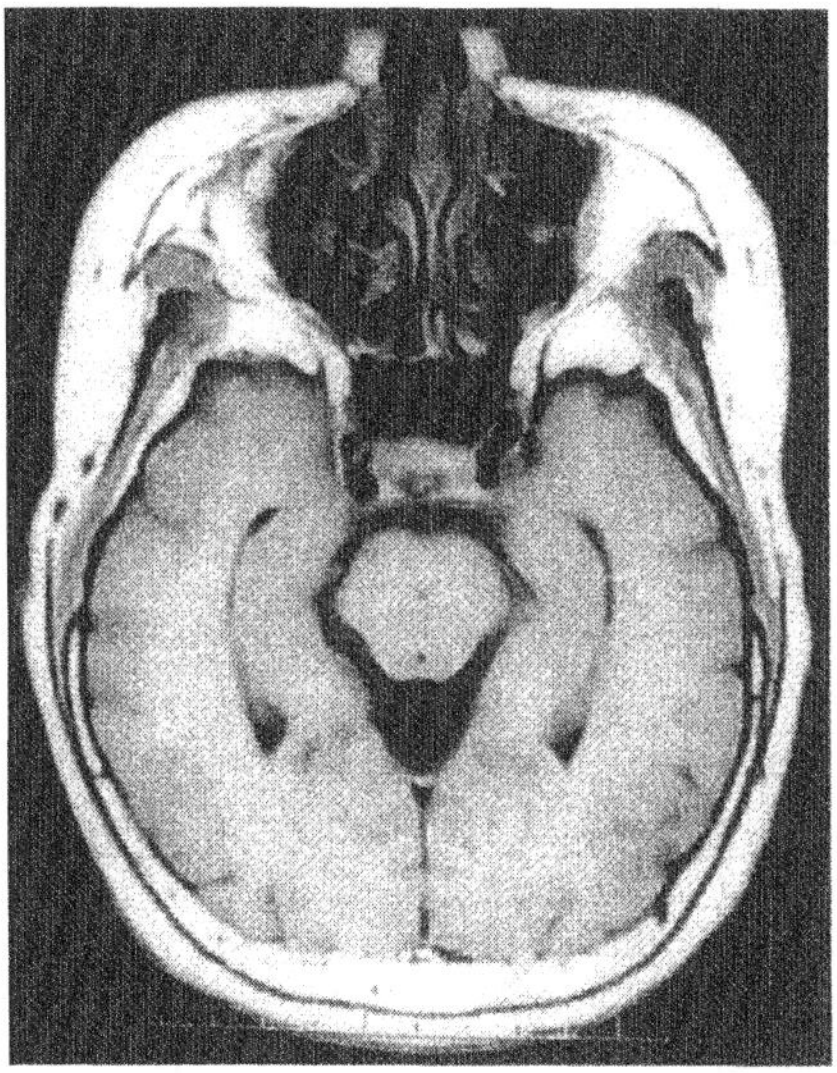

［図22］ **MRI**

MRIによる脳の断面図。
出典：松澤大樹編著『目で見る脳とこころ』日本放送出版協会、2003

を視覚化する技術です。これもごくかいつまんで説明します。脳内には、各種アミノ酸や酸素、ドーパミンやアセチルコリンなどの各種物質が存在します。PETで観測を行うためには、まず動きを観察したい物質に放射能によるマークをつけて体内（脳内）に送りこみます。このマークをつけられた物質は体内で陽電子（positron）を放出します。放出された陽電子は電子とくっついて消滅し、そのさいガンマ線を放出します。このガンマ線を検出することによって陽電子が発生した場所、つまり体内に送りこんだ物質が存在する場所がわかるわけです。この仕組みを使って集めたデータに基づいて、測定したい物質が脳内のどこにどれだけ存在するか、どこで消費されるかといったことを可視化するわけです。

たとえば二酸化炭素をマークして観測を行うと、二酸化炭素が血液によって運ばれるため、脳の血流量を観測することができます。脳が活性化している部位では血流量が増えるため、この方法を使えば脳が働いている場所を可視化できるという次第です。この観測を行いながら、たとえば被験者に計算をさせたり音楽を聴かせたりしてそのときの脳の血流量を見れば、計算をしたり音楽を聴いたりするさいに脳のどの部位が働いているかが見えるわけです（図23）。

同様に、fMRI（functional MRI＝機能MRI）でも脳の活動部位を可視化することができます。fMRIは、先に紹介したMRIの技術を応用して脳の血流の変化に着目する技術です。血中に含まれるデオキシヘモグロビン（酸素と結びついていないヘモグロビン）は、MRIの信号を低下させる働きをもっています。ところで、脳のある部位が働くと周囲の血流が増加します。血流が増加すると、当該部位の血中に含まれるデオキシヘモグロビンが相対的に減り、先ほど述

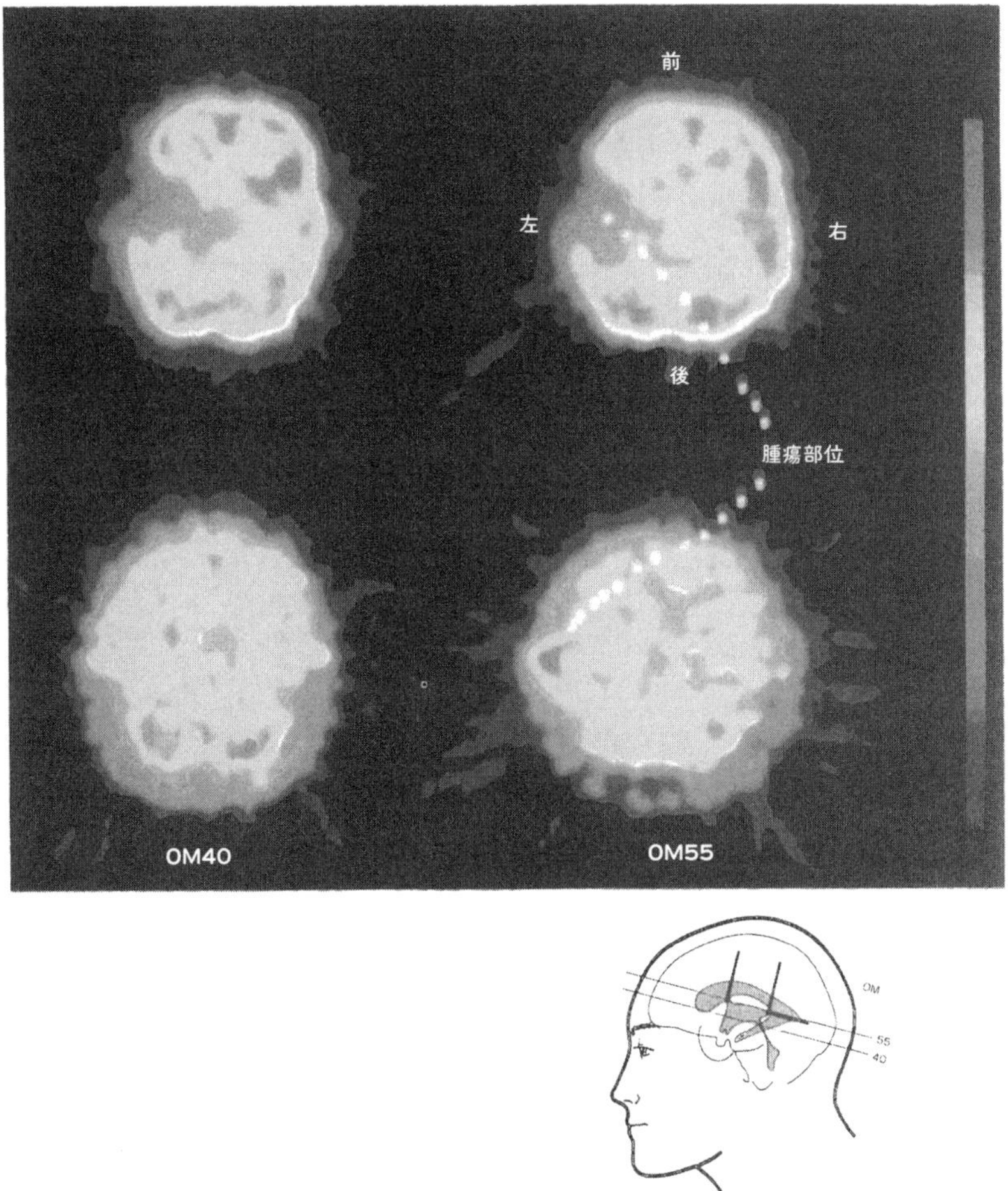

［図23］ PET

PETによる図。上段と下段では異なる化学物質をマークしている。マークした物質がより多く分布している箇所は明るく、より少ない部位は暗く可視化されている。
出典：松澤大樹編著『目で見る脳とこころ』日本放送出版協会、2003

べたMRI信号の低下の度合いが小さくなります。fMRIはMRIの信号からこの血流量の変化を拾いだし、活性化している部位を可視化する手法なのです（図24）。

このfMRIを可能にした原理はBOLD（Blood Oxygenation Level Dependent）法といい、一九九〇年に当時ベル研究所研究員であった小川誠二が発見しました。

以上に紹介した技術を使うことで、解剖することなく脳のかたちや働きを測定・可視化することが可能になりました。現在はまだ、測定のために頭部を固定したり身体ごと装置に入ったりする必要があるため、測定できる状態は限定され、日常生活のさまざまな状態における脳の活動を自由に観測するというわけにはいきません。しかし、頭蓋骨を開けることなく脳の活動を可視化できることの重要性はどれほど強調してもしすぎることはありません。技術と知見、着想の深化に期待しながら今後とも括目したい研究領域です。

発展をつづける脳科学

さて、脳研究の歴史を「可視化」という観点から足早にたどってきました。少なくとも脳の研究を通じて人間がなにを可視化しようとしてきたのか、その含意はなにかというイメージをもっていただければ、本コラムの役割は果たせたことになろうかと思います。

当然のことながらここでは触れることができなかった重要なトピックはほかにも多数あります。いえ、多数どころではありません。ひとくちに「脳科学」といってもじつにさまざまな研究領域

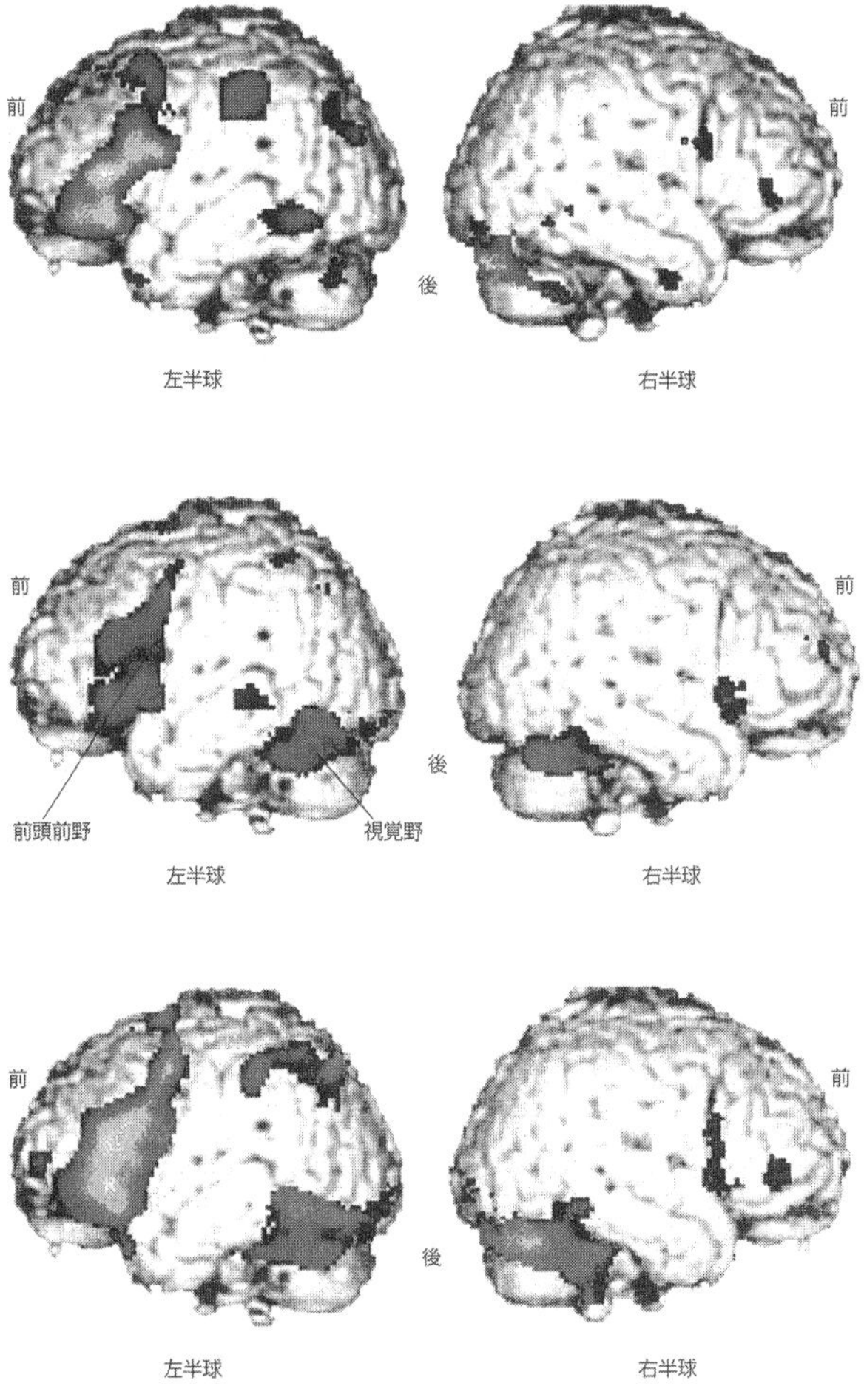

［図24］ fMRI

fMRIによる図。脳が活性化している場所が可視化される。この図では、被験者に空想をしてもらっている。
出典：松澤大樹編著『目で見る脳とこころ』日本放送出版協会、2003

があります。
たとえば、一九七〇年にアメリカ合衆国で創設された「北米神経科学学会（Society for Neuroscience）」という脳科学・神経科学の学会があります。創設当初は五〇〇名ほどの会員ではじまったこの学会、現在では三万以上の会員を擁するといいます。この学会が毎年開催している大会には、医学、生理学、解剖学はもちろんのこと、心理学、認知科学、ロボット工学、コンピュータ・サイエンス、生体工学といったさまざまな関連分野の研究者が二万人以上参加しています。

ここには、脳という器官そのものの複雑さもさることながら、人間の脳がなしうること、とりうる状態の多様さが反映されているといえるでしょう。

そんなわけで、ここで触れることができなかったトピックについて挙げればきりがありません。記憶の仕組み、アルツハイマー病やパーキンソン病といった脳の病気とその治療について。幻肢や身体失認など心脳問題を考えるうえでも重要な意味をもつさまざまな症例。ノックアウトマウス（遺伝子操作によって脳の特定の機能が損なわれたマウス）をもちいた実験が示唆する遺伝子と脳の関係。脳を理解するためにコンピュータの回路をニューロンのモデルに見立ててありうべき脳の仕組みを探るコンピュータ・サイエンス。また、自分がある行為をとるさいに活性化するニューロンがそれと同じ行為をとる他者を感知した場合にも活性化するというミラー・ニューロンの発見といった新しい知見……。

こうしたトピックは、それが重要ではないからとりあげなかったのではなく、あくまで紙幅とテーマの関係で触れられなかったことをお断りします。その代わりといってはなんですが、巻末の作品ガイドで脳科学の歴史と現在について知ることができる作品をご紹介します。

最後に二つの問題に触れてこのコラムを終えたいと思います。

「心」は可視化できるか？

第一は「心」をどのように扱うか、という問題です。

ブロードマンやペンフィールドなどのさまざまな脳地図において、脳は行動と結びつけられてきました。そのさい、行動は外見によって第三者に見えるため、観察の対象にすることができたのでした。

では、かならずしも行動にあらわれない心の働きはどうか、という問題を示唆しておきました。たとえば、顔に出さないものの内心で悲しさを感じている、あるいは喜びや悔しさを感じているとか、昨日のことを思い出しているなど、外側からでは十分に観察できないことを脳科学はどう扱いうるのでしょうか。

PETやfMRIを使えば、そうした内心もまた可視化できるのではないか。一見そう思えます。しかしやはり困難は残ります。

第一に、内心は言語化（あるいはなんらかの記号で記述）されなければ第三者に伝わりません。他方で「悲しい」と言語化されたときの「悲しさ」はいつも「同じ」悲しさであるわけではありませんし、自分がどのように悲しいのかという感情の質をたとえうまく表現できたとしても、それを第三者がそのまま理解できるかというとそれはまた別の問題です。

機能局在論をとるにせよ、全体論をとるにせよ、可視化した脳の状態と内面を対応づけるためには、内面をなんらかの形で記述しなくてはなりません。この記述をどのようにするのか。ここにそれぞれの科学者の「心」観、あるいは、心をどのような対象として扱おうとしているのかという姿勢があらわれます。

今後とも可視化の技術は進展すると考えられますが、脳の状態が心と関係づけられる場面では、つねにこの問題に留意する必要があります。

なくならない問題

第二に注意したいのはいましがた述べたことにも関連しますが、どれほど脳科学が進展したとしても、つねに進展の度合いに応じた新たな問題が生じる、ということです。

科学がもたらす新たな知見は、物質を制御する新たな技術を生みだします。

たとえば物理学の発展により原子力利用が可能になる、分子生物学の知見が深まることにより遺伝子の操作が可能になるといったように、これまでも科学の進展は、人間の生きる条件をさまざまに変えてきました。

これらの物質制御は、当然のことながらわたしたちの生活に大きな影響と変化を与えます。原子力でいえば、一方では発電にもちいられますが、他方ではとてつもない破壊力を備えた爆弾があらゆる生命を脅かしています。

脳科学も例外ではありません。脳科学の進展によって、今後とも脳の可視化が進み、脳の構造と機能をより包括的に説明できるようになるでしょう。これは別言すれば、物質としての脳を制御できる範囲がそれだけ広くなっていくことでもあります。もちろん、そこには従来治療が困難であった精神疾患や脳の器質的な病気に治療の道がひらけるという側面もあれば、ロボトミーのようにまさに人格が変化してしまうほどの影響を与えうる側面も含まれています。

そのように生の条件が変化するとき、従来の考えかたでは解決できない問題がいやおうなく招来されます。コンピュータとインターネットが爆発的に普及しはじめたさいに法制度が現実に追いつかなかったのと同じように、従来の条件にもとづいて考えられた倫理が新たな事態の到来によって揺らぎ、場合によっては無効化してしまうからです。

詳しくは第四章で考えますが、脳科学がもたらしつつある知見とその応用による技術は、わたしたちの生に新たな変化、新たな局面をもたらしつつあります。

ここで脳研究の歴史を不十分ではあれ振り返ってみたのは、現に起こりつつある、これから起こるであろう変化を見極めるための材料を提供するためでもありました。

第三章

心脳問題の核心

――アンチノミーと回帰する擬似問題

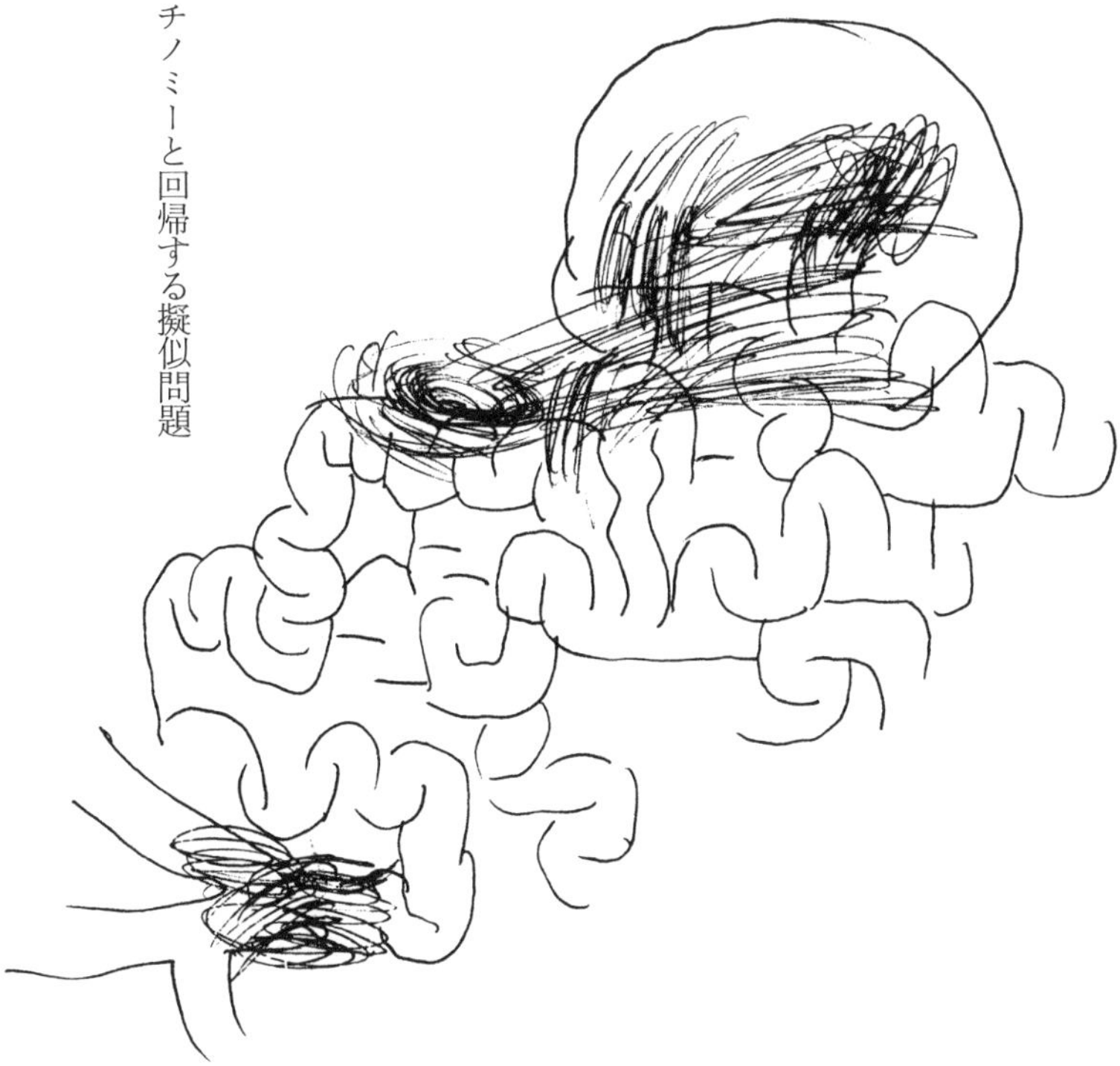

はじめに

心脳問題とそれにたいする諸回答は第二章で見たとおりです。回答には四つの立場がありうるけれども、「これが正解だ」という回答はいまのところ確定されていません。しかも「いまのところ（確定されていない）」という状態が、心身問題から数えると二千数百年間もつづいています。

そこで問われているのはなにも複雑な問いではありません。たとえばそれは、「痛みとC繊維興奮との関係をどう考えるか?」というだけの問いです。心の状態についての日常的な経験と、脳についての科学的な知識との関係をどう考えたらよいのか、このことをめぐって心脳問題は堂々巡りをしてきたわけです。

ところで、このように長期間にわたって膠着状態にあるような問題に取り組む場合には、その問題の論理構造や議論の内容を確認する作業——第二章で行ったような作業——だけではまったく足りません。それだけでは、そもそもそれがどうして問題になったのか、またどうしてこんなに持続的にかつ激しく論議されているのかを理解することができないからです。

そのような場合には、その問題をめぐっていったいなにが争われているのかということを掘りおこすことがなによりも重要になります。それこそが問題の核心です。

では、心脳問題においてはいったいなにが争われているのでしょうか。

本章では、この問いを俎上にのせます。前章では「なにが言われているのか」を検討しましたが、この章では「なにが争われているのか」がテーマになります。それによって、心脳問題の核心が明らかになると同時に、わたしたちが心脳問題という難問を抱えていることの意義もまた浮かびあがってくるはずです。

心脳問題の争点——カントの第三アンチノミー

人間はモノに還元できるか?

心脳問題においてなにが争われているのか。

一言でいうならそれは、「人間はモノに還元できるか?」ということです。

唯物論が主張するように人間はモノに還元することができるのか、それとも二元論者や唯心論者が考えるように人間にはモノに還元できない要素があるのか。いいかえれば、人間は科学が記述するような自然法則によって説明しつくせるか否か? これが争点です。

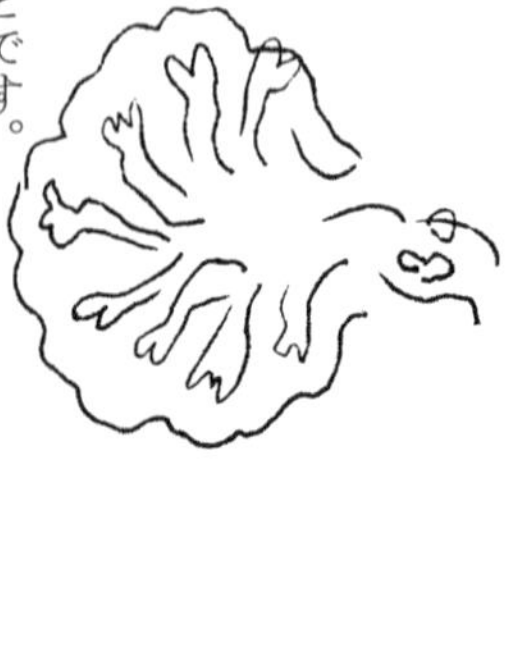

実際、心脳問題は、モノの解明を次々となしとげてきた近代科学の成果を踏まえながら、その歴史においてつねに「人間はモノに還元できるか?」というかたちで提起されてきました。「人

間は心に還元できるか?」というかたちでないことに注意してください。

これは、人間が人間自身をどう考えるかということの根幹にかかわる問題です。のちに見るように、そこで賭けられているのは人間の「自由」にほかならないからです。

では、この争点にどのように取り組めばよいでしょうか。

一つには、各論者がそうしているように「還元できる」あるいは「還元できない」と答え、その妥当性の実証を試みるというやりかたがあります。しかしいまのところ、どの説が妥当であるのかを誰もが納得するように説明した人はいません(だからこそ争点なわけですが)。

ここでは、一八世紀ドイツの哲学者イマヌエル・カントが提出した「アンチノミー」という概念を参照することによって、この争点を別の観点から眺めてみることにします。近代科学と併走してきた近代哲学の枠のなかに心脳問題を据えなおしてみることで、問題の所在がより明らかになると思うからです。

カントは哲学史上屈指の作品の一つである主著『純粋理性批判』において、理性の本性を徹底的に追究することでその限界をあぶりだそうとしました。

彼はこう言います。「人間の理性は、ある種の認識について特殊の運命を担っている、すなわち理性が退けることもできず、さりとて答えることもできないような問題に悩まされるという運命である。退けることができないというのは、これらの問題が理性の自然本性によって理性に課せられているからである、また答えることができないというのは、かかる問題が人間理性の一切の能力を越えているからである」（カント『純粋理性批判（上）』篠田英雄訳、岩波文庫、一九六一、p.13)。

つまり人間の理性には、自分には決して解くことができないような難問をいやでも提起してしまうというやっかいな本性があるということです。そしてそれを「わかっちゃいるけどやめられない」というわけです。この人間を悩ませてやまない解けない問題の所在を端的に示すのがアンチノミーです。

アンチノミーとは日本語で「二律背反」と訳される言葉で、たがいに矛盾しあう二つの命題がどちらも成立してしまうことを意味しています。『純粋理性批判』には人間の理性が行きつく四つのアンチノミーが提示されていますが、ここでとりあげたいのは、そのうちの第三アンチノミーです。

心脳問題の争点は、この第三アンチノミーの問題として定式化することができます。どのようなものか見てみましょう。

正命題：自然法則に従う原因性は、世界の現象がすべてそれから導来せられ得る唯一の原因性ではない。現象を説明するためには、そのほかになお自由による原因性をも想定する必要がある。

反対命題：およそ自由というものは存しない、世界における一切のものは自然法則によって

のみ生起する。（前掲書（中）、pp.125-126）

なにやら難しそうですが、簡単にいいなおすと、次のようになります。

正命題：世界は自然法則に還元できない。自由が存在する。
反対命題：世界は自然法則に還元できる。自由は存在しない。

カントはこの二つの命題がアンチノミーをなすこと、つまりどちらか一方だけが妥当なのではなく、両方とも妥当性をもっていることを、背理法をもちいて論証しています。

このアンチノミーをまともに受けとめれば、人には自由がある（正命題）とともに自由がない（反対命題）というほかはありません。

これをどのように考えたらよいのでしょうか。具体例をもとにもう少し詳しく検討してみます。

第一章で引用したプラトンの『パイドン』が好例です。アテナイ市民から死刑判決を受けて牢獄に座るソクラテスは、彼がそこに座っている「原因」に二通りの語りかたがあることを示しました。

一つは、ほかならぬソクラテスの肉体、その骨格や筋肉、皮膚といった身体を構成する諸要素の働きが原因となってソクラテスがそこに座しているという説明です。これはいってみればソクラテスが牢獄に座っている原因を自然法則から説明するやりかたであり、ここではソクラテスの「心」や「意志」は考慮からはずされています。そのためソクラテスの自由な意志は問題になりえません。

もう一つの原因は、アテナイ市民がソクラテスを有罪にすることをよいことだと考えたこと、そしてソクラテス自身もまた牢獄に座っていることをよりよいと考えたことです。こちらの説明は、自然法則だけではなく、ソクラテスの自由な意志こそが原因であるという考えかたです。

前者が第三アンチノミーの反対命題、後者が正命題に対応しています。

ソクラテスが牢獄に座っている原因を自然法則の必然性から考えていくと、ソクラテスの自由な意志は締めだされてしまいます。逆にソクラテスの自由な意志を考慮に入れると、自然法則の必然性は貫徹できません。

そして重要なことは、この二つの命題は論理的には背反しあっているにもかかわらず、いずれも同じように成り立つということです。

カントは、人間の理性にはこのアンチノミーを解くことはできない、と考えました。それぞれの命題を独立に眺めれば、どちらの命題も成り立つことが容易に理解できます。ところが二つの命題は明らかに背反しあっているので、これに決着をつけたくなる気もわきおこってきます。しかし、正命題と反対命題をいちどきに提出されて「さあどっちだ」といわれても、返答に窮するほかありません。『パイドン』の例で見たように、二つの命題はたがいに排他的な関係にあるので、それらを調停することはできません（だからこそ二律背反なわけですが）。このようにアンチノミーとはいわば人間の理性が破綻し、その限界が露呈する決定的な場面といえます。

カントが第三アンチノミーとして定式化したこの問題は、一六〜一七世紀の近代科学の発展にともなって先鋭化したものです。近代科学の発展とは、モノとそのふるまい、つまり自然法則の記述の発展です。

ガリレイやデカルトによって先鞭をつけられた科学の考えかたによれば、世界についての記述は自然法則によって客観的に説明されるものであって、人間が抱く感覚や自由意志といった心の様態は主観的ではかないものにすぎません。世界についての正しい記述は自然法則のみによって実現されるはずだというわけです。

そうなると、人間も一つのモノにほかならないわけだから、人間についても自然法則によって説明しつくせるのではないか——人間もまたモノに還元できるのではないか——ということになります。このようにして、近代科学の発展は人間にアンチノミーを突きつけたのでした。

ここまでの展開から、第一章で見たジレンマ（「おばあちゃんをうしなった悲しみと感情中枢の働きのどちらが本当か？」）を思い出す人がいるかもしれません。そのとおりです。ジレンマとは、近代哲学が直面することになったこのアンチノミーの現代的展開にほかなりません。

心脳問題の核心がカントの第三アンチノミーにあるということがわかると、心脳問題にたいする見通しがかなりすっきりします。

以下では、第二章で示した心脳問題における四つの主要な立場を、アンチノミーの観点から眺めなおしてみます。

まず唯物論について考えます。

人が心的現象と呼ぶものは本当は脳内活動のみによって説明できるはずだというこの考えは、アンチノミーにおける反対命題（「世界は自然法則に還元できる。自由は存在しない」）だけでこと足れりとする立場であるということができます。

これは近代の諸科学の成果によって大きな力をもつにいたっていますが、このことは単にこの主張が科学と同じ限界を有するということをあらわすにすぎません。唯物論はアンチノミーを前にして「本当は反対命題しか存在しない」と言っていることになりますが、先に見てきたように、アンチノミーにおいては反対命題とともに正命題（「世界は自然法則に還元できない。自由が存在する」）もまた成り立ちます。科学のつとめは反対命題の支えのもとで世界の現象を記述することですが、それは世の中に反対命題しか存在しないということを意味しません。そもそも、なぜ「本当は反対命題しか存在しない（心なんて本当は存在しない）」と言いたくなるのかを考えると、むしろこの主張は、存在しないはずの心的現象の圧倒的な自明性を前提にしていると考えたほうが自然です。そういうわけでこの立場は決してそれだけで完結することはできません。

もともと心脳問題自体が、心と脳の関係という難問を前にして「心なんて本当は……」と言いたくなってしまうような困惑から出発しているのだから、それでもなお「心なんて本当は……」と主張することは、単にアンチノミーをなかったことにしたいという願望をあらわしているにすぎません。第一章の「わたしがわかる本」の検討で確認したとおり、心的現象を脳内活動のみに還元しようとする考えかたはパラドックスに陥ります。

次に唯心論です。

これは先の唯物論とはちょうど反対に、正命題しか存在しないとする立場だといえます。唯物論とは立場が正反対なだけで、唯心論もアンチノミーをなかったことにしたいという願望をあらわしている点で同じです。

人間の本質は精神だけだという唯心論が主張する考えかたは、現代では荒唐無稽なものに聞こえますが、これは立場が逆なだけで、先の唯物論と同じ思考の形式を共有しています。

実際、唯物論の提唱者の多くは隠れた唯心論者でもあります。どういうことか。第一章の「心と脳のパラドックス」を思い出してください。唯物論は、本当に存在するのは脳内活動だけだと主張します。しかし、唯物論はそう主張した瞬間に、唯心論に反転せざるをえません。本当に存在するのが脳内活動だけだとすると、わたしたちに立ちあらわれる世界はすべて脳の産物だということになります。そして、世界が脳の産物だとするならば、そこに立ちあらわれている世界はモノではありえません（自分の脳がモノとしての机や裏山や愛犬や新幹線などを文字通り「産出」するという考えをまともに信じることはできません）。では、脳が産出する世界がモノではないとするとそれはなにか。それは脳が産出する観念であるほかありません。そうすると世界には観念つまり心しか存在しないことになります。このようにして唯物論は唯心論に反転することになります。

こんどは二元論です。

二元論は、唯物論や唯心論とちがって、アンチノミーをなかったことにしようとはしません。それを認めたうえで、正命題と反対命題をなんとかして調停しようとする試みであるといえます。しかし残念ながら、この試みはカテゴリー・ミステイクと無縁でいることはできません。先のアンチノミーの検討で見たように、正命題と反対命題はけっして混ざりあうものではないからです。

ここで、批評家の柄谷行人が示唆しているように、アンチノミーを構成する二つの命題には、人が物事を考えるさいの二つの態度が反映されているのだと考えることができます（柄谷行人『倫理21』平凡社ライブラリー、二〇〇三）。

ある人物が殺人を犯したとします。人はこの事件をめぐって二つの課題に直面します。一つ目はその事件の原因を突きとめることであり、二つ目はその人物の責任を問うことです。

事件の原因を突きとめるというのは、事件を引き起こした物理的・社会的な因果関係を探ることです。これはアンチノミーにおける反対命題（自由はない）に立脚して事件を描きだす仕事です。そしてそのさいには殺人者の自由や意志の問題はカッコに入れる必要があります（「カッコに入れる」とは、いったんそのことを考慮からはずすことです）。因果関係の記述に殺人者の自由や意志を介在させるとおかしなことになるからです（第一章で見た「ナイスバーディー問題」を思い出してください）。

一方で、その人物の責任を問うということは、正命題（自由がある）に立脚してその犯罪を描きだす仕事です。そのときにはこんどは物理的・社会的な因果関係のほうをカッコに入れることになります。責任を問うということは、殺人者にはそれを行うか控えるかする自由があったとみなすことです。そしてその場合、事件を引き起こした物理的・社会的な因果関係のほうはいったん考慮からはずさざるをえません。

ここで注意しなければならないのは、反対命題の領域と正命題の領域とが別々に存在するのではなく、その事件にたいして反対命題に立脚した視点と正命題に立脚した視点とが求められるということです。さらに重要なのは、正命題の視点から事件を眺めるときには反対命題をカッコに入れなければならず、反対命題の視点から事件を眺めるときには正命題をカッコに入れなければならないということです。

このように、第三アンチノミーにおける正命題と反対命題はともに成り立つとはいえ、たがいに排他的な関係にあります。それを飛びこえて両者のあいだに連絡をつけることは、異なったカテゴリーに属する語彙を同列に並べてしまうカテゴリー・ミステイクです。

最後は同一説です。

同一説も二元論と同様に、アンチノミーを受け入れます。またこの立場は、心と脳が「同じなにか」の異なった見えかただとすることで、正命題と反対命題とがたがいに排他的な関係にあるということとも矛盾しません。そう考えると、これはかなり有望な考えかたに思えますが、そううまくはいきません。

同一説は正命題と反対命題の排他的な関係を認める代わりに、新たな謎を引き寄せてしまいます。それは、「同一説が唱える『同じなにか』とはいったいなにか」という謎です。そしてこの謎は論理構成上、永遠に謎のままにとどまるほかありません。なぜならこの「同じなにか」とは、正命題と反対命題が排他的な関係にあることを説明するために、そしてそのためにのみ想定された説明原理だからです。

「心と脳とは同じなにかの両面にすぎない」という考えは一見気の利いたものに思えますが、そうした気分がつづくのは、この「同じなにか」とはいったいなにかということを追究しないかぎりにおいての話です。

ここで、「その『同じなにか』とはつまり『人間』のことだ」と考えても同じことです。ではその人間とはなにか、ということを追究しはじめたとたん、もともとそれこそが心脳問題の出発点であったことに気づかざるをえません。そうなるとまた最初からやりなおしです。そこでふたたび同一説を唱えたとしたら、またその「同じなにか」とはなにかという謎が生まれ、以後無限につづきます。

このように、同一説は「その『同じなにか』とはなにか」を問わないかぎりにおいてしか成り立ちません。そしてひとたびそれを問うてしまえば、そのとたんにふたたび心脳問題が最初からやりなおされるという無限循環に陥ります。

以上のとおり、心脳問題における四つの立場をアンチノミーの観点から眺めてみると、唯物論と唯心論はアンチノミーをなかったことにするだけで、二元論はカテゴリー・ミステイクに陥らざるをえず、同一説は意味不明な教説にとどまるほかない、ということになってしまいます。

まさに「出口なし」です。

カントの第三アンチノミーは、心脳問題からの脱出口がいつまでたっても見つからないことには立派な理由があったのだということを教えてくれます。心脳問題において露呈するジレンマとは、カントがアンチノミーをとおして示した人間理性の限界にほかならないのです。

アンチノミー＝ジレンマの解毒剤――「重ね描き」

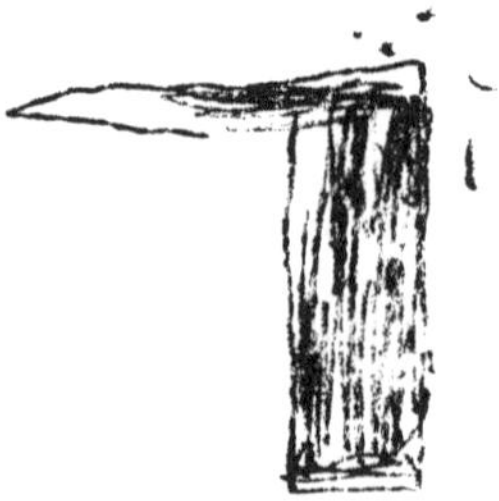

日常の経験はニセモノか？

このような「出口なし」の状況をどのように考えたらよいのでしょうか。

アンチノミーの正命題と反対命題が、日常的な経験と科学的な記述とのあいだのジレンマとしてあらわれるとき、その関係をどう考えたらよいか。

科学による自然現象の説明に触れると、奇妙な感覚にとらわれることがあります。それは、科学が説明する世界こそが本当の世界で、人が日常的に経験している世界はなにかニセモノであるかのような感覚です。

たとえば、地球と太陽の運動にかんする科学の説明と日常的な経験のちがいをとりあげてみます。

科学の説明によれば、地球は太陽のまわりをまわっています。他方で、わたしたちの日常的な経験によれば、むしろ太陽のほうが地球のまわりをまわっている、つまり太陽が東から昇って西に沈むように見えます。ここには明白な対立があります。

人はこの対立をどのように調停しているでしょうか。

おそらく多くの場合、次のように考えます。まず、感覚的には太陽のほうが動いていることはゆるがせられない。自分が地上のある一箇所——たとえば部屋のイス——にとどまっていても、太陽は勝手に移動するからです。しかし、人は教育によって次のように教えられます。確かに太陽が動いているかのように見える。だが、それは地球の上に立つ人間が地球の運動を感知できないためで、じつは地球のほうが太陽のまわりをまわっているのだ、と。そう考えるときの脳裏には、太陽系の模型図が思い浮かびます。太陽を中心に、地球やその他の惑星が楕円軌道を描いているあの模型図です。

日常経験的にはそのように見えるが、科学の説明によればじつはこうだ。このような考えかたはいたるところに浸透しています。人が目にしているイスや水はじつはかくかくしかじかの原子の集合体である、とか、この食品には見た目にはわからないかもしれないがじつは頭の働きをよくする化学物質が含まれている、等々。そのつもりで見ると、いたるところに「科学的」な説明があふれています。そして、人はたいていの事柄については、先に検討した太陽と地球の運動についてのように、「見た目にはそう見えるが、じつは科学が説明するとおりになっているのだ」ということをすんなり認めています。

ここで、「じつは」科学が説明するとおりになっているのだと認めることは、それと対立するわたしたちの日常的な経験は「じつでない」（本当でない＝ニセモノである）ということを受け入れることも含んでいるはずですが、そのことについて困ったり考えこんだりする人はあまりいません。

では、「脳とわたし」についてはどうか。

もし人が、太陽と地球の運動についての日常の経験と科学の描写のジレンマをうまく調停しているなら、第一章で見たおばあちゃん問題（おばあちゃんをうしなった悲しみと感情中枢の働きのジレンマ）についても同様に調停できるはずだし、調停するのが理にかなっています。

しかし、おばあちゃん問題の場合には、いくら脳科学による説明でフタをかぶせてみてもなんとなく違和感が残ります。脳科学者や科学の啓蒙家は、「あなたが感じたり考えたりしていることは『じつは』脳内の働きにすぎない」と言い、「脳がかくかくの状態にあるの『だから』そのように感じるのだ」と説明します。しかし、おばあちゃんをうしなったあなたの悲しみは、直接感覚することのできない感情中枢の働きなどよりも実感がある経験です。というか、実感できるのは悲しみという感情だけで、感情中枢の働きのほうは実感しようとしてもできない相談です。

ここでどうしても違和感が残ってしまうことには、以下のような事情があります。

第二章でも見たように、太陽問題では「じつでない」とされるのはたかだか太陽の見えかたにすぎないのに、おばあちゃん問題においてはあなたの経験そのもの、つまりそう感じたり考えたりするあなたの全人格が「じつでない」ことになってしまうからです。

太陽の見えかたと実際の運動の場合は容易に調停できそうなのに、「脳とわたし」の問題ではうまく調停できない。だとしたら、おばあちゃんの死によるわたしの悲しみ（日常の経験）とそのときの感情中枢の状態（科学の描写）との対立を、どのように考えたらよいか。

両者の関係をごまかさずに考えるためには、この違和感にこだわることが決定的に重要です。

「重ね描き」という処方箋

日常の経験と科学の記述を同列に並べるのがカテゴリー・ミステイクだといっても、この二つの記述はなんらかのかたちで関係しているはずだ、と考えたくなります。日常の生活を考えてみれば明らかなように、人が感じまた考える日常的世界と、科学によって記述されるような物理的世界とは無関係どころか、抜きがたく関係しあっているからです。

第一章で見たように、ギルバート・ライルは、二つのどちらかの記述が他方より本質的ということはない、ただ両者はどのような観点から世界を見ているかが異なっているだけだ、と考えました。それはそのとおりですが、しかし、それだけでは、二つの記述のあいだの関係をどう考えたらよいのかということについては、まだよくわかりません。

この問題を徹底的に考え抜き、「ある種の知的な気分」が陥るこの自家中毒にたいする決定的な解毒剤を提供した哲学者がいます。二〇世紀後半の日本を代表する哲学者、大森荘蔵です。彼はこの二つの世界記述の関係を「重ね描き」と考えました。

彼は、科学の記述（大森の言葉では「科学的描写」）は日常の経験の記述（大森の言葉では「日常描写」）に並べられるようなものではなく、その上に重ねられるべきものだと言います。

たとえば、夜が明ける前の薄紫色に染まった空を眺めて、その風景を「美しい」と述べたとします。「美しい」という言葉が日常描写とすれば、科学的描写は「光波が眼に到達し、それによって脳細胞が興奮する、云々」となります。どちらがより本当の記述か、という問題ではありません。科学描写は日常描写とはちがう流儀によって、風景を見ているという経験を記述しています。

コンピュータをよく使う人は、グラフィックソフトなどに装備されている「レイヤー」という機能を思い浮かべると理解しやすいかもしれません。

レイヤーとは、背景画像の上に重ねる透明フィルムのようなものです。たとえば、植物のイラストの上にその植物についての解説をつけたいとします。その場合、解説の文字はイラストに直接書くのではなく、イラストの上に重ねたレイヤー（透明フィルム）に書くのが便利です。そうしておけば、あとで解説を訂正したり補足したりしたくなったとしても、レイヤー部分だけを変更したり差し替えたりすることで対応できます。

科学的描写とは、イラストに重ねたこのレイヤーのようなものです。植物のイラストが日常描写とすれば、上に重ねたレイヤーの解説は科学的描写です。このイラストとレイヤーの関係を考えてもわかるとおり、日常描写と科学的描写を同列に並べて比較することはできません。また、日常描写よりも科学的描写の方がより完全だということもできません。確かに科学的描写（解説）は日常描写（イラスト）よりずっと細密な記述を可能にしますが、それはあくまで日常描写

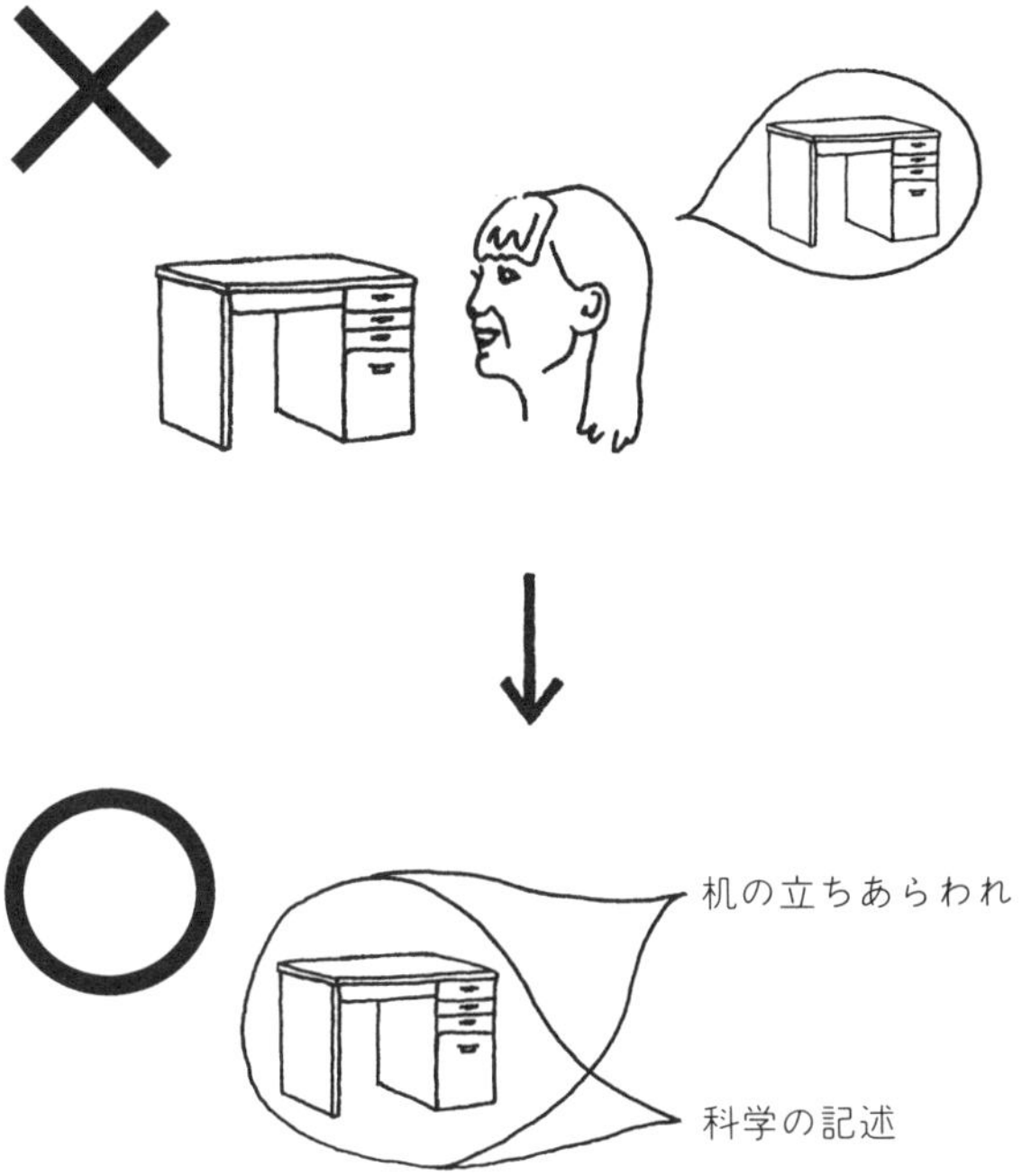

［図25］ **重ね描き**

× 一方に客観的な科学的描写があり、他方に各人の日常の経験を描く日常描写があるとされます。ここでは科学的描写と日常描写が別々に存在しているので、これらを天秤にかける誘惑に駆られます。

○ しかし、科学は人が日常的に行っているのとはちがう流儀によって日常の経験を記述するだけです。科学的描写はいわば日常描写の上に重ねられるようにして描かれることになります。二つはそれぞれが独立しているわけではないので、天秤にかけようにもかけられません。

に重ねられるようにして描かれるものです。「並べ」描きではなくて「重ね」描きというところがポイントです。

このようにして大森は、二つの世界を混同（カテゴリー・ミステイク）するのではなく、「重ね描き」として見ることを提唱したのです。

科学的世界像の越権

もう少し詳しく見ていきましょう。

大森が考えたのは、科学はどのように世界を把握する学問なのか、そしてその把握のしかたにはどのような問題がはらまれているのか、ということです。

大森は、科学による自然現象の記述は自然を「死物化」している、と言います。「死物化」とは、科学が自然現象を記述するさいに、その記述から人間の感覚や感情にかかわること――つまり心にかかわること――を排除する行為を指しています。

確かに自然科学による記述には、人間の心（主観や感情）が入りこむ余地はありません。ほかならぬわたしが世界をどのように眺め、そこからどのような触発を受けたのかという事柄は、科学の記述に場所をもちません。むしろ科学は一般性の水準で世界を把握することを目指しています。

とはいえ、科学による世界の把握のしかた自体が問題なのではありません。大森が指摘するのは、科学による自然現象の死物化が、権利上妥当な範囲を越えて世界に適用されることです。その越権は、科学が従来排除してきた当の心を、ほかならぬ科学のやりかたで記述しようとする場面で尖鋭化します。脳がわかれば心がわかると主張する脳科学者はその好例です。第一章で見たようにこのような越権行為は後を絶ちません。大森が批判するのは、まさにここです。

科学は、心にかかわることを排除しながらモノについての記述を進めてきました。その記述からはもともと心にかかわることが排除されているのだから、そのようにして記述されたモノの語彙によって心のことを基礎づけることはできません。たとえば痛みそのものを物理的に記述することはできません。可能なことは「痛みが生じたとき、神経がこれこれの状態になった」という対応関係（経験的事実）を述べることだけです。

心を排除したうえでモノとそのふるまいを記述するのが科学の営みなのですから、その記述がいくら詳しくなったところで、最初に排除された心が帰ってくるわけがありません。最初に排除してしまった当のものを、その排除によってはじめて成り立った世界の描きかたによって最後に取り戻そうというのは、どだい無理な相談であり、また虫がよすぎる話でもあります。脳がわかれば心がわかるという主張は、このような無理な相談、虫がよすぎる話をまことしやかに喧伝しているのだということになります。

さらに簡単にいうと、こうなります。科学はモノ「として」人間を描きます。そしてそれは科学として正当な行いです。しかし脳がわかれば心がわかるという主張は、いつのまにかそこからコッソリと「として」の部分をはずし、そこに「である」という別の言葉を代入します（主張者はもしかしたら「として」を「である」に変換してしまったことに自分でも気づいていないのかもしれません）。これがカラクリです。

では、越権をおかさずに心を描写するにはどうしたらよいのか。大森の回答は、じつにあっけらかんとしています。それは科学で説明できることではないし、する必要もない。ただ、痛みの物理的な説明（科学的描写）は、わたしが感じる痛みの経験（日常描写）の上に重ねられるもの——すなわち「重ね描き」——であると考えればよい、と言うのです。

科学的に描写される物と、日常的に描写される風景とは、原因と結果といったよそよそしい関係にあるのではない。それらはまさに一心同体の「同じもの」の「重ね描き」なのであり、したがって「すなわち」という、最高に緊密な関係にあるのである。私が富士山を見ながら立っている、それはすなわち、光波が私の眼に達し、私の脳細胞が興奮しているそのことにほかならないのである。（大森荘蔵『知の構築とその呪縛』ちくま学芸文庫、一九九四、pp.233-234）

科学によって不当に扱われてきた心について、科学とは異なるやりかたで考えること。ただしそのとき心と呼ばれるものは、たとえば心理学で考えられるようなものではありません。大森は言います。自然を死物化する科学とは異なり、日常言語による自然の描写は、自然そのものの描写である。わたしが空を見上げて「ああ、陰うつな空だ」と言うとき、それはわたしの「心の状態」を表現しているのではない。大森にとって、「心の働き」とは「自然の働き」そのものであり、「わたしがここに生きている」とは、心ある自然がさまざまに立ちあらわれることにほかなりません。

物と自然は昔通りに生きている。ただ現代科学はそれを死物言語で描写する。だがわれわれは安んじてそれに日常語での活物描写を「重ね描き」すればよいのである。ここで大切なのは、その日常言語による活物描写は「自然」そのものの活写であって、われわれの「内心」の描写ではない、ということである。陰うつな空とか、陽気な庭とかいうとき、陰うつや陽気は私の「心の状態」ではなく、空自身の、庭自身の性質なのである。無情非情の空や庭が私の内なる心に陰うつとか陽気な「情感」を引き起こす（これがデカルト二元論の考えである）のではなく、空や庭そのものが陰うつさや陽気さをもっているのである。空の青さや庭の明るさが庭自身のものであるように。一言でいえば、空や庭は有情のものであり、誤解を恐れずにいえば、心的なものなのである。（前掲書、p.237）

ところで、先にジレンマを説明するさいに挙げた、地球と太陽の関係についての科学の記述と日常の経験のちがいという例は、哲学者エトムント・フッサールがとりあげているものです。

フッサールは現象学を提唱したことで知られる二〇世紀初頭ドイツの哲学者です。彼もまた、日常の経験(フッサールの言葉では「生活世界」)と科学を規範とする学問の関係について考え抜いた人物です。フッサールは講演「ヨーロッパ諸学の危機と超越論的現象学」において、ガリレイとデカルトによる自然の数学化(数学によって自然を記述すること)が生活世界から離れて独り歩きしており、そのことによって諸学は危機に瀕していると考えました(エトムント・フッサール『ヨーロッパ諸学の危機と超越論的現象学』細谷恒夫、木田元訳、中公文庫、一九九五)。そこでフッサールは、元来科学もそこから出発しているはずの生活世界に立ち戻って、それとの関係のなかで諸学を基礎づけなければこの危機を回避することはできない、と考えたのです。

一見、この問題設定は大森の考えかたに通じているように見えます。しかし大森は、フッサールが科学の記述と日常の経験を峻別して両者がまるで別の世界であるかのように考えていることを批判しています。科学による記述が日常の経験に重ね描かれるという大森の考えによれば、科学がどんなに進展しようとも、二つの世界は別物ではなく、「すなわち」という最高度に緊密な関係にあるのです。

心脳問題の震源地

心脳問題のアンチノミー＝ジレンマは、ここに震源地をもっています。まず、科学の記述において、人間の身体をも含めた自然から、心にかかわることが排除されます。排除された心は自然のなかで行き場を失い、各人の「心の中」という、どこにあるともいえない場所に押しこめられます。その結果、一方に心にかかわらない客観的な世界があり、他方に各人の心の中の感覚や感情の世界があるということになります（これはわたしたちが慣れ親しんでいる近代科学的な世界像です）。そして最後に、この二つの世界の関係をどうつけるかという課題が生まれます。

心脳問題はこうして難問と化しますが、要するにすべてがアベコベなのです。心脳問題は二つの世界が分離していることを出発点にします。またそれが難問である原因は、科学による二つの世界の関係づけが極端に難しいからだということになります。しかし、そもそも二つの世界の分離は、科学が心を自然から排除した結果として起こったにすぎません。ここでは原因と結果が見事に逆転しています。

心の排除によって二つの世界の分離が起こったのちにそれらの接合を試みようとしても、それは真っ二つに割ってしまったお皿の断片を接合して新品と同じ状態に戻そうとするようなもので、うまくいくはずがありません。これが二元論が抱える原理的な困難です。そして、その接合がうまくいかないと見るや、こんどは割れた片方の断片はじつははじめから存在しなかったのだ、などと血迷ったことを言うはめになる。これが唯物論と唯心論が抱える原理的な困難です。それは、はじめに皿を割っておいて、あとになってから、もともとこのお皿は半分だったのだと主張するようなものです。

そう考えれば、心脳問題の諸回答が、どれもアベコベの問題設定に答えるための諸回答であり、それらがアンチノミーによって「出口なし」になってしまう次第もよく理解できると思います。科学が記述する物質と日常で経験される感覚や感情とは、接合されるべきものではなく、重ねあわされるべきものです。

大森によれば、近代科学の黎明期を担ったガリレイやデカルトが自然から心を排除してしまったのは誤解によるものです。だから、そのようにしてできあがった死物化された自然の上に、最初に排除されてしまった心をそのまま重ねて描いてあげればよいと言います。つまり、科学が自然（物質）から引きはがした心を、もともとそうであったように自然の上に返してあげようということです。

「重ね描き」という処方箋が提出された背景には、このような歴史的・論理的な理由があります。そしてこのように世界を眺めれば、心脳問題のアンチノミーは解消されます。「解決」ではなく「解消」であるところがポイントです。もともと心脳問題自体が逆立ちした問題だったのだから、そこに解決はありえません。歴史的また論理的に考えて、それは解消されるしかありません。これが「重ね描き」がもつ解毒作用の核心です。

「重ね描き」の意味

もしかしたら、この議論に落胆する人もいるかもしれません。「なんだそんなことか」と。なぜなら、大森に導かれてきた場所は、誰もが見慣れている「四六時中そう」である日常世界そのものだからです。

しかし、少し顧みてみればわかるように、わたしたちは科学的な世界の眺めかたになじみすぎています。自然があり、それを眺めるわたしの心がある。このように考えることはすでに袋小路に迷いこむことだと、大森は言っているのです。

第二章でも確認したように、ふだん人は心脳問題のことなど考えないし、それでなんの不都合もありません。四六時中こんなことにつまづいているようでは、まともに生きていくことすらできなくなります。そしてどうしてつまづかずにいられるかといえば、そのとき人は日々の生活においてまさに「重ね描き」を実践しているからです（もちろん科学者も同じです）。

大森の議論は、人が無意識のうちにひそかに行っている実践（=重ね描き）がどのようなものであるかを知らせてくれます。それと同時に、「重ね描き」のスタンスが日々科学の知見によって揺すぶられることになる現代人の思考の時代的なクセのようなものの所在を教えてくれます。「重ね描き」の意義は、いってみれば、科学的な世界の眺めかたに毒されすぎたわたしたちに、解毒剤を処方することにあります。ただし、解毒剤が効果をあらわした場合でも、科学の知見を放棄する必要はありません。むしろそれによって、科学的な世界の眺めかたの可能性と限界を見極め、それとは異なる世界の眺めかたがあることを再確認することになります。

だから、大森の議論を追跡した結果、見知らぬどこかに連れていかれるのではなく、よく見知っている場所に戻ってきたとしても、落胆する必要はありません。ただ、少しばかり以前とは世界の見えかたが変わっていることが確認できるはずです。

「重ね描き」という解毒剤にたいして、「なんだそんなことか」と一度はつぶやいてみてもよいでしょう。しかし、「なんだそんなことか」と言った舌の根も乾かぬうちに、人はふたたびジレンマに直面し、「ある種の知的な気分」に陥ることになります。このような状況においては、「重ね描き」の意義を理解することは簡単でも、それを実践するのは途方もなく困難です。そう考えると、「重ね描き」とは、この状況に立ち向かうための「革命的理念」（野家啓一）であるとすらいえます。

本来「重ね描き」は、「なんだそんなことか」と言いたくなるくらい常識的な考えかたです。しかし、それが「革命的理念」などというおおげさなものになってしまわざるをえないのは、近代科学的世界像——「有情」の自然から「情」を排除して成立した近代科学が、はじめに排除した当の「情」をも完全に解明できるとする、根本的に倒立した世界像——がすでに全面化しているからにほかなりません。

大森が危機感を抱いていたのは、「重ね描き」の関係にある日常の経験と科学の記述とがカテゴリー・ミステイクによって無理やり対立させられることで、それがジレンマとなってわたしたちの前に姿をあらわすという事態でした。また、そのニセの対立（＝ジレンマ）のもとで科学の記述の優位が説かれ、日常の経験の意味と価値が縮減されてしまうという事態でした。

この危機感はいまもなお妥当なものです。現代においては科学的であることがしばしば権利上妥当な範囲を越えて価値をもっているからです。

権利問題と事実問題――ジレンマふたたび

理解はできても納得ができない？

ライルや大森が指摘したのは、日常の経験と科学の記述は「重ね描き」の関係にあるのに、これら二つについてカテゴリー・ミステイクを犯した場合、人はジレンマに陥らざるをえないということでした。

しかし、ここまで検討してみた結果、少し狐につままれたような気がします。

なるほど大森の考えによって、ジレンマが生じるカラクリ（カテゴリー・ミステイク）とそれを解消する方法（「重ね描き」）を知ることができました。しかし、なにか腑に落ちません。理解はできても納得ができない、そんな感じが残ります。

なぜそう感じられるのか。理屈のうえでは確かに大森が指摘するとおりです。科学が説明する世界は、人が日々経験している日常の世界にかぶせられる「重ね描き」にちがいありません。

しかし実際には、カテゴリー・ミステイクの横行とジレンマの発生がやむことはありません。世の中では科学的な記述こそがほかの説明より本質的であり、真実をとらえている特権的な説明だと考えられています。栄養ドリンクやシャンプーの広告に「タウリン」や「シルクプロテイン」といった門外漢には意味のわからない成分名が、おまじないの文句のように印刷されていることを思い出してもよいですし、脳科学に依拠したと称する「わたしがわかる本」がたくさん書かれ読まれるのも同様です。

もしカテゴリー・ミステイクを犯さないように気をつけ、事態が「重ね描き」であることをわきまえるならば、こんなことにはならないはずです。

権利問題と事実問題

この困惑を二つの言葉で整理することができます。「権利問題」と「事実問題」という言葉がそれです。

簡単にいえば、「権利問題」とは「原理的に考えてなにが正当か」についての問題です。他方で「事実問題」とは「実際になにが起こっているのか」についての問題です（もちろんこれら二つを完全に切り離せるわけではありませんが。問題を整理・理解するための一つの道具立てと考えておいてください）。

カテゴリー・ミステイクの指摘や「重ね描き」の提唱は、原理的に考えればかならずそうなる、という権利問題の観点からなされています（それは当然です。哲学者たるもの、権利問題を徹底的に考え抜かなければなりません）。しかし現実にはあらゆるところにジレンマが生じています。権利問題がどうであるかとは別に、事実問題としてジレンマが生じている。つまり、権利問題としては生じるはずのないジレンマが、事実問題としてはつねに生じている。

ライルや大森の考察は多くのものをもたらしましたが、その議論は権利問題にとどまっているため、真に有効な処方箋にはなりえていません。それは心脳問題という「ある種の哲学的な病気」にたいする有効な解毒剤ではありますが、すでに表面にあらわれてしまった症状にたいして行う「対症療法」的な処置にとどまります。

大森は、近代科学による自然からの心の排除という事件は、一つの「誤解」である――これはその事件を偶然的なものとして取り扱う態度です――と言います。そうであるならば誤解を解けばよいということになり、だからこそ大森はあっけらかんと「重ね描き」という誤解を解くための解毒剤を提示することができたのでした。

しかしそれは、そもそもどうして病気になってしまうのかという疑問には満足に答えてくれません。確かに権利上は「重ね描き」かもしれないが、事実上はいつまでも終わらないモグラ叩きゲームのようにジレンマが回帰してくるではないか、と。先に抱いた「理解はできても納得ができない」という感じはここに由来します（そう考えると、この事態にたいして「重ね描き」という決着を早々につけてしまった大森よりも、ジレンマの観点を堅持したライルのほうがこの事態をより重く受けとめていたといえるかもしれません）。

先ほど「重ね描き」という単純明快な処方箋を得たばかりですが、霧が晴れたと思ったとたん、ひと回りしてまた「ジレンマ」に逢着したわけです。

解決されず解消あるのみ――回帰する擬似問題

心脳問題は解消あるのみ

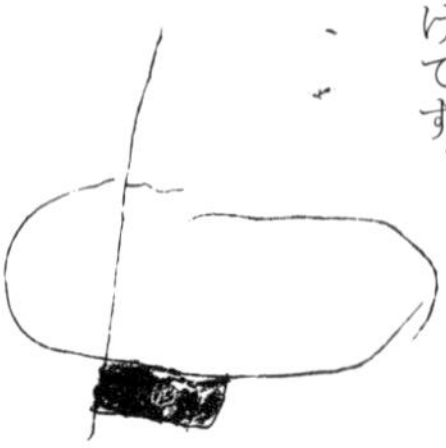

このように考えると、心脳問題というのはかなり特殊な問題のように思えてきます。

問題は明快なかたちで解消できるはずなのに、いつもすでに解決できないかたちで問題が提起されてしまっている。いいかえれば、いつでも解消可能だが、いつでも解決不可能。

やりきれない徒労感を抱いている人もいると思います。同じような議論を繰り返して堂々巡りをしたあげく、それが解決不能の問題だなんて、自分はなんて不毛な骨折りをつづけてきたのかと（それに、なんて駄本にお金をつかってしまったのかと）。こうも思うかもしれません。それが解決不能な問題であるのなら、最初から解決の努力などしなければいいのにと。

実際にそのように考えた人びとがいます。論理実証主義という哲学・科学の流派が影響力をもった二〇世紀半ばの時代、このような解決不能の問題は「擬似問題」と呼ばれていました（もちろん蔑称です）。「問題」とは原理的に解決可能であるべきであり、もし解決不能な問題があるとしたら、それはそもそも問題ではないし、そのような問題に取り組むのは無意味である、と。この考えにしたがうなら、心脳問題は見事に擬似問題の要件を満たしているように思えます。そんな問題にかかずらうことは端的に無意味な骨折りだということになりそうです。

しかし、実情はまったく逆です。

むしろ、心脳問題のこのような特色こそ、それが取り組むに値する問題であることの証です。どんなに時代がくだっても、どんなに知識が増大しても、その時代ごとに新たな装いのもとで、しかし本質的にはなにも変わることなく難問として繰り返し人間の前に立ちあらわれてくるという事態を認識することが、心と脳の関係を考えるさいに不可欠の前提となります。

それは、心と脳の関係をめぐる問題に終着点はないと認識することでもあります。心脳問題の検討は確かに骨の折れる仕事ですが、そのバックグラウンドがなければ、終着点のありえない問題にたいして終着点を捏造したり、自分がすでに終着点にいるかのような誤認をおかすことになります。

ちなみに論理実証主義の主張はその後全面化することはありませんでした。他方で、心脳問題は脳科学の進展にともなって、すぐれて現代的な難問としてふたたびわたしたちの前にあらわれてきています。

「回帰する擬似問題」

ここで「擬似問題」という蔑称を、そのままひっくり返して積極的な意味にとらえかえしてみたいと思います。

なるほど心脳問題は擬似問題にちがいありません。それは解決されることなくただ解消されるほかない問題です。また解決のない問題だからこそ、一時的には解消できたとしても、そんなことなどなかったかのようになに食わぬ顔をしてまったく同じかたちで姿をあらわすことになります（同時にカテゴリー・ミステイクやパラドックスを隠蔽した「答え」もまた回帰しています）。心脳問題は「回帰する擬似問題」です。

それは解決不能の疑似問題として、亡霊のように何度でも回帰し、姿をあらわします。そしてだからこそこの問題はつねに人間にとって重要な意味をもっているのだといえます。解決できないにもかかわらず、どうしても提起せずにはいられない。いったいこれ以上に重要で困難な問題があるでしょうか。ここで、「回帰する擬似問題」という言葉の「回帰する」という部分と「擬似問題」という部分を同等の重さでもって受けとめなければ、この問題がなぜこれほどまで長いあいだ執拗に問われてきたのかを理解することはできません。

小説家の川上弘美の作品に「蛇を踏む」という短篇小説があります。本書とはなんの関係もなさそうな内容ですが、その一方で、この章で見てきた心脳問題の特質を見事に言い当てているようにも思える不思議な作品です。

主人公のヒワ子さんは、ある秋の日、藪のなかで蛇を踏んでしまいます。それは「柔らかく、踏んでも踏んでもきりがない感じ」でした。蛇は「踏まれたらおしまいですね」と言って中年の女性に化け、それ以来ヒワ子さんにたびたびとりつくようになります。とりついた蛇=女は執拗にヒワ子さんを「蛇の世界」へと誘います。戦いを繰りひろげるうち、ヒワ子さんは「涙が流れるような気分の悪さと気分のよさを半々に味わ」うようになります。「いっそのこと蛇のもとに下ろう」と思うこともあるのですが、しかし、ヒワ子さんの「奥にある固いもの」がそれを拒みます。そうこうするうち、蛇=女と何百年も戦いつづけているような心もちになっていたヒワ子さんは、秋も終わりに近づいたある日、思い切って蛇=女を撃退しようと殴りかかります。

さて、ここから展開されるヒワ子さんと蛇=女のやりとりは、「回帰する疑似問題」としての心脳問題の「きりがない感じ」を、このうえなく正確に描きだしています。

「蛇の世界なんてないのよ」できるだけはっきりとした声で言った。
遂に言ったと思った。今まで不明にしてきたことを不明でなくした。わからないふりをしていたことをわかった。ただし何百年も争ってきたわりにはいやに単純なことではあった。

なぜ今までこんな単純なことを言えなかったのか、またわからなくなった。わからなくなって、ふたたび単純なことではなくなってしまった。

「ほんとかしら」女が笑いながら言った。

「そんなかんたんなことかしら」首を締めにかかる。(川上弘美「蛇を踏む」、『蛇を踏む』文春文庫、一九九九、pp.62-63)

心脳問題に取り組む人には、「遂に言ったと思った。今まで不明にしてきたことを不明でなくした」と思える瞬間がかならず訪れます。問題が解消される瞬間です。しかし、その晴れやかな気分もつかの間、いつのまにか「またわからなくな」ります。そしてその一瞬のスキにつけこんで、この問題は「そんなかんたんなことかしら」という言葉とともに、考える人の首をふたたびぐいぐいと締めはじめます。このようにして、蛇の世界＝心脳問題との戦いはこれからもつづいていくのです。

探究を振り返る

この本が取り組んできた問いは、探究の過程で変遷しています。

はじめの問いは日常の経験と科学の記述のあいだのジレンマに根ざしたもので、「おばあちゃんをうしなった悲しみと感情中枢の働きのどちらが本質的か？」というかたちをとりました（第一のジレンマ）。しかし、いまやこうした問いには満足できません。なぜなら、日常の経験と科学の記述を同列に並べてその優劣を問うことはカテゴリー・ミステイクであることが明らかになったからです。

そうして、問いが新しく立てなおされることになります。

それは、「なぜ、『おばあちゃんをうしなった悲しみと感情中枢の働きのどちらが本質的か？』という問いが立てられてしまうのか？」という問いです。つまり「本来は重ね描きである二つの世界の関係が、なぜジレンマとしてあらわれてしまうのか？」という問いです（第二のジレンマ）。問いが入れ子状にややこしくなっただけだと思われるかもしれませんが、はじめの問いと次の問いのちがいは決定的に重要です。

第一のジレンマのレヴェルにとどまることは、「本質的なのは科学の記述（脳の世界）だ」「いや日常の経験（わたしの世界）だ」という水掛け論にとどまることを意味します。

ここまでの探究で、日常の経験と科学の記述の関係は「重ね描き」として理解すればよいことが明らかになりました。これで第一のジレンマからはほぼ脱出したといえます。

しかし、まだ第二のジレンマ――「本来は重ね描きである二つの世界の関係が、なぜジレンマとしてあらわれてしまうのか？」――が残っています。

第二のジレンマを前にすると、心脳問題という問題はそれ自体としては決して自足・完結できないということがわかります。つまり、心脳問題は理論的に権利問題（＝擬似問題）として扱われるばかりではなく、現実における事実問題（＝回帰する）としても扱われなければならない、ということです。

心脳問題を権利問題として追究することは、カテゴリー・ミステイクやパラドックスに陥らないために、ぜひとも必要なことでした。しかしそれだけでは心脳問題の問題性を十全に受けとめることはできません。これまでさんざん見てきたように、これは哲学的な解決のありえない問題であるまま、その時代じだいの装いをまとって何度でも回帰してくるというやっかいな問題であるからです。

権利問題と事実問題の両面をまともに考えようとするならば、この章で手にした解毒剤を手に、さらに先へと進まなければなりません。

心脳問題は社会へ向かう

この権利問題と事実問題のギャップの意味を見極めるために、本書の探究はこれからわたしたちの社会へと向かいます。事実問題としてあらわれてくるジレンマは、かならず特定の社会的文脈――政治・経済的状況や新技術の開発、歴史的経緯など――のうえで提起されるものだからです。

たとえばインターネットが爆発的に普及したとき、それは諸個人間のコミュニケーションに力を与えるツールとして歓迎されたと同時に、個人情報保護にかんするプライヴァシーの問題もあらためて提起されることになりました。ここで、「この種のプライヴァシー問題なんて昔からあったのだから同じことだ」といって済むかというと、そう簡単にはいきません。確かにそうした問題は従来から存在したし、議論の構図もそれほど変わっていません。しかし、問題解決のために考慮しなければならない事柄の内容や、行わなければならない対処の方法は、「インターネット以後」の社会的条件を前提としたうえで新たに組み立てなおされなければならないはずです。

心脳問題についてもこれと同じことがいえます。第一章で見たサルの錯覚実験を思い出してください。脳の機能がその外部の環境との関係抜きには考えられなかったのと同様に、心脳問題もまた、その外部に広がる環境（＝社会）との関係抜きには考えられないのです。

この心脳問題を、現代社会のメカニズム／科学技術の発展／人間の生のありかたのからまりあいのうちに位置づけること。それをまってはじめて、心と脳の関係を考えるための材料が出そろうことになります。それが次の第四章のテーマです。

第四章では、そもそも科学とはどのような知の営みなのか、また社会のなかで脳科学がどのように機能しているのかを考察します。そしてその考察をとおして、現代において心脳問題がどのような意義をもっているのかを考えてみたいと思います。

［間奏］デカルトの神話

ここでは、一七世紀フランスの哲学者ルネ・デカルト（一五九六〜一六五〇）の思想をつうじて、心脳問題の奥深さについて考えるための補助線を引いてみます。

なぜデカルトか？

なぜデカルトに注目するのか。まずはそのことをお話ししましょう。

デカルトが生きた一七世紀は、後世の歴史家によって「科学革命」の時代と呼ばれています。この時代のヨーロッパやイングランドにはデカルトのほかにも、ガリレオ・ガリレイ（一五六四〜一六四二）やアイザック・ニュートン（一六四二〜一七二七）といった科学史に大きな足跡を残す人びとがあらわれ、近代科学の礎をつくりました。それが「革命」と評されるのは、彼らの仕事が、自然を探求するさいの考えかたと方法に後戻りのできない転機をもたらしたからです。図式的にいうと、科学革命以前はものを考える作法として、アリストテレスの権威にもとづくことが重視されていました。これにたいして科学革命の時代には、数学と実験をもちいた方法が自然研究においてより確実な知識を得る方法としてもちいられるようになっていきます。

デカルトも、この科学革命の一端を担った一人です。彼は現在の分類でいうと哲学者、科学者、数学者に該当します。ただし「科学者」という言葉が使われるようになるのは一九世紀に入ってからといいますから、わたしたちが「科学者」という言葉で想像するものをそのままデカルトにあてはめるのは適切ではありません。そこで、本コラムでは自然を探究するデカルトの側面を「科学者」ではなく「自然学者」と呼ぶことにします。

さて、デカルトのように一人の人物が同時に哲学者であり自然学者であることはいかにして可能なのでしょうか。学問領域の専門化・細分化が進んだ現代においては、科学者が同時に哲学者であること、あるいは、哲学者が同時に科学者であることはまれで、多くの場合はいずれかの分野の専門家です。

ここでデカルトに注目するのは、デカルトが哲学者であると同時に自然学者であったということに関係しています。

奇妙なねじれ——自然学と哲学

デカルトが著作として残した思想の全体を見渡すと、そこには奇妙な「ねじれ」があることに気がつきます。

それはひとことでいうと、自然学者デカルトと哲学者デカルトのあいだにあるねじれです。デカルトは自然学者であると同時に哲学者であることによって、このねじれを生きることになりました。どういうことか。

デカルトに、『世界論』（*Le Monde*、『宇宙論』とも訳されます）という書物があります。一六三三年ころには書かれていたと推測されていますが、生前はついに刊行されませんでした。この書物において、デカルトはさまざまな自然現象の解明に取り組んでいます。

では、彼は自然をどのように研究したのでしょうか。

自然を解明するにあたってデカルトがもちいた手法は、宇宙の成り立ちや天体の運動を、物質とその運動に還元して説明する、という方法でした。つまり、ちょうど機械がそれを構成する部品とその動きからできあがっているように、宇宙全体を物質からできた機械のようなものとして見るのです。

これらの仕事は、いうなれば自然学者デカルトの仕事です。

他方でよく知られているように、デカルトには哲学者としての仕事があります。

彼の仕事は多岐にわたりますが、なかでも「認識の確実さ」についての議論はたいへん重要なものです。

デカルトは、いかにしてわたしは確かなことを知ることができるのか？　という問題を立てています。自分が知っていること、考えていることの確実さはどのように保証されるのか、という問題です。

実際、自分がこれまでに得た知識や経験についてデカルトのように反省してみると、その確実さがどう保証されているのかこころもとないようなものが少なからずあることに気がつきます。

「こころもとない」というのは、ある知識や認識がウソかホントウかよくわからない、という意味だけではなく、その知識について自分で確かめたり発見したわけではないけれど、ほかの人や本からそのように教えられたようなことをそのまま信用している、という意味でもあります。

たとえば、DNAの構造と機能についてとか、遠い昔の歴史的な出来事について、多くの人は自分で見たり研究したりしていないにもかかわらず、そうした事柄にかんする知識をもっています。ことに、メディアをつうじてかならずしも自分が経験していない出来事を見聞する機会が増えた現代では、「いかにしてわたしは確かなことを知ることができるのか?」という問いは切実です。

さて、デカルトはこの問題について次のように考えました。確実な認識や知識を得ようと思ったら、まず一度は知っていることのすべてについて、それが確実かどうかを疑ってみる必要がある。そこで、少しでも不確実だと思われることは脇にどかしていきます。そのようにして疑わしいものをどんどんのけていくと、最後にそれ以上疑いえないもの(つまり確からしいと考えてよいもの)に出会う、とデカルトは言います。それはなにか? 考えているわたし、疑っているわたしが存在すること。これだけはどうしても疑えない、というのがデカルトの考えです。

このとき、デカルトは、身体があるということについての確実さは疑いうるけれど、心についてはそうではないと述べていることに注意したいと思います。つまり、認識の確実さを検討する場面において哲学者デカルトは、その基礎を物質ではなく心に置いているのです。

自然学者デカルト VS 哲学者デカルト

ところで、宇宙(世界)は物質とその運動に還元して把握できるという自然学者デカルトと、そのような認識の確実さを保証する基礎は心にあるという哲学者デカルトは、いうまでもなく一人の人間です。

もしデカルトが、いずれか一方だけを探求するだけだったら、問題はさほどこみいったものにならなかったでしょう。

デカルトが自然学者として自然を解明することだけに専心していたら、ともかく物質としての世界を調べていけばよく、そういう認識の確実さについて頭を悩ませる必要はなかったはずです。逆に、哲学者としてひたすら人間の認識の条件や知識が確実であるとはどういうことか、ということだけを考えるなら、自然の解明にいそしむ必要はなかったでしょう。

現代では、科学と哲学はそれぞれがたがいに独立した専門の領域のようになっています。デカルトでは一人の人間によって行われていた自然学と哲学が、二人の人間、つまり自然学者と哲学者に分離したようなものです。

ところが幸か不幸か近代科学の揺籃期を生きたデカルトは、一人でこの二役を生きることになったのです。

先に、自然学者デカルトと哲学者デカルトのあいだには「ねじれ」がある、と述べました。それはこういうことです。自然学者デカルトは世界を物質とその運動に還元してとらえていました。それにたいして、哲学者デカルトはそうした認識の確実さはつきつめると「考えるわたしが存在すること」によって保証されている、と考えたのでした。そのさい、デカルトが物質である身体の存在についてはなおも疑いうるけれど、心のほうは疑えないと注意しておいたことを思い出してください。ここに見られるねじれを見やすくするために図式的にまとめると、世界は物質であるけれど、その認識の確実さは物質ならぬ心によって保証される、ということです。

第二章で心脳問題の四つの立場を解説したさいに、二元論という立場について触れました。そこでデカルトの名前が出てきたのをご記憶でしょうか。この二元論、つまり、人間は物と心という二種類の要素から構成されているという考えは、デカルトがいま述べた自然学者であると同時に哲学者であることのねじれをそのままかたちにしたような仮説なのです。

対決のゆくえ

『世界論』には『人間論』という続編（あるいはその一部）があります。科学の専門化・細分化が進んだ今日では、世界論（宇宙論）の中に人間論が併置される書物などちょっと想像しがたいですね。しかし、自然の全域について解説を試みるという構想からすれば、自然と人間にかんする記述が同居していても少しもおかしくありません。

『世界論』だけを読んでいる分には、自然学者デカルトの独壇場です。ところが『人間論』をひもとくと、そこには自然学者デカルトに加えて哲学者デカルトが顔を出しています。『人間論』は、自然学者デカルトと哲学者デカルトが対決にのぞむ（はずだった）書物なのです。以下では、この対決のゆくえを追ってみます。

さて、『人間論』の冒頭でデカルトは、「人間は心と身体とから構成されている」と述べています。そして、同書では人間について「身体」「心」「身体と心の関係」という三つの側面から説明すると予告しています。物質である身体についてはともかく、心や、身体と心の関係について、デカルトはどのように考えたのか、非常に興味深いところです。

結論から先にいうと、残念ながら『人間論』はこの予告のうち最初の部分、つまり「身体」にかんする説明で終わっています。どうも残りの部分は書かれなかったらしいのです。これでは自然学者デカルトと哲学者デカルトの対決は決着がつきません。

しかし、『人間論』の書かれた部分に目を通してみると対決のゆくえを予想させる手がかりがあります。それは脳の構造とその働きについて解説を加えたくだりです。

デカルトはこの箇所で、情念（感情）や記憶、想像力、夢、性格、意志（による身体の運動）といった心の諸機能について、身体の側からそのメカニズムを説明しています。詳細は同書にゆずりますが、かいつまんでいうとデカルトはこれらの心の働きを、「松果腺」と「精神精気」（「動物精気」とも訳されます）という二つの要素によって説明しています。

人間の体内を精神精気という粒子（ごていねいにもその粒子の大きさやかたちは均一ではない、とデカルトは解説しています）が流れていて、これが脳の中心にある松果腺を動かしたり、また松果腺から流出する精神精気が各種の神経へ流れこむことで心のさまざまな働きが生じると言うのです（ちなみにデカルトによれば「くしゃみ」もまた精神精気の運動によるらしいです）。

つまり、松果腺において身体と心は相互作用する、というのがデカルトの見立てです。

——現代脳科学の知見を聞きおよんでいる読者は、ひょっとしたらデカルトの説明を微笑みながら読むかもしれません。「デカルトさん、問題は『松果腺』や『精神精気』なんかじゃなくて、大脳におけるニューロンの発火とニューロンがおりなすネットワークの状態遷移ですよ」と。

しかしここでぜひとも考えてみなければならないことがあります。もしわたしたちが脳の解剖学的事実や生理学的事実について、デカルトより多くのことを知っているとしても、それでは人間の心についてデカルトの省察からどれほど先に進んでいるのか？ という問題です。

たとえば、「人間が怒りにとらわれるのは、脳内の松果腺に精神精気がかくかくしかじかの作用を及ぼすからだ」というデカルトによる説明と、「人間が怒りにとらわれるのは、ニューロンのネットワークがかくかくしかじかの状態になるからだ」という説明を比べてみると、解剖学や生理学の事実についての知識という点においては現代のほうがより正確になっているものの、心の働きを物質の状態に結びつけるという点では同じ構造をもっています。

また、精神の働きを表現したり、区別したりする語彙や概念がどれほど豊かになってきたのかを検討してみることも必要です（いったい「怒り」という言葉一つに、どれだけ多様な質的なちがいをもった実際の感情が対応を余儀なくされていることでしょうか）。

そう考えてみると、人間とはなにか？ という問題とそれにたいする回答は、彼我でそう変わっていないのではないかと思えてきます。考えようによっては、デカルトの『人間論』が、肝心な部分を欠いた未完の作品であることはなにか示唆的でさえありますし、その後、科学が専門領域として哲学と袂をわかったのもなにやら当然の進みゆきのようにさえ見えます。

乗り越えるというよりはともに身もだえる

もちろん、だからデカルト以後に行われた人間探究の試みが無駄であった、というわけではありません。ただ、第二章や「脳研究小史」でも検討したように、デカルトが一人二役を演じながら考えつづけた難問——身体と心はどのように関係しあっているのか?——が、いまなお解決を見るにいたっていないことは確かです。

デカルトのねじれが示している問題は、まったく他人事ではありません。それはそっくりそのままわたしたち自身の問題でもあります。筆者が本書をつうじて脳情報のリテラシーについて考えているのも、じつをいえばデカルトを乗り越えるため、というよりは、デカルトが身もだえしたにちがいない地点まで一度は戻ってみる必要を感じているからでした。

いまだわたしたちはデカルトが設定した舞台の上で踊っているのです。

第四章

心脳問題と社会

——社会と科学、そして生

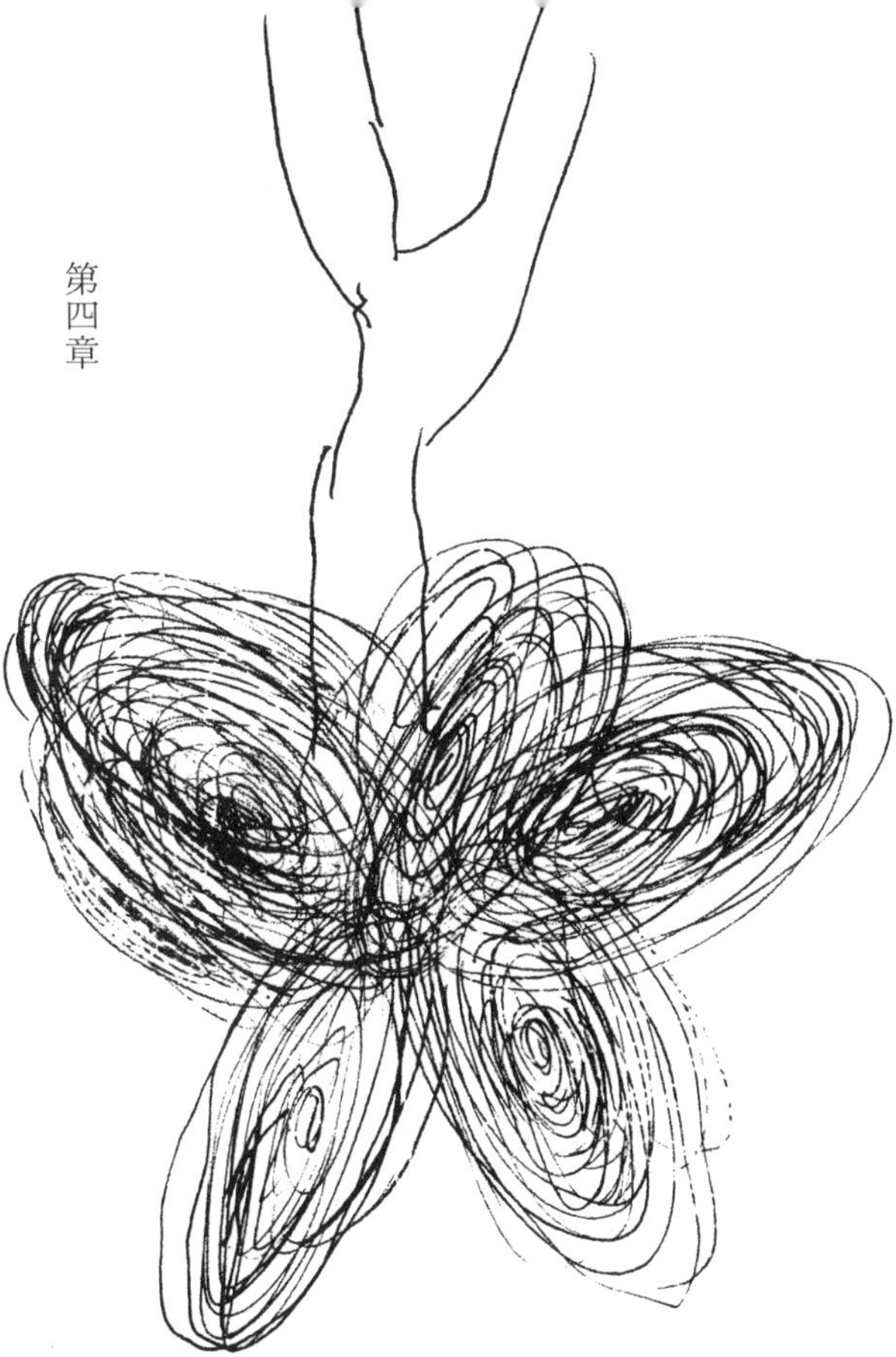

はじめに

この章では、現代社会において心脳問題がどのような意義をもつかを考えます。

まずは本書のこれまでの歩みを簡単に振り返ってから、この章の議論に入りたいと思います。

第一章では、心と脳の関係を考えるには、世間に流布されている脳心因果説と脳還元主義ではうまくいかないことがわかりました。それを受けて第二章で論じたのは、そうなると「ある種の知的な気分」のもとで心脳問題という哲学的問題のなかに入っていかざるをえないということでした。第三章では、その心脳問題は解決のありえない疑似問題として、その時代じだいの社会的条件のなかでそのつど回帰してくることを確認しました。

ここから、二つの重要な教訓を引きだすことができます。

一つ目は、心と脳の関係を考えるさいには、科学の知見だけでなくなんらかの「哲学」が要請されるということ。

第一章で見た脳心因果説と脳還元主義はポピュラーな科学万能主義の代表格ですが、これらを唱える論者たちは最新の科学があれば古臭い哲学的議論など不要とたかをくくっているように見えます。しかし本書の検討で明らかになったのは、むしろそれとは逆のことです。脳心因果説と脳還元主義は哲学なしにやっているどころか、それらが唱えるのはジレンマをありきたりの方便によって隠蔽する、それこそ「古臭い」哲学説の稚拙なヴァージョンにすぎません。それが「最新の」科学的知見によって飾り立てられているだけだということになります。

それでは、哲学によってこそ決定的な解決が与えられるのかというと、そう簡単にはいきません。なぜなら、心脳問題の検討から引きだすことのできる二つ目の教訓は、かといって「哲学的解決」もまた幻想であるということにほかならないからです。

第三章で見たように、心脳問題はカントの第三アンチノミーの問題として定式化できますが、それがアンチノミーとしてあらわれるかぎり解決は不可能です。それはただ「重ね描き」というかたちで解消されるしかありません。しかし、「重ね描き」という解毒剤を得たのちもなお、それがジレンマというかたちで何度でも回帰してくることも見てきたとおりです。

考えてみれば、これは非常に居心地のわるい、困った事態です。科学万能主義にまどろむわけにはいかないし、さりとて哲学的解決の夢をみるわけにもいかないからです。

もしかしたら、脳科学や哲学がだめなら生理学なら大丈夫なのかとか、心理学が解決してくれるのかとか考えてみたくなるかもしれませんが、同じことです。何学であろうと、この問題を扱うかぎりは同じ壁に突きあたります。逃げ道はありません。

この問題に足を踏み入れたからには、居心地のわるい状態のまま、それが回帰する疑似問題である事実をそのまま受けとめるしかなさそうです（たまらない選択ですが）。

第三章で見たとおり、心脳問題は、新たにあらわれた社会的・歴史的文脈のもとでそのつど問われてきたのでした。だとすれば、現在いったいどのようなかたちで問いが突きつけられているのかを、科学万能主義にも哲学的解決にも寄りかからないまま、つまり居心地のわるい状態のまま、具体的な社会的条件のもとでそのつど確認していくしかありません。また、そうすることではじめて心と脳の関係をまともに考えることができます。

この章ではまず、そもそも科学とはどのような知の営みなのかを原理的に考察します。次に、その科学の一分野である脳科学が現代社会においてどのような役割を果たしているかを観察します。科学とは、ふだんそう思われているような「新たな答え」を与えてくれる知であるばかりでなく、それによって「新たな問い」をもたらす知でもあります。社会のなかで脳科学が果たしつつある役割を見ることで、それがわたしたちにどのような問いを突きつけているのかも見えてきます。そして最後に、現代社会において心脳問題がどのような意義をもっているかを考えてみたいと思います。

科学の原理——同一性と一般性

同一性

科学とはなにか？　という議論にはさまざまな回答の試みがありますが、なかでも生物学者の池田清彦による整理が簡潔かつ的を射ていて優れています（池田清彦『構造主義科学論の冒険』講談社学術文庫、一九九八）。

池田によれば、科学は真理を目指すのではなく「同一性」を目指す営みです。変化する自然現象を、変化しない同一性（言葉）で記述すること、これが科学の営みだというわけです。簡単すぎるくらいですが、これ以上の定義はありません。

どういうことでしょうか。

これは、科学における「記述されるもの」と「記述するもの」の関係を考えればわかります。科学において「記述されるもの」は「自然現象」です。他方で「記述するもの」は「言語」です（「記号」や「数式」もここに含まれます）。

たとえば、あなたが手にしているレモンを宙に放り投げるときにレモンに起こることが自然現象だとすれば、その放り上げられたレモンの運動を記述する運動方程式が言語による記述です。あるいはそのレモンそのものが自然現象だとすれば、レモンを構成する物質の化学式は言語による記述です。

では、これら「記述されるもの」と「記述するもの」のちがいはどこにあるのか？　自然現象（記述されるもの）と言語（記述するもの）では、ちがいすぎて「ちがいがどこにあるか」を考えるのもばかばかしい、そう思う人もあるかもしれません。そうです、そこが重要です。記述される自然現象と記述する言語は、まったく異なっている。それにもかかわらず、科学は言語によって自然現象を記述することができるのです。のちに検討するように、まさにここに科学の可能性と限界がともにあります。

次に自然現象と言語のちがいを考えてみます。

まず、記述される対象である自然現象の特徴はなにか？　それは、絶えず変化することです。具体的には、天体の運動や天候の変化、動植物の誕生・成長・死滅、地形や地層、海や河川の変化、そしてほかならぬあなたやわたしの諸現象です。これにたいして、記述するものである言語は不変です。確かに言語も書かれた文字や口にされた音声というレヴェルで考えれば不変ではありません。人によって、体調や年齢によって文字のかたちはちがっているし、声も人それぞれです。しかし言語の特徴は、そうした差異とは関係なく「意味」の同一性を担っていることです。

現象と言葉の関係をもう少し具体的に考えてみます。

自然現象は絶えず変化します。たとえば、ポチという飼い犬がいるとします。ポチは絶えず変化しています（ついでにいえばポチに接するあなたやわたしも絶えず変化しています）。それは、ポチが子犬の状態から成犬になり、さらに歳を重ねてついには死ぬということを考えてもわかります。また、あるときは病気になったり、元気にとびはねたりする。いろいろな芸や規則を覚える。そういう意味でもポチは変化しつづけています。とはいえ、ポチはポチです。いくら変化してもポチという同一のなにかであるように思えます。

ポチと名づけられた生物は変化する現象です。それにたいして「ポチ」という名前は不変の言葉です。なるほど実際には、いろいろな人が「ポチ」と呼びかけるときの声の高低や調子は異なっているだろうし、あなたが呼びかけるときでも気分によって声色がちがうかもしれない。また、紙に「ポチ」と書けば字の大きさやかたちは人により書くときによりちがっているはずです。しかし、声色や字体がちがっていても「ポチ」という言葉は変化しません。「ポチ」という言葉はいつも同じです。

なにか変化する現象を「同じもの」、「同一のもの」として扱うこと。これが言語のもつ強力な力の一つです。いいかえると、言語は不変の同一性を担う機能をもっている。言語のこの機能をもちいて、人間は変化する現象のなかに同一性を見出します。キッチンの蛇口から出る水も、川を流れる水も、ペットボトルに詰められて売られている水も、同じ水として扱うわけです。

科学も基本的には同じ仕組みをとります。先に述べたように、変化する自然現象を、変化しない言葉、つまり同一性をもちいて表現すること。これが科学の目指すところなのです。

「科学は言葉などというあいまいなものではなく、記号と数式を使っている」と思う人がいるかもしれません。そのとおりです。しかし、科学がもちいる記号や数式は言葉のいいかえにすぎません。記号も数式もすべて言葉で書きなおすことができるはずです。実際に、記号や数式が発明される前の文献ではそれらは言葉で記されていました。

記号は単に表記上の便宜の問題です。毎回「重力加速度」と書くのは大変なので「G」という記号一文字で表現するだけですし、数式も同じです。「3＋2＝5」は「3に2を加えると5に等しい」といいかえられます。どんなに複雑な数式も同様に言葉で書き記すことができます。ただ、それだと手間がかかるので「加える」と毎回書くかわりに「＋」という記号を使い、「等しい」と言うかわりに「＝」という記号を使うわけです。

しばしば科学をテーマにした本で「難しい数式は使わずに説明しますので安心してください」という前口上がありますが、数式を使わないからといって内容がやさしくなるとはかぎりません。通常は数式で簡単に書き記すところを、言葉でいいなおすわけです。たとえば、万有引力の法則や物体の運動の法則で知られるニュートンの『自然哲学の数学的諸原理』（『プリンキピア』）には、記号による数式はほとんど出てきません（幾何学図形とそれを使って説明するための記号はたくさん出てきますが）。物理学の教科書などによく出てくる運動方程式「ma＝F」も、ニュートンの本では式のかたちではなく文章で記述されています（河辺六男編『中公バックス世界の名著31　ニュートン』中央公論新社、一九七九）。

科学が厳密だとされるのは、記号や数式をもちいているからではありません。いま述べたように、記号や数式は言葉の代用にすぎません。重要なことは、科学が変化する現象を不変の同一性（言葉や記号）をもちいて記述するということです。

では、科学による記述は、どのように機能するのでしょうか。

ここまでは、科学が現象をどのように記述するかという側面について考察しましたが、こんどは、そのようにして記述された科学がいかに機能するのか、ということに眼を向けてみます。

一般性

科学による現象の記述は、どのように機能するのでしょうか。

たとえば物理学では、物体の運動をどのように記述するでしょうか。地球上で、ある物体をある高さから落下させたときに、その物体がどれだけの時間で地面に到達するか。あるいは、ボールを投げたとき、そのボールはどういう軌跡を描いて飛ぶか、等々。そうした現象を、物理では物体の運動方程式で表現しました。物体の運動を方程式で表現するということにはどういう意味があるのか。それは、簡単にいうと、時間や場所に関係なくそして誰が考えても（ということは考える人の性格や能力などに関係なく）方程式が記述するとおりになる、という予測を意味しています。物体の落下は、いつ、誰が、どこで、なにを落下させるかに関係なく、落体の運動方程式のとおりにその物体は落下する、という意味です。

つまり、科学の記述は「一般性」を備えています。一般性とは、いつとか、どことか、誰とか、そうした個別具体的な条件とは関係なく成り立つ、という意味です。科学の仮説は誰が実験しても妥当であることが確認できなくてはなりません。

誰が実験しても妥当であることが確認できるような（一般的であるような）同一性として科学が選ぶのは、物質の同一性と、物質どうしの関係の同一性です。

物質の同一性は、ある物質がなにからどのような仕組みでできているかによって記述されます

（水は二つの水素と一つの酸素が結合してできている）。物質どうしの関係の同一性は、ある物質とある物質がどのように作用を及ぼしあっているか、つまり法則によって記述されます（地球は太陽のまわりをまわっている）。

このように、科学が記述する同一性は一般性を備えていますが、それは記述の対象を物質と法則という普遍かつ不変なものに限定することによって可能になっています。逆にいうと、あなたにしかあてはまらないこと、わたしだけにしかあてはまらないこと、ある特殊な条件で一回しか成り立たないこと、人によって結果が異なること、つまり一般性をもちえない事柄は科学の範疇外です。

たとえば、あなたの隣の家に住んでいるご主人は、毎朝決まって、あなたが家を出るちょうど十分前に家を出るとします。そこから「隣のご主人は毎朝かならず自分より十分前に家を出る」という法則を導きだせそうですが、世の中の「隣のご主人」はみんな自分が出るちょうど十分前に家を出るでしょうか。そんなことありません。実際はまちまちです。そう考えると、この法則は一般性をもつことができないので失格、ということになります。

いまや明らかなように、科学とは「真理」を追究する営為ではありません。科学は変化する自然現象を言葉という不変の同一性をもちいて一般性を備えたかたちで記述する学問です。

もっといえば、科学は世界で起こるさまざまな出来事のなかから、同一性で一般的に記述できる出来事だけ（物質と法則）を記述しているということができます。それは世界を眺める独特の方法の一つなのです。

科学の力——科学／技術とジレンマ

予測と制御

変化しつづける自然現象を言葉という不変の同一性によって記述するのが科学の営為です。そして、そのように記述された科学の理論は一般性を備えることになることを確認しました。

この同一性と一般性は、モノとそのふるまいを正確に予測する能力を科学にもたらします。この「予測能力」が科学の大きな特長です。

この予測能力がこんどはなにを生みだすかというと、科学の応用である科学技術の「制御能力」です。科学がモノとそのふるまいを正確に予測できるようになると、こんどはその予測能力をもちいてそれを好きなようにコントロールしたいと考えるようになります。そのようにして生まれたのが科学技術です。科学技術によって、人はモノとそのふるまいをコントロールする制御能力を手にすることになります。

この予測能力と制御能力とが、科学に大きな力を与えています。

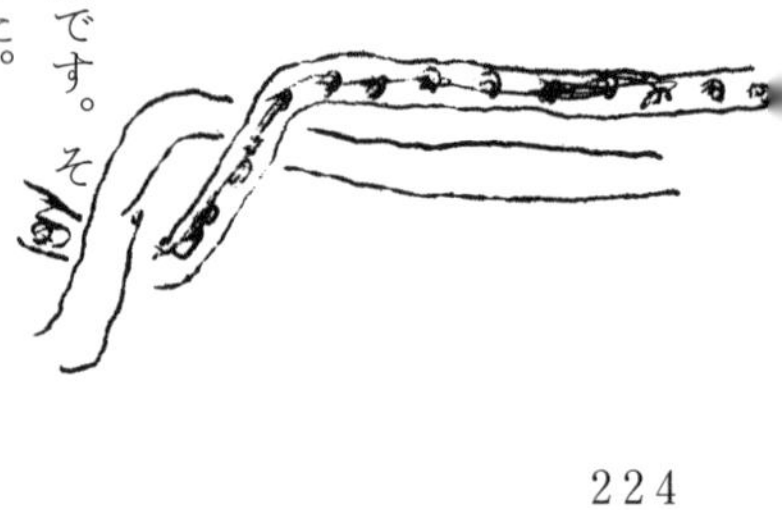

第二のジレンマの根

第三章の最後で、「本来は重ね描きである日常の経験と科学の記述の関係が、なぜジレンマとしてあらわれてしまうのか?」という問い(第二のジレンマ)を提出しました。これはいいかえれば、権利問題としては疑似問題にほかならない心脳問題が事実問題として回帰してくるのはなぜか、という問いです。

第二のジレンマは、現代社会において科学技術が発揮する予測/制御能力の有効性にわたしたちが直面することから生じてきます。そしてそれ以外にはありません。

どういうことか。

科学技術はモノの予測と制御をとおして、これまで存在しなかったさまざまなモノを生みだし、これまで不可能だったさまざまなことを可能にします。それは人間を取り囲むモノたちばかりではなく、モノとしての人間自身の身体の制御にも及びます。そのようにして科学技術は人間とそれを取り囲む物質的条件をたえず改変することになります。

そこでなにが起こるか。第三章では、日常の経験と科学の記述とは「すなわち」という最高度に緊密な関係にあることを大森荘蔵とともに確認しました。科学技術がどのように進展しようとも、権利上この関係は変わりません。しかし、というかだからこそ、人間の物質的条件(当然それは人間自身の身体を含みます)の改変は「すなわち」人間の経験の根本的な変容を意味します。

ジレンマは、科学技術によるこの物質的条件の改変とともに生じます。物質的条件の改変が「すなわち」日常の経験の変容をともなう次第――それは人間自身の身体に改変が及ぼされるときにもっとも劇的にあらわれます――を目の当たりにして、人は驚かざるをえません。そして、日常の経験と科学によるモノの記述とを比べることは権利上できないにもかかわらず、科学技術の対象であるモノに圧倒的に凌駕される感覚を抱くのです。しかもこのジレンマは、本来「すなわち」の関係にあるものが同列に並べられるカテゴリー・ミステイクにもとづいているので、けっして解決されることはありません（だからこそジレンマなわけですが）。

ほどなく人はその物質的条件に慣れることでジレンマをなし崩し的に「解消」しますが、そのころにはまた科学技術のほうも人間の物質的条件を新たに改変します（資本主義という経済システムは、一点にとどまることを科学技術に許しません）。そしてまた、その新たに改変された物質的条件のもとでふたたび新たなジレンマが生みだされ、……というかたちで、このサイクルはらせん状に反復されます。

こうした状況のなかで、科学万能主義にまどろんだり、逆に反科学主義に血道を上げたりする人が出てくるわけです。しかし重要なのは、科学技術がこのように大きな有効性をもっていることと、それにもかかわらずジレンマへの解決はありえないということを、ともに同じ重さにおいて受けとめることです。科学技術による人間の物質的条件の改変に終わりがないかぎり、ジレンマは再生産されつづけることになります。これが第二のジレンマの意味です。

ところで、第一のジレンマ（「日常の経験か、科学の記述か？・」）において説かれた科学の優位は、いわば「イズム」（主義、主張）の問題でした。つまり、それは主義主張の妥当性という観点から検討できるし、またそうするべき問題です。実際、本書は第一章において、科学のイズムの人気コンビ（脳心因果説と脳還元主義）の誤りを指摘しました。

しかし、第二のジレンマ（「本来は重ね描きである日常の経験と科学の記述の関係が、なぜジレンマとしてあらわれてしまうのか？・」）は、科学の「イズム」には還元できない問題です。なぜかといえば、（あたりまえのことですが）人がどのようなイズムを信奉しているかにかかわらず、物質的条件の改変は人間の経験に甚大な結果を及ぼさずにはいないからです。「間奏　脳研究小史」でもとりあげたロボトミーは、手術を行う側がどのようなイズムにもとづいていようと、また患者がそれをどのように考えていようと、患者の人格を大きく変化させずにはいません。そこで問題になっているのは、いわばモノの「ロジック」（筋道、論理）とでも呼ぶべきものです。それは人間の物質的条件の改変が「すなわち」人間の経験を変容させてしまうという事態そのものを指します。

だから次に取り組まなければならないのは、実際に科学技術が人間の物質的条件をどのようなかたちで改変しつつあるのか、そしてそれが「すなわち」人間の経験をどのように変容させようとしているのかを見つめることです。科学技術が生みだした物質文明は、人類の文明史レースにおいて独走をつづけている、いわば「勝ち馬」です。この独走の意味を思考するためには、馬上で旗を振っている騎手（科学のイズム）のみならず、騎手を乗せて寡黙に走りつづけている当の馬（モノのロジック）をも俎上にのせなければなりません。

　科学技術による物質的条件の改変は、これまで人間の選択肢に存在しなかった事柄を新たに選択肢に組み込み、そのなかからなにかを選択することを人間に迫ります。そこで提起される選択問題は、いつも正解の存在しない解けない問題です。だからそこで行われる選択行為は必然的に政治的なもの、また倫理的なものとならざるをえません。

　この章の後半は、現代の政治的・社会的状況における脳科学／脳情報の役割とその意義をめぐる議論についやされますが、それは以上の理由からです。

脳科学――「脳のスペック」

脳科学の営み

　以上に述べた科学の本質を理解すると、脳科学についての見通しもすっきりします。

　先に、科学は物質と法則という同一性をもちいて自然現象を記述する学問であることを確認しましたが、脳科学はそれを脳にたいして行います。脳における物質の仕組みと物質どうしの関係（法則）を探究するのです。

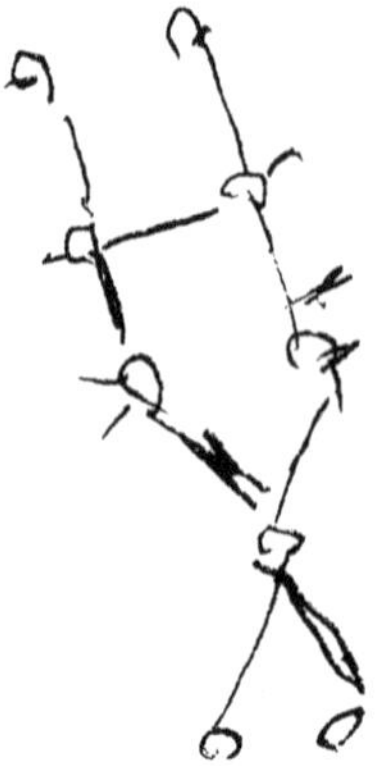

それは簡単にいってしまえば、「脳のスペック」をつくる試みだといえます。

スペックとは、複雑な商品やサーヴィスの内容（機能や性能など）を図面や文章で説明する書類です。パソコンや自動車のカタログに載っている「スペック」「主な仕様」「諸元表」の欄をイメージしてみてください。

たとえばパソコンのカタログにあるスペックを見ると、本体のサイズや重さのほかにもCPUの動作速度やメモリサイズ、ハードディスクの容量、消費電力、拡張カードの種類や付属ソフトの内容などが記載されています。スペック欄は詳しくしようと思えばもっともっと詳しくすることができます（実際、パソコンのモデル開発のさいにはとてつもなく詳しいスペックが書かれることになります）。このスペックを見れば、そのパソコンの性質（ビジネス向けか、家庭向けか、画像編集向けか）や、できることとできないこと（ネットワークにつなげるかどうか、DVDを観られるかどうか）などがだいたいわかります。

脳科学では、脳内の物質の同一性と、脳の活動の法則という同一性を調べることで、このようなスペックをつくろうとしています。

脳科学が教えるところによると、脳は多数のニューロン（神経細胞）の集合体と考えることができます。一説には、生まれたての赤ちゃんの脳には一〇〇〇億ものニューロンがあるといわれています。もちろん、誰かが数を全部数えたわけではなくて、脳の一部分に含まれるニューロンの数を数えておいてから、それを元に計算をしてだいたいこのくらいじゃないか、と概算した数です。そして、ニューロンは相互に電気的な信号を伝達する仕組みを備えています。一つのニューロンには数千ものニューロンがつながっているといいますから、相当複雑につながりあっていることがわかります。ニューロンの活動は電位変化として観察されます。ニューロンはふだんは電気的にマイナスの状態にありますが、他のニューロンから受けとる信号が一定値を越えると一瞬だけ電位をマイナスからプラス（あるいはゼロ）に変化させ、自分も信号を発します。これが「ニューロンの発火」で、ニューロンが電位を一瞬だけプラスに変化させることを表現したものです。イメージとしては、複雑につながりあったニューロンのネットワークのなかを電気信号があちこちに伝わっている状態を想像するのがよいでしょう。

脳の活動の法則についてはなにを調べるのか。それは、人間がある行動をとっているときに脳のどこが活動しているか、つまりどこのニューロンが発火しているかを調べるのです。

調べかたにはいろいろな技術が開発されています。もっとも古典的な方法は、脳のニューロンに電極を刺しこんで調べる方法です。動物や人間のニューロンに電極を刺しこんだ状態で、図を見せたり皮膚を刺激したりする。そうするとその行為中に脳のどの部分のニューロンが発火するかを確認できます。「間奏　脳研究小史」で見たように、技術の進展にともなって現在では脳に電極を刺さずに活動部位を調べる方法も開発されています。

どの測定方法にも共通していることは、先ほど述べたように、人間がある行動をとっているときに脳のどの部位が活動するか、を調べることです。

また、脳の損傷や病気によってわかることも重要です。失語症（言葉をうまく使えない）や病態失認（自分が病気であることを認識できない）、鏡像誤認（鏡に映った自分を他人だと思う）、などのさまざまな症例と脳の状態の対応関係を調べることによって、脳の働きについてわかることがあります。脳のある部分が損傷している人がいて、その人の心のある機能が損なわれているとしたら、その損傷した部分と機能とのあいだにはなんらかの関係があると考えられます。たとえば、事故などによって脳の一部を損傷してから友人を認識できなくなった人物がいるとします。この場合、脳の損傷部位は、過去に顔見知った友人を友人であると再認するために必要な記憶や認識の機能にかかわっていると考えられるでしょう。このように、心がうまく働かないことと脳が損傷していることから、逆に心と脳の関係が見えてくることがあります。

スペックの内と外

脳科学の方法が以上のようなものだとすると、その限界もまたおのずから明らかになってきます。

パソコンのスペックはパソコンの性質や動作を事細かに教えてくれますが、あなたがどのようなパソコンライフを送るかということについては語ってくれません。そのパソコンでDVDを観られるかどうかはスペックを見ればわかりますが、それによってどんな作品を観るのか、そしてどんな感想を抱くのかというような事柄はスペックの範疇外です。

それと同じで、脳科学がつくりつつあるスペックも人間の脳の活動の詳細を事細かに教えてくれます（これからもっともっと細かく知ることができるようになるでしょう）。脳科学はあなたの感情中枢の働きを詳細に教えてくれますが、あなたの人生におけるおばあちゃんの大切さやおばあちゃんをうしなった悲しみの内実については語ってくれません。

ここで、パソコンのスペックがこう「だから」あなたのパソコンライフがああなるのだと考えたり、あなたの全パソコンライフは「じつは」パソコンのスペックにすべて書いてあると考えたりすることが、カテゴリー・ミステイクとパラドックスに帰結することは、第一章で確認したとおりです。

脳中心主義――現代社会の根本教理

「スペックこそすべて」

しかし、事態はまさにそのように進行しているかのようです。脳科学の進展――スペックの精緻化――にともなって、「スペックこそすべて」とする風潮が蔓延しています。

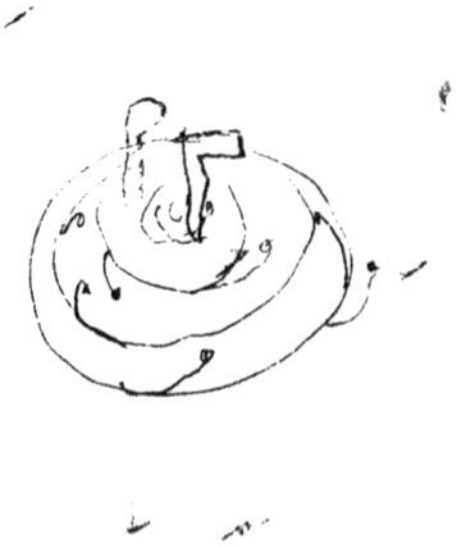

人間の行動や社会現象の原因を脳のスペックによる説明に帰着させるこのような考えかたを、ここでは「脳中心主義」と呼んでおきます。第一章で見た脳心因果説と脳還元主義は、脳中心主

義を構成するもっとも支持者の多い人気コンビでした。

第一章でも見たように、このような考えかたは現代社会においてはもはや常識、もっと強くいえば「根本教理」と化しているように思えます。「根本教理」とは、真理とされることのなかでも中心となるような教えを指す宗教の言葉です。根本教理は疑うことのできない究極の真理といえますが、現代社会において脳中心主義はまさにそのように機能しています。「脳がそうなっているからだ」と言われると、自分で確認したわけでもないのにそれを信じざるをえなくなる雰囲気があります。昔は答えは神のみぞ知るところだったのですが、いまや答えは脳にあるというわけです。

精神科医の斎藤環はこの状況を「汎脳主義」「脳のスペック化」と呼んでいます（斎藤環『心理学化する社会――なぜ、トラウマと癒しが求められるのか』PHPエディターズグループ、二〇〇三）。彼はこの本で、個人的また社会的な現象にたいして心理学的な用語（「癒し」「トラウマ」がその代表例です）によるラベリングを欲求する現代社会の風潮を「心理学化」としてその内実を検討していますが、彼が「心理学化」のその先にくるものとして憂慮しているのは、『心理』から『脳』へ、という新たな退行現象」です。そこでは、高名な学者やジャーナリストたちが「脳科学」の知見にのっとっていると称して、ろくに検証もされていない理論（そのじつ意見や慨嘆にすぎない）をたれ流しているさまが批判されています。このような状況は本書の第一章での議論からも想像できると思います。

確かに、脳は人間の行動を成り立たせるうえできわめて大きな役割を演じています。脳の重要性はいくら強調してもしすぎることはないでしょう。筆者もそのことに異論はありません。しかし、脳が重要な役割を演じているという事実を認識することと、脳からすべてを説明できると考えることとは、まったく別の事柄です。同様に、脳科学が進めるスペックづくりの重要性はいくら強調してもしすぎることはありませんが、そのことと「スペックこそすべて」と考えることとは、まったく別の事柄です。

脳中心主義が行っているのは脳科学の不当な拡張にほかなりません。それは、「スペックはスペックにすぎない」という事実にフタをして「あたかもスペックがすべて」であるかのように語ることで、なにかがわかったような気にさせてくれます（「そうか脳なのか！」と）。しかし、そう合点したとき、わたしたちは非常に重要な問題を見失うことになります。

脳中心主義の盲点

ここでは、脳という器官と脳科学の重要性をともに認めたうえで、脳中心主義によって盲点となる問題を二つ指摘しておきたいと思います。

一つ目の問題点は、それが一般に社会的・政治的な事柄を思考不可能にすることです。よりミクロな場面に即していえば、これは人間関係を、人と人のあいだの関係の問題として思考することを不可能にします。

このことを、最近流行した「バカの壁」という言葉を例に考えてみます（養老孟司『バカの壁』新潮新書、二〇〇三）。

「バカの壁」とは、自分に都合のわるいことや知りたくないことについての情報を遮断してしまう人間のありようを指します。『バカの壁』では、学生に妊娠・出産のドキュメンタリーを見せたところ、女子学生の多くは「新しい発見があった」と答えたのにたいして、男子学生は一様に「前から知っているようなことばかりだ」と答えた、というエピソードが語られています（実感したくないことに無意識のうちにフタをして、そこから得られるはずの新しい知識や経験を遮断しているというわけです）。いつまでもなくならない戦争やテロ、民族紛争のほか、人と話が通じないことも「バカの壁」によるものだとされます。そしてそれが脳への入力、出力という面から説明されています。

ここで重要なのは、それは誰もがもつ壁なのだということです。人は神様ではありませんし、これは正当な意見です。自分がいくら正しいとか利口だとか思っていたとしても、そういうときこそ自分の「バカの壁」に気をつけなければなりません。『バカの壁』は、自らの思考や行動を反省する機会を与えてくれる点で非常に有益に思われます。

しかし、話はそこでは終わりません。

問題は、「バカの壁」のお話はかならずとりちがえて理解されてしまうという、みもふたもない事実にあります。

人は自分の「バカの壁」のことをいわれているのに、往々にしてそれを他人の「バカの壁」の話としてしか理解できません（かくいう筆者も例外ではありませんが）。実際、「バカの壁」というモノサシを受けとって世の中を眺めてみると、他人の「バカの壁」ばかりがやたらと目につくようになるはずです。これは、他人の限界（「バカの壁」）はいとも容易に見出せるのに、自分のそれは見ることができないという、簡単で原理的な理由によります。そうして「バカの壁」の話をしたり聞いたりするほど、他人のバカさ加減をあげつらうことになります。結果、話が通じないのは「すなわち」相手の「バカの壁」のせいだということになるわけです。

しかし、理解できない他人の理解できない行動に「バカの壁」のレッテルを貼るとはどういうことでしょうか。じつはそれこそが、自分に都合のわるいことや知りたくないことについての情報を遮断してしまうこと——典型的な「バカの壁」——にほかなりません。結果として、みんなが「バカの壁」のモノサシを掲げれば掲げるほど——自分が利口になったと思えば思うほど、その分——みんなが自分の「バカの壁」をせっせと築き上げることになる、という皮肉な事態が訪れます（ここではそれを「バカの壁のブーメラン効果」と名づけておきたいと思います）。

実際には、人びとのあいだで生じる誤解や争いには、複雑な社会的・政治的背景があります。必要なのは、誤解や争いの事実を認識しながら、同時にそうした背景についての理解をも試みることではないでしょうか。しかし、「バカの壁」のモノサシ一つで溜飲を下げてしまっては、それはかないません。

このようにして、「バカの壁」はその提唱者の意図に反して独り歩きするようになります。そこでもちだされる「脳」なるコトバも、もはやなんらかのスペックにもとづいたものですらなく、どんなレッテルもその中から取りだすことができる玉手箱のようなものに成り下がります（そうなったら科学もへったくれもありません）。これは端的にいって読者側の「とりちがえ」なのですが、こうしたことが起こるのは読者のせいでもなければ著者のせいでもありません。これはむしろ、先に述べたような「バカの壁」なるモノサシ（＝脳中心主義）の性質そのものが必然的にもたらす帰結です。そして、この「とりちがえ」を正当化してくれる方便を待ちわびているような人びとがこれに飛びつくも自然ななりゆきです（確かに、うまくいかないことを他人のせいにするのは楽だし、なにより心地よいものです）。

自分もふくめて誰もが「バカの壁」をもっている事実を認識することは重要です。その意味でこの議論の出発点に狂いはありません。しかし、話はけっしてそこでは終わらないこと――「バカの壁のブーメラン効果」――を目の当たりにすると、問題設定に狂いはないのに提唱したとたんにその意図に反して歪んでしまうという、この種の議論のおそろしさとこっけいさが浮かびあがってきます（もっとも、百戦錬磨の『バカの壁』著者にとって、こんなことはもとより織り込み済みかもしれません。むしろ、全国民にたがいの「バカの壁」をあげつらわせることで無数のブーメラン旋風を巻き起こし、それによって未曾有の「バカの壁崩し」を敢行しようとしているのかもしれません。……と書いているうちにそうとしか思えなくなってきましたが、だとしたらやっぱりさすがというほかはありません）。

人間の行為の原因を脳の働きにするにせよ、人間の行為とはじつは脳の機能のことなのだとするにせよ、すべてを脳の相の下に見る脳中心主義は、このようにして社会的・政治的な次元を思考することを不可能にしてしまいます。

脳中心主義の二つ目の問題点は、それによって「身体」という視点が抜け落ちてしまうことです（これはほかならぬ『バカの壁』も強調している論点です）。

いうまでもなく脳は身体の一部であり、また身体の一部として働いています。そして環境と接しているのは、脳ではなく身体です。この事実は「心脳問題」ならぬ「身脳問題」の可能性を示唆しますが、それにもかかわらず「中枢としての脳」だけを取りだして考えることは、脳―身体―環境の相互作用という視点を脱落させます。

「アフォーダンス」という概念があります。これはアメリカの知覚心理学者ジェイムズ・J・ギブソンが提起した概念で、「環境が生き物に提供する価値」を指します（佐々木正人『アフォーダンス――新しい認知の理論』岩波書店、一九九四）。たとえば、水は人間にとって「喉の渇きをいやす」ものとしてあらわれます。ビルとビルのあいだの狭い空間は、追っ手に迫られた逃亡者にとっては「すり抜けられる逃げ道」としてあらわれます（太り気味の逃亡者には「すり抜けたいところだが無理っぽい残念な隙間」としてあらわれるかもしれません）。

このようにしてアフォーダンスは環境において人がとる「構え」を構成しますが、それは身体によってはじめて可能になります（これはスポーツや武術やパフォーミング・アートをやっている人ならよく実感できると思います）。生き物は自身の具体的な身体を通じて環境と相互作用を行うしかありません。アフォーダンスにかんする実験やスポーツ選手の談話などに触れて驚くのは、人が無意識のうちに行う一見簡単な動作が、その身体をとおしていかに複雑な相互作用を環境と行っているかということです。ロボット開発の難しさについての話を聞いたことがあるかもしれませんが、それが難しい理由の一つは、ロボットの設計思想が「中枢としての脳」を軸にする脳中心主義の考えかたからなかなか脱却することができない点にあるともいわれています。

現代では脳こそが思考や行動をつかさどる中枢であり、思考や行動を理解するためには脳を理解すればそれでよいと考えられがちです。たしかに中枢を軸にした考えかたは「研究プログラム」としては非常に有効です。しかし、アフォーダンスが問いかけているのは、「中枢」を軸にしたものの考えかただけでは、人間が環境のなかでとる思考や行動における身体の働きの重要性を見落としてしまうのではないか、ということです。

ところで、このような脳中心主義の根っこには、「生物学中心主義」と呼ぶべき大きな時代の流れがあります。生物の物質的基盤とそのメカニズムがすべてを決定している、という考えかたです。

これはもっともな現象ではあります。研究の対象が、たとえただのモノではなくて生物であったとしても、科学的な視点（物質と法則の同一性を取りだす視点）からすれば、すべては生物を構成する物質とそのふるまいというかたちで記述できるし、二〇世紀以降の生物学はこの方向で驚異的な成果を挙げてきたからです。結果、とにかくなんでも生物学でオッケーという風潮が生まれることになりました。これには、複雑化した社会で自分の立ち位置を見失いがちな現代人の、根本的で簡単なよりどころを得たいとする心性が働いているのかもしれません。

現在では、生物学的な知見のなかでも、脳と遺伝子にかんする知見が特権的な地位を占めるようになっています。遺伝子については本書のテーマではないので詳述できませんが、ここで扱っている脳中心主義は、遺伝子中心主義とともに生物学中心主義を構成するもっとも重要な要素です。生物の仕組みや行動に占める脳と遺伝子の重要性を考えれば、これももっともな現象ではあります。しかし、生命の謎を科学が解明するという意見は一面では正しいのですが、それは単に科学的に探究すれば科学的な知見が得られるという、ほとんど同語反復的な事実を確認しているにすぎません。

ここで、脳中心主義の基底を流れる生物学中心主義も、本書で検討してきた心脳問題と同型の問題をはらんでいることを指摘しておきたいと思います。

本書では脳中心主義（脳心因果説と脳還元主義）が心脳問題という難問を呼びこんでしまう次第を見てきましたが、生物学中心主義についても同じことがあてはまります。それは生命と物質の関係についての難問を呼びこみます。心脳問題においては、心は脳に還元できるかというかたちで問題が立てられましたが、ここでは生命は物質に還元できるかというかたちで立てられます。

この議論が心脳問題と相同の構造をもつということは理解しやすいと思います。実際、「生命論」とも呼ばれるこの議論は心脳問題と同様に長い歴史をもち、「権利問題としては疑似問題」だが「事実問題として回帰する」という性質もそっくりです。

これは、生命と物質というレヴェルに下れば心脳問題も解決されるのではないか、という希望が幻想であることを示しています。問題のレヴェルがちがうだけで、このように同型の問題が入れ子状になっているわけです。

本当の問題

脳中心主義には以上のような欠陥がありますが、それを批判すること自体がここでの目的なのではありません。そもそも脳中心主義というのはその極端な教説内容からもわかるとおり、それこそ「頭の中」でしか成り立たないような抽象論・一般論です。

どんなに極端な脳中心主義を唱える科学万能主義者であろうと、実際には脳中心主義にもとづいて行動しているわけではありません。この社会はすでに十分に複雑であり、「頭の中」ではなく「社会の中」ではそれに見合った複雑な思考と行動が要請されるし、事実としてもそのように思考し行動するほかないからです。確かに人はそのような社会から撤退したいと思ったり、それを試みたりすることもありますが、そういう行為自体が、脳中心主義では割り切れない現実を認めたうえで成り立っています。

脳中心主義の問題は、その教説内容の貧困さ自体にあるのではありません。本当の問題はむしろ、すでに十分に複雑な機構と配慮のもとでなされているはずの自分や他人の行動を、「頭の中」でしか成り立たない貧困な抽象論・一般論にすっぽりとおさめることで勝手に「格下げ」してしまう、そんな思考態度にこそあると言えます。

のちに見るように、現代人のこのような思考のクセは、社会のメカニズムと密接にかかわりながら重要な役割を演じつつあります。

もし、未知の惑星Xから人類学者がやってきて現代人の生態を調査したとしたら、この奇妙な信仰を第一級の「民族誌的資料」として記述することになるでしょう。そして、惑星Xの人類学会では、これこそが地球の二一世紀人が信奉していた「神話」を理解するために不可欠の資料だと認定されることでしょう。

ここで、大森荘蔵がなぜ「重ね描き」を提唱したのかをもういちど思い起こしてみます。大森は科学万能主義が誤りであることを指摘しただけではありません。彼が見ていたのは、どんなに科学万能主義的な人であろうとも、実際には、目で見え、耳で聞こえ、感情をもって立ちあらわれる日常的な風景の上に「重ね描く」かたちでその科学的世界を構築しているはずだ、またそうでなければ科学的世界像というものそれ自体が存立することができないだろう、ということです。

知的探究は、自分が「そうであってほしい」「そうであると主張したい」「そうであると教えられた」事柄を不当に拡張して世界に押しつけることではありません。そうではなく、自分が実際にはどのように思考し行動しているのかをよく見つめなおしてみること、そこからこそはじめて出発できるのです。

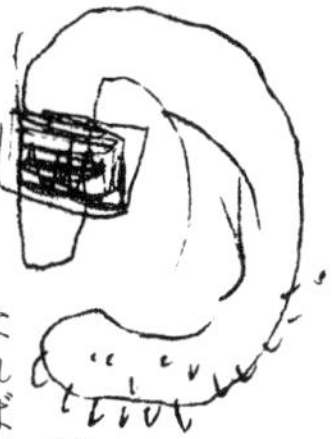

脳科学と社会――バイオテクノロジーとコントロール型社会

脳科学のポテンシャル

前節では現代社会の根本教理たる脳中心主義とその問題点を見てきました。これは、いうなれば脳科学の知見がどのように受けとられ理解されているかについての議論です。

こんどは、脳科学が社会の仕組みにおいてどのような機能を担っているのか／担いつつあるのかを見ていきます。

現代社会において科学技術が重大な役割を果たしていることは生活空間をちょっと見まわしてみただけでよくわかります。

しかし、では脳科学という学問が実際にどのような役割を演じている／演じることになるかは、かならずしも明確であるとはいえません。すでに成熟していて社会に占める役割も安定している物理学や化学とちがい、発展途上にある脳科学がもつポテンシャルを十全に描ききることは困難です。

確かに医療分野などにおいては、新しい検査・治療方法の確立や新薬の開発などで脳科学の知見はすでに十分に大きな役割を演じています。しかし、脳の仕組みと働きが科学的に解明されることのインパクトは、医学や心理学といった特定の学問分野を越えて、社会全体におよぶと筆者は考えています。

以下では、社会全体のメカニズムという大きな視野に立って、脳科学がそこにおいてどのような役割を演じることになるかを素描してみたいと思います。

規律型社会からコントロール型社会へ

脳科学は社会とどのように切り結ぶことになるのでしょうか。

まずは現代社会のメカニズムについておおざっぱな見取図を描いておきます。

フランスの哲学者ジル・ドゥルーズは、一九九〇年に発表したエッセイ「追伸　管理社会について」において、同じくフランスの哲学者ミシェル・フーコーの仕事を参照しながら、現代社会が「規律型」というべき形態から「コントロール型」というべき形態に移行しつつあることを指摘しました（ジル・ドゥルーズ「追伸　管理社会について」、『記号と事件』宮林寛訳、河出書房新社、一九九六）。どういうことでしょうか。

「規律型」社会とは、フーコーが一九七五年に刊行した『監獄の誕生』という作品において提起

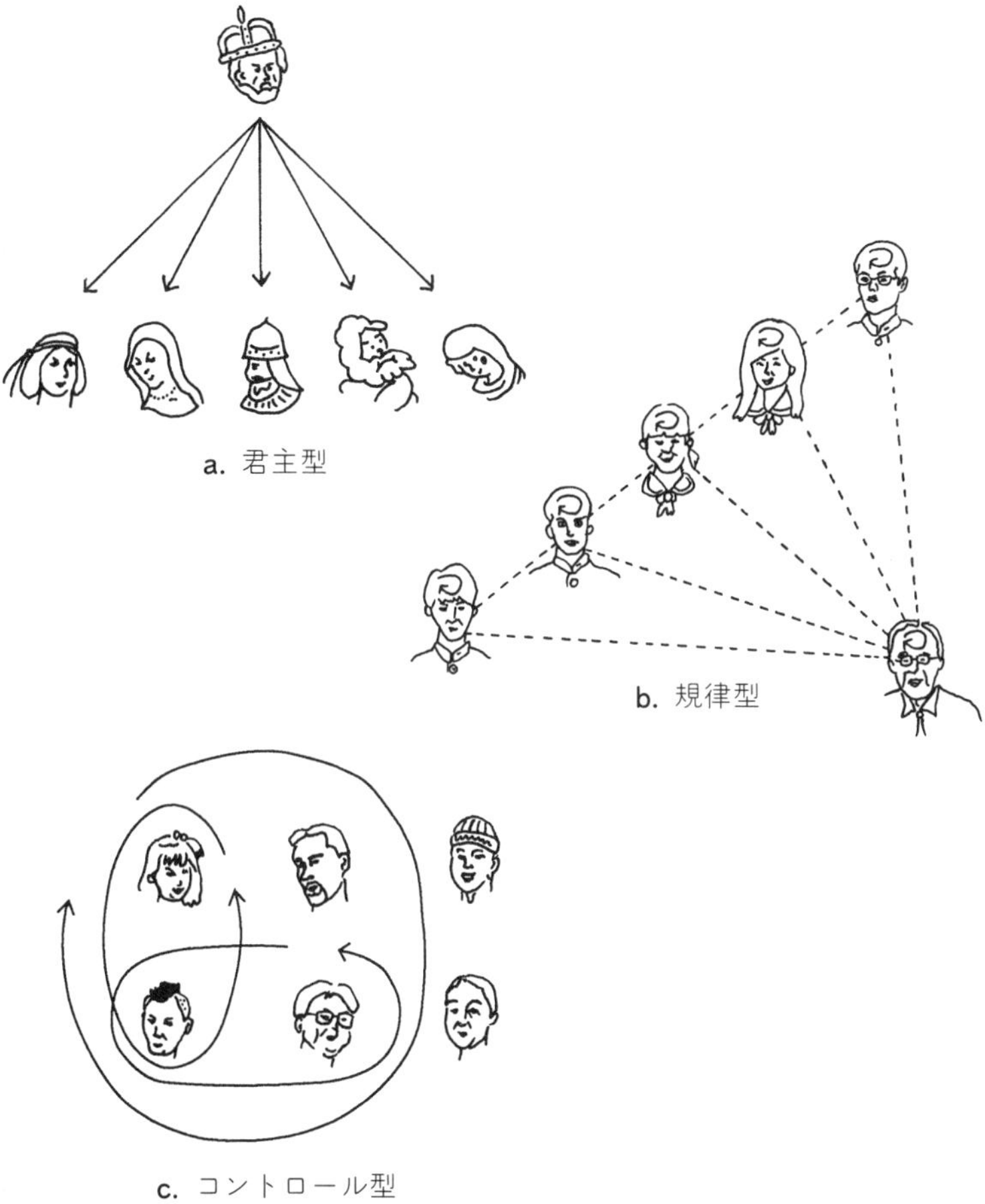

[図26] **君主型―規律型―コントロール型**

a. 君主型：メンバー（下に並ぶ5人の臣民）は君主（頂点）から一方的に服従を強いられます。矢印は権力がはたらく方向を示しています。

b. 規律型：メンバー（左上の5人）は自発的に規範を守るよう教育・訓練されます。各人の内部の矢印は各メンバーの内面的な規範遵守を、メンバー間を結ぶ点線はたがいに規範遵守を求めあう相互関係を示しています。他メンバーに規律を要請する教師については、一つだけほかとは離して描いてあります。

c. コントロール型：秩序の維持は、内面的な規範によってではなく、メンバーの行動や環境にたいする外面的なコントロールによってなされます。矢印が各人の内部に向かわずにメンバーをまるごと囲んでいるのは、そのことを図示したものです。それぞれの矢印が異なるメンバーを囲んでいるのは、コントロールがさまざまなレヴェルでなされていることを示しています。

した概念です（ミシェル・フーコー『監獄の誕生――監視と処罰』田村俶訳、新潮社、一九七七）。そこでフーコーは、有無をいわさぬ命令と服従にもとづく近代以前の君主型の権力形態に代わって近代社会を特徴づけることになったのは、規律訓練をとおして社会のメンバーが自発的に規範を守るような精神を植えつけていく権力形態にあると指摘し、それを「規律型」権力と名づけました。

学校や会社、刑務所などにおけるしつけや教育、訓練は、メンバーの内面を鍛えることで、メンバーが自発的に社会や組織に適合した行動をとるように仕向けます。運動場での整列やラジオ体操、会社での社訓の唱和や新人研修、刑務所での行進などを思い起こしてもよいでしょう。

こうして社会の秩序は政治家や教師や警官による物理的な強制のほか、メンバー個々人の自発的な意志にも支えられています。実際、学校の授業が自習になったときや、誰もいない場所で信号待ちをしているとき、誰も見ていない道端でタバコを捨てたくなったときなど、教室で大騒ぎをし、大手を振って信号無視をし、堂々とタバコを投げ捨てることが可能であるにもかかわらず、そうすることになんらかの躊躇を感じる人が大半だと思います（もちろん傍若無人にふるまう人もいますが。しかしその行為が露見した場合、懲罰や教化などによってふたたび規律訓練が課せられることになります）。そして、そのような自発的な意志がどこからきたのかと考えると、この社会がしつけや教育、訓練などをとおしてじつに執拗かつシステマティックにそれを促しているということがわかります（昨今ではそうした仕組みがうまく機能しなくなっているという指摘もありますが、それはそれで以下に検討することになる社会形態の移行の問題につながることになります）。

このように規律型社会では、規律訓練をとおしてメンバーの内面を鍛えることで、物理的な強制力を行使する監視者が不在でもその秩序が維持されています。日本においてこれがもっとも有効に機能したのは、近代国家が立ちあがる明治期から高度成長の終わる一九七〇年代までの時期にあたります。

なお、「権力」というと、偉い人や機関から有無をいわさず強制的に命令してくるような力をイメージするかもしれません。また、「独裁者」とか「支配者」といった言葉を連想して、なにか古臭くて大げさで、自分たちの日々の生活にはなんの関係もないように思われるかもしれません。しかし、現代の権力論が対象とするのはそうした力だけではありません。

フーコーは近代社会の権力を、メンバーが国家や社会の目的に合わせた行動を自発的に行うように仕向けていく装置として描きだしました。先に挙げた例を見ると、フーコーが提起した権力概念が日々の生活とも大いにかかわりがあるということが理解できると思います。だからここでは、「権力」という言葉が一般にもつイメージにはあまりこだわらず、それを以上のような意味でとらえてもらえたらと思います。

では、それに代わって台頭しつつあるとドゥルーズが指摘した「コントロール型」社会とはどのようなものでしょうか。

これは、メンバーの内面を鍛えるのではなく、その行動を外面的なデータによって直接的に制御していくやりかたです。

ドゥルーズ自身が挙げているのは、個人情報と位置情報を活用した監視システムです。エレクトロニクス化されたカードを所持したメンバーは、つねにその位置を監視され、指定内のエリアへの進入を許可され、また指定外のエリアへの侵入を禁止されます。

このやりかたが規律型と異なる点は、もはや個々のメンバーの内面を問題にしないことです。この例でいくと、規律型社会では立ち入ってよいエリアといけないエリアとをメンバーにわきまえさせる必要があり、そのために規律訓練による規範の内面化が必要でした。しかしコントロール型社会においては、もはやそのような規律訓練は必要とされません。個々のメンバーの資格に応じた情報をコンピュータに入力しておくだけで、指定内のエリアではドアが開き、指定外のエリアに入ろうとするとドアが開かずブザーが鳴るといったように、メンバーの行動を物理的に制御できるようになります。

このようなかたちでメンバーの行動を制御できるので、コントロール型社会においてはメンバーが「心の中」で規範を守ろうと思っていようがいまいが、またどのような主義主張をもっていようが、そんなことはどうでもいいということになります。

このアイデアの興味深い応用例として、映画『トータル・リコール』や『バトル・ロワイアル』で描かれた「電子首輪」を思い浮かべる人もいるかもしれません。この首輪は、監視者に個々のメンバーの正確な位置を知らせるとともに、リモート・コントロールによる首輪の爆破によって違反者や逃亡者を殺害する機能ももっていました。実際にそのような首輪が実用化されたという話は聞きませんが、わたしたちが日常的に使用しているIDカードもこれとほぼ同様の機能を提供しています(爆発する代わりにブザーが鳴るというちがいはありますが)。

ドゥルーズがこの概念を提起したのは一九九〇年のことですが、現在からみるとこのような仕掛けはもはやあたりまえになっています。自動改札と磁気カードによる鉄道の定期券、銀行のATMシステム、携帯電話、買い物の履歴が克明に記録されるインターネット上のショッピング・サイト、街角に設置された監視カメラなどを考えてみてもよいでしょう。

こうした社会形態の移行の背景には、とくに二〇世紀後半以降の先進諸国において、「豊かになる」「まじめに働く」「目上の人にはしたがう」「会社に尽くす」などといった、社会全体で共有されていた規範や行動様式が失われつつあるという状況があります(その是非についてはさまざまな議論がありますが、ここでは深追いしません)。規範は共有されていてはじめて意味をもつものですから、こうした状況のもとでは規範の内面化という規律訓練もうまく機能しなくなります。

規律型社会では、メンバーに規範を内面化させるまではなかなか骨が折れますが、いったんそれがうまくいけば、個々のメンバーが勝手に適切な行動をとってくれるという利点がありました。しかし、それがうまくいかなくなると、すべてがガタガタと崩れてきます(教師がどれだけ規律訓練を試みても「学級崩壊」を食いとめられない、など)。相手がなにを考えているかもわからなくなり、メンバーどうしの相互不信も深まっていきます(「突然キレられるんじゃないか」「なにをしでかすかわからない」など)。

そうなると、もはやメンバーの内面をつくりあげたり忖度したりするような無駄な努力はやめて、個人情報などの外面的データによってその行動を制御したほうが有効だろうということになり、現代社会はそのようなコントロール型の方向へと大きくシフトしつつあります(もちろん、かといって規律訓練が消滅するわけではなく、それは将来においても一定の役割を演ずることにはなるでしょう)。

また、そうした社会は、力をもつ少数の支配者が権力を占有しているのではなく、抑圧者と被抑圧者という線引きの難しい、いわば職場や家庭や共同体を構成する多数のメンバーの一人ひとりがその場その場で小さな権力者としてあらわれる社会だということもわかります。

以上、非常に単純化してまとめましたが、訓練から制御へ、規律訓練による内面的な規範の注入から外面的なデータによる行動のコントロールへ、という時代の流れは、多くの人が実感するところだと思います。

ところで、このようなコントロールの発想はかなり以前から試みられてはいました。それが近年になって急速に浸透してきたのは、哲学者の東浩紀が明快に示したように、なによりも電子メディアやコンピュータ、通信ネットワークなどの情報テクノロジー(IT)の飛躍的な発展によります（東浩紀「情報自由論」、『中央公論』二〇〇二年七月号〜二〇〇三年一〇月号、中央公論新社）。先のＩＤカードの例でも見たように、コントロール型社会では、膨大な量のデータ処理とデータ通信が必要になります。このところのコンピュータの高性能化・小型化・低価格化と高速な通信ネットワークの整備によって、従来は「絵に描いた餅」にすぎなかったアイデアが一挙に現実化してきたというわけです。

規律型社会からコントロール型社会へ。これがフーコーとドゥルーズが素描した見取図でした。そこでは情報テクノロジーが大きな役割を演じていることも確認しました。

では、それと脳科学とがどう関係するというのでしょうか。

コントロール型生政治と脳科学

コントロール型社会を支える科学技術として、情報テクノロジーとともに本書が注目するのは、バイオテクノロジーです。

ここでは「バイオテクノロジー」という言葉を、「生物を工学的見地から研究し、品種改良や薬品、食品などの製造に応用する技術の総体」と定義しておきます。以下で見ていくように、これはコントロール型社会にきわめて親和的なテクノロジーとして、非常に大きな役割を担うことになると考えられます。

そのなかでも中心的な位置を占めるのが、分子生物学や遺伝学をもとにして遺伝子組み換えやクローニングを行う遺伝子工学と、ここでの中心テーマである脳科学です。

フーコーは、近代社会を特徴づける性質として、規律訓練のほかにもう一つ、「生命の管理」を挙げています。

近代以前の社会における権力、たとえば王権は、いうなれば「死の権力」でした。それは臣民に死を与える（殺す）ことができる力を基盤にしていたからです。それにたいして近代社会における権力は、人びとを殺すことにではなく、人びとの生を総体として管理することに関心を移した「生の権力」（生権力）です。たとえば「人口」や「公衆衛生」といった概念をもちいた政策が典型的です。生権力によってなされるこのような生命の管理のありかたは、「生政治」と呼ばれることになります（ミシェル・フーコー『性の歴史I――知への意志』渡辺守章訳、新潮社、一九八六）。

ここで、「政治」という言葉についても若干の補足をしておきます。

本書では「政治」を、「ある範囲の人びと全員を拘束してしまうような事柄を決めること」という意味で使います（橋爪大三郎『政治の教室』PHP新書、二〇〇一、p.27）。

ある仲良しグループにおいて、メンバーの一人であるXさんがグループにおける自らの地位を確立するためにほかのメンバーどうしが仲違いするように仕向けた場合、その行為は十分に政治的だといえます。メンバー間の仲違いは、メンバー全員の今後に影響を与えずにはいないからです。逆に、結束を取りもどすためにメンバー間の関係を修復しようと奔走するYさんの行為も、それと同じ意味において政治的です。

　政治をこのようにとらえると、それは国家や自治体や政治家の営為だけを指すわけではなくなります。なにかを決めて、メンバーを拘束しているのであれば、それは政治です。そうすると、政治家や政党が行うマクロな政治と、人びとが家庭や学校や企業やグループなどにおいて日々実践しているミクロな政治があることになります。この見かたの利点は、マクロとミクロの政治を統一的にとらえることで、（のちに実例をとおして見るように）それらが連関しあっている事態を理解しやすくなることです。

　政治という言葉にはあまりよいイメージがないかもしれませんが、以上の定義と例からもわかるように、政治はそれ自体としてはよいものでもわるいものでもありません（本書でもこの言葉にマイナスの価値を負わせることはしません）。それは人びとが共生していくために不可欠な営為です。本書にはこれから「政治」という言葉がよく出てきますが、先の「権力」と同様、「政治」についても以上のように案外と身近なことを指す言葉と考えてもらえたらと思います。

　さて、社会学者の大澤真幸は、フーコーの提起を受けて、近代的な権力の二つの性質（規律型権力と生権力）のうち、生権力が突出してきたのが現在のコントロール型社会だと言います（東浩紀、大澤真幸『自由を考える――9・11以降の現代思想』NHKブックス、二〇〇三）。

　実際、コントロール型社会においてはメンバーにどのような意思や主義主張をもたせるかということは問題になりません。人間は精神的なレヴェルではなく生物学的なレヴェルで扱われることになります。イタリアの哲学者ジョルジョ・アガンベンは、生物学的なレヴェルで管理されるこのような人間の生のありさまを「剝き出しの生」と呼びました。彼は「剝き出しの生」の政治化、つまり生政治の誕生こそが近代における決定的な出来事であったと言います。その範例として彼が挙げるのは、ナチス・ドイツなどによってつくられた強制収容所における人びとの生のありかたです。強制収容所に収容された人びとは、収容する側の徹底的な管理のもとに、文化的な生活はもとより名前、衣服、財産などのおよそ人間的とされる一切を剝奪され、まともに生きていけるとは思えないくらいの少量の食事しか与えられず、極端に厳しい労働を強いられ、虐げられた家畜のような生を余儀なくされました。これが、人間的な要素が排除され生物学的なレヴェルにまで切り詰められた「剝き出しの生」の究極的なかたちです（ジョルジョ・アガンベン『ホモ・サケル――主権権力と剝き出しの生』高桑和巳訳、以文社、二〇〇三）。

収容所の話をされても実感できないと思われるかもしれませんが、コントロール型生政治は、狭義の政治の世界とは一見関係なさそうな、卑近な日常生活にもすでに浸透しています。その状況を理解するのに有効な言葉が三つあります。「マクドナルド化」「動物化」「自己家畜化」です。

アメリカの社会学者ジョージ・リッツァは、社会の「マクドナルド化」という言葉でそれを表現しています（ジョージ・リッツァ『マクドナルド化する社会』正岡寛司監訳、早稲田大学出版部、一九九九）。たとえばファーストフード店での「イスによる消費者管理」。店舗は、長い時間は座っていられないような居心地のわるいイスを採用することで客の回転を上げ、ひいては売り上げの向上に結びつけているというわけです。そこではあらゆることが徹底的な計算にもとづいてデザインされており、実際に人びとはそのとおりに、パブロフの犬のように条件反射的に動くことになります。確かにファーストフード店のようすをよく見てみると、従業員だけでなく客までもが非常に定型化された決まりきった行動をとっていることがわかります。

「動物化」とは、思想家アレクサンドル・コジェーヴが提起し、近年では東浩紀が現代社会の分析に活用している概念です。これは、高度に発達した消費社会において即物的な欲求充足の回路に自閉して生きる人びとのありかたを指しています。彼はそれが現代日本のオタク文化に端的にあらわれていることを示しました（東浩紀『動物化するポストモダン――オタクから見た日本社会』講談社現代新書、二〇〇一）。また、この動物化現象は先のマクドナルド化に象徴される生政治のありかたと密接にかかわっているとも言います。本物の動物は人間が考えるよりずっと複雑で精妙な生き物ですが、ここでいわれる動物化は、マクドナルド化に象徴される短視眼的な欲求充足に閉じこもる現代人のありようを指す、すぐれて「人間的」な概念としてもちいられています。

「自己家畜化」は、二〇世紀ドイツの人類学者E・フォン・アイクシュテットらが提起した概念です（尾本恵市編『人類の自己家畜化と現代』人文書院、二〇〇二）。家畜とは要するに牛や豚のことですが、もう少しちゃんと定義をすると「人間に飼育され、行動や成長、繁殖をコントロールされている動物」を指します。「自己家畜化」とは読んで字のごとく、人間が自分自身を家畜のように扱っているということです。「家畜化」というとちょっとドギツク響くかもしれません。しかし、公衆衛生、遺伝子改良、人口調整等々を思い起こせばわかるとおり、人間が人間に行っていることは、人間が家畜動物に行っていることと本質的にはなんらちがいはありません。ただ人間の場合には、牛や豚とちがい、自らすすんで家畜化するという特徴があります。「マクドナルド化」「動物化」「自己家畜化」というすぐれて現代的な概念からは、コントロール型生政治の本質が浮かび上がってきます。それは、人間の基礎的な「生命」「生物」「動物」としての部分、つまり「剝き出しの生」の部分に訴えかけることで、その行動や成長、繁殖をコントロールしようという戦略です。

それでは、なぜ脳科学がコントロール型生政治と親和的なのか。いいかえれば、なぜコントロール型社会において十二分に活用されるのか。

規律型社会の衰退は、もはや人間の内面には立ち入らない外面的なデータによる「剝き出しの生」のコントロール型管理を生みだしましたが、生物学とその応用であるバイオテクノロジーが提供する知見こそ、そこで求められるものにほかならないからです。そのようにしてバイオテクノロジーは情報テクノロジーとともにコントロール型生政治の主要ツールになります。社会が人間の内面にかかわることをやめたのちは、その代わりに剝き出しの生物学的情報である脳情報や遺伝子情報が登場してくるというわけです（先の東は「情報自由論」のなかで、コントロール型社会における欲望の管理はかならずしも生物学的になされる必要はなく、広告やマーケティングなどの記号的戦略によってもかなりの程度可能だと述べています。これは正しい指摘ですが、本書のテーマ上ここでは前者を中心に考えます）。

たとえば、斎藤環による興味深い指摘によれば、なにか大きな事件や犯罪が起こったときに新聞やメディアなどに駆りだされてくるコメンテーターは、昔は多くは小説家でした。小説家こそが人間を描くスペシャリストだと考えられていたからです。しかし、時代がくだるにつれ、とくに一九八〇年代以降は心理学者や精神科医、社会学者が重宝されることになります。これには人間の行動を心理学や社会学の用語でラベリングしたいという風潮が反映されているようです。現在もこの流れは継続していますが、一九九〇年代に入ると、そこに脳科学者が仲間入りすることになります（斎藤前掲書）。『脳が殺す』『平気で暴力をふるう脳』『平然と車内で化粧する脳』といったタイトルの書籍が大きく注目されている現象をここに加えてもよいでしょう。

こうした脳中心主義の拡大、斎藤のいう「脳のスペック化」「『心理』から『脳』へ、という新たな退行現象」は、コントロール型社会への移行における生物学的情報の重要度の高まりを反映しているといえます。

さらに重要なのは、コントロール型社会において活用されるのは生物学的な情報だけではなく、人間を生物学的に改変していく技術そのものでもあるということです。つまり脳にかんする知識や情報だけでなく、脳を改変していく技術や製品そのものが活用されることになります。

脳科学がもたらす未来

アメリカの政治学者フランシス・フクヤマは、二〇〇二年に刊行された『人間の終わり』において、今後の人間社会に重大な影響を与えるテクノロジーとして、情報テクノロジーとバイオテクノロジーの二つを挙げ、その社会的意義について考察しています（フランシス・フクヤマ『人間の終わり――バイオテクノロジーはなぜ危険か』鈴木淑美訳、ダイヤモンド社、二〇〇二）。バイオテクノロジー批判である同書の政治的主張への賛否はいったん措くとしても、その洞察は的確です。

以下、フクヤマが提出した見取図によりながら、バイオテクノロジー――なかでも脳科学――が今後の社会のありかたにどのような影響を与えることになるかを見ていきたいと思います。

フクヤマは、バイオテクノロジーの発展が社会にもたらす影響には以下の四つの段階があると指摘しています。そして「これが倫理的なだけでなく政治的な問題であるということを忘れてはならない。このテクノロジーにたいして、これから二、三年の間に下す政治的判断によって、我々の未来は決まるのだ」（前掲書、p.21）と言います。

第一段階　脳についての知識と人間行動の生物学的しくみについての知識が高まる

第二段階　神経薬理学が発達し、感情と行動の操作が可能になる

第三段階　平均寿命が延びる
第四段階　遺伝子工学が発展する（前掲書、pp.20-21）

もちろん、事態は前の段階が終わってから次の段階に進むといった具合にきれいに進行しているわけではありません。実際にはすべての段階が複雑に関係しあいながら同時的に進行しているといったほうが正確です。あくまで大まかな見取図として理解しておいてください。

脳科学がかかわるのはおもに最初の二段階です（もちろん最後の二段階とも無関係ではありませんが）。つまり脳科学は、バイオテクノロジーが提起するであろう課題のうち、もっとも急を要するものの中心を占めるということになります。

第一段階も第二段階も、まさに現在進行中です。「間奏　脳研究小史」で見たように、現代脳科学は驚嘆すべき成果を続々と挙げています。人びとが脳という器官に関心をもち、その驚異的な仕組みと働きに魅惑されるのは、この第一段階の成果をまのあたりにしているからです。他方第二段階もまた着々と進行しています。のちに触れる抗うつ薬プロザック、ＡＤＨＤの治療薬リタリンの発売と普及はその象徴的な例です。

ここで、第一段階を脳科学の発展に対応させ、第二段階を脳工学――本書では脳科学を応用した製品やサーヴィスを生みだす技術を総称して「脳工学」と呼んでおきたいと思います――の発展に対応させて理解しておいてもよいでしょう。

リタリンに見るコントロール型制御

フクヤマは、「社会構造を改変しようという試みには見切りがつけられたものの、バイオテクノロジーと脳科学の進歩によって、新たな形の社会工学が実現する可能性が浮上してくる」（前掲書、p.19）と言います。この「新たな形の社会工学」とは、本章で考察してきたコントロール型という新しい社会形態を指しています。

このことを、ＡＤＨＤとその治療薬リタリン（商品名）を例に見てみます。

ＡＤＨＤ（注意欠陥多動性障害）とは、注意が長続きしない、落ち着きがない、衝動的な行動がやめられないなどの症状を特徴とする、比較的最近になって認定された病気です（国際的に使われている診断基準であるアメリカ精神医学会の『精神疾患の診断・統計マニュアル（ＤＳＭ）』には一九八七年に登場）。じっと座って授業を聞いていられない子どもや、どうしても物を片づけられない大人についての話をニュースなどで聞いたことがある人も多いと思います。ＡＤＨＤがはたして本当の「病気」であるのかどうかという点についてはさまざまな議論がありますが、ここではそれについては触れません。

本章の関心からいえば、ＡＤＨＤの認定は、内面的な問題であったものが外面的なデータへと変換されていくというこの時代の流れを画する象徴的な出来事でした。

ＡＤＨＤで問題となる症状は、もちろん程度のちがいはありますが、これまで「健常者」の資質や性格、親などのしつけの問題、いうなれば個々人の内面の問題として片づけられてきたものでした。それが「脳の機能障害」とされることで、そうした問題ではなくなり、社会制度や薬物によるコントロールの対象となります。その是非はともかくとして、これが規律型社会からコントロール型社会への移行という社会全体の傾向と対応していることは理解しやすいと思います。

これをフクヤマが「新しい社会工学」と呼ぶのは、このようにリタリンが社会のメンバーの「問題行動」をなくすための一種の社会的抑制のツールとして使われているとすると、この社会的抑制は従来のように国家や政府による従順な国民の育成（訓練）というかたちではなく、家族や教師、場合によっては本人などの社会のメンバー自身の相互監視・相互干渉（制御）によってなされているという点に注目しているからです。これも本章で描いてきたコントロール型社会の性格と合致するものといえます。

「美容薬理学」と「私的な優生学」

さて、このようなかたちで脳工学とコントロール型生政治が結びついた場合、どのような事態が予想されるでしょうか。フクヤマの議論のうち、「美容薬理学」と「私的な優生学」の問題をとりあげておきます。

まず、「美容薬理学」の問題です。

アメリカでは子どもへの過剰なリタリン投与が問題になりました。リタリンは多量に摂取するとコカインに似た副作用が起こるといわれており、子どもの「薬漬け」的状況が指摘されています。しかし、この問題は依存性や副作用のより少ない新薬の開発によって緩和される可能性があります。

ここで注目したいのは、ADHDでない人つまり「健常者」もまたリタリンを使いはじめたことです。集中力が高まり勉強がはかどることを知った学生たちがこぞってもちいるようになったといわれています。

このような使用法は、もはや障害や損傷を埋めるためのものではなく、「プラスアルファ」をもたらすためのものです。一般に、不自由な眼を治すのは治療であり、一重まぶたを二重まぶたにするのは美容整形だといわれています。これにならっていえば、健常者が「脳力向上」のためにリタリンを服用することは「美容」薬理学に属する、というわけです。

元来治療目的で開発された薬物のこうした「乱用」は、抗うつ薬プロザック（商品名）をめぐっても問題になりました。うつ病をわずらっていなくても、気分が沈んだり自信がなくなったりすることは誰にでもあるものです。そこで、そういう人が「快活になるために」「ちょっと気分をよくするために」プロザックを服用することになります（フクヤマはこのようなかたちで獲得される自尊心を「壜入りの自尊心」と揶揄しています）。結果としてアメリカでは二八〇〇万人もの人びとが使用しているといわれています。

プラスアルファのための薬物使用の是非については現在活発な議論がなされています。確かに、それは「ずるい」ということもできます。しかし、これについての反論は容易ではありません。たとえば身体への悪影響や所得格差による不公平感を論拠とした反論は、その状況がある程度改善されれば消散します。また、「自然に反する使用」を論拠とした反論は、そもそも人間にとってどういう状態が自然でどういう状態が不自然なのかという解決不能の線引き問題をもたらします。

下條信輔が指摘するように、結局、賛成するにせよ反対するにせよ、この傾向を押しとどめる有力な反論は成り立たず、今後もこの傾向は拡大するように思われます（下條信輔『〈意識〉とは何だろうか――脳の来歴、知覚の錯誤』講談社現代新書、一九九九）。

次に、「私的な優生学」の問題です。

優生学とは、簡単にいえば、人類にとって「悪性」の遺伝的要素を排除し、人類の遺伝的特性の改善を目指す考えかたのことです。

フクヤマはこんな話をします。同性愛の遺伝についての理解が進み、脳に作用して選択的にゲイの子どもを生む可能性を減らせる薬品が開発されたと仮定します。そしてその薬品は安く、効果的で、副作用がなく、プライヴァシーが守られるものとします（ちなみに、この仮定はそれほど荒唐無稽とも思われません。SF的な遺伝子操作技術を待たずとも、かなり狭い範囲の症状や能力に選択的に作用する薬や、個々の「患者」の生物学的プロフィールに応じてつくられるオーダーメイドの薬が、今後さかんに実用化されることになるでしょう）。

さて、そのとき、この薬品を服用したいと思う妊婦はどれくらいいるのでしょうか。フクヤマの推測は、ゲイ差別に反対している人も含めて多くの人がこの薬品を服用しようとするのではないか、というものです。

そうかもしれません。ゲイにたいする差別が不当なものであり、そうした差別をなくすのは正しいことであるにせよ、自分の子どもが差別の対象になる可能性はできるだけ減らしたい、親がそう考えるのは確かに自然です。しかし、その結果として生ずるのは、人類からのゲイの事実上の排除です。

親のその選択を不正義として糾弾することはもちろんできません。しかしここには、それを科学や自由の進歩と呼んで単に祝福するだけでは済まない問題が潜んでいるともいえるのではないでしょうか。これを先の「美容薬理学」でとりあげた「まぶた」や「快活さ」をはじめ、「眼の色」「肌の色」「髪の色」「足の長さ」「計算能力」といった要素にあてはめて考えてみてもよいでしょう。

「すばらしい新世界」

今後この傾向が進展していくのはほとんど不可避と思われますが、ではその先にはどのような社会を思い描くことができるでしょうか。

その点で示唆に富むのは、イングランドの小説家オルダス・ハックスリーが一九三二年に発表した小説『すばらしい新世界』です（オルダス・ハックスリー『すばらしい新世界』松村達雄訳、講談社文庫、一九七四）。

この作品で描かれるのは、バイオテクノロジーとコントロール型生政治との結合が極限にまで進んだ社会です。

その「すばらしい」世界では、高度なテクノロジーと社会工学によって、人間の欲望や繁殖のコントロールがほぼ完璧に達成されています。出生数は厳密な計算のもとに決定され、人間は「人工孵化・条件反射育成所」から生まれてきます。胎児や幼児にはさまざまな生化学的・心理学的な処理がなされ、あらかじめ決められたそれぞれの階級に合ったしかたで思考し行動するように適切にデザインされていきます。また、感官を直接刺激するフィーリ（触感映画）といった娯楽やフリーセックス、服用するだけで幸せな気分になれるソーマといった薬物などが提供されることで、あらゆる欲求が満たされていきます。

その結果、「すばらしい新世界」の人びとは自分の境遇に完全に満足し、この社会のメカニズムそのものに眼を向けることがありません。このようにして、最上層の人間も最下層の人間も不満を抱かず誰も傷つかない「すばらしい」世界、同時に極度に排他的な階級分化にもとづいた差別社会が維持されています。

ハックスリーが描く世界はあまりにできすぎているようにも思われますが、しかし、そこで提出された道具立て——体外受精、向精神薬、遺伝子工学など——は、どれもすでに実現され、すぐれて今日的な問題として議論されているものばかりです。

実際、『すばらしい新世界』の着想を引き継ぎ、当時はまだ実現されていなかった技術的・社会的な条件を視野に入れた議論がさまざまになされています。

アメリカの哲学者ジョナサン・グラバーは『未来世界の倫理』において、遺伝子工学や脳工学で人間性を改造することが可能になったとしたら、そこにどのような人間像が浮かびあがることになるかを考察しています（ちなみにこの本の原題は「そこにはどのような人びとが存在すべきか *What sort of people should there be?*」、つまり未来世界で生き残ってもよい人間とはどんな人間なのかという直裁なものです）。彼はそこで、親が子どもに与える遺伝的特性を選ぶことができる「遺伝子スーパーマーケット」を提案しています（ジョナサン・グラバー『未来世界の倫理——遺伝子工学とブレイン・コントロール』加藤尚武、飯田隆監訳、産業図書、一九九六）。

また、アメリカの生物学者リー・M・シルヴァーは、そのようにして遺伝子工学的な処理のもとに生まれてくる子どもを「デザイナー・チャイルド」と呼び、その是非を問うています。さらに未来社会の構図として、人種や民族のちがいではなく、遺伝子改良のなされた人びとからなる「ジーンリッチ階級」（「ジーン（gene）」は「遺伝子」の意。直訳すると「遺伝的に豊かな階級」）と、なにもなされていない人びとからなる「ナチュラル階級」（「自然な階級」）へと二極化した社会を想像しています。

この社会では、金持ちは自分や子孫の人生をより有利なものにしようと遺伝子改良に血道をあげます。他方でそんな経済的余裕のない人びとはこれまでどおりの「自然な」かたちで子孫に遺伝子を引き継ぐことになります。また、ジーンリッチ階級の子弟はその優秀な遺伝的資質を生かすための行き届いた教育を受けることになりますが、ナチュラル階級の子弟には最低限の教育しか与えられません。

その結果、経済やマスコミ、スポーツや学術などのあらゆる分野にわたってジーンリッチ階級の人びとが支配権を握ることになり、ナチュラル階級の人びとは被支配階級相応の単純労働に従事することになります。このようにして二つの階級間の格差はどんどん広がっていき、ついにはインドのカースト制すらおよびもつかないような厳格な階級社会——民主制の皮をかぶった奴隷制——が生まれることになります（リー・M・シルヴァー『複製されるヒト』東江一紀ほか訳、翔泳社、一九九八）。

コントロール型生政治＋脳工学＋脳中心主義

むちゃくちゃな話だと思われるかもしれません。しかし、もし——「ある程度」でいいのですが——脳に作用して性格を改変できる薬品や、自分や子孫の特定の身体的・知的能力を改変できる遺伝子改造技術が開発され、お金さえ払えばそれを利用できるということになったとしたらどうでしょう。それで本当に望んだもの（成功、名声、地位、等々）が手に入るかどうかは別としても、多くの人が「できるものならやってみたい」と思うのではないでしょうか。それに加え、すでに社会にはお金をたくさん使える人びととそうでない人びとのあいだに大きな格差が存在することを考えるなら、シルヴァーの予想はむしろ穏当なものだとすら思えてこないでしょうか。

また、ここでなされている話——美容薬理学、私的な優生学、ジーンリッチ階級とナチュラル階級、等々——を、おぞましいものと思う人もいるかもしれません。しかし、わたしたちの多くは簡単快適に欲求や欲望を充足させてくれるこのような仕掛けが大好きなのだという事実は銘記しておく必要があります。「無痛文明」の問題を提起する生命学者の森岡正博が論じているように、それを支えるのは、苦痛を避けたい、快くなりたい、気持ちよくなりたい、有利になりたいといった社会のメンバーの一人ひとりが抱く欲望にほかなりません（森岡正博『無痛文明論』トランスビュー、二〇〇三）。

ハックスリーの『すばらしい新世界』には、ムスタファ・モンドという「統括者」（その名も"Controller"）が登場しましたが、シルヴァーやグラバーの未来社会にはそうした権力者は出てきません。大権力者など必要ないからです。社会全体をデザインする権力者によってではなく、自分の利害や関心にのみしたがうメンバー一人ひとりの行動の累積と相互作用が「すばらしい新世界」をもたらす可能性を彼らは論じていますが、これまでの考察からすればそのほうがより現実的といえます。

階層的で排他的な社会は、直接的にそれを望む思考や感情によってのみ生まれるものとはかぎりません。フクヤマやシルヴァーが指摘しているのは、誰もそんな社会を望んでいなかったとしても、それが十分に起こりうるということです。ここには、メンバーの一人ひとりが自分の利益のみにしたがって行動した結果として、これまでどんな全体主義社会も達成することができなかったような階層的で排他的な社会が生まれることになるかもしれない、という逆説があります。

これを荒唐無稽でSF的な無駄話として切り捨てることもできます。確かにそうかもしれません。どうせ人間のやることです。完璧はありえません。コントロール型といったって完璧にそれがなされるわけはないし、すばらしい新世界も完璧に「すばらしい」ものになるわけではないでしょう。そもそも、ある社会が完璧に組み立てられていたとしたら、それについて思考すること自体が不可能であるか無意味になります。また、そういうことがありえないからこそ、人は自分の社会について考えることができるともいえます。それに、こうした想定において描かれる「生命」とは、「自由」とは、「能力」とは、「優秀」とは、「有利」とはなにか、ということが根本的に問われるべきでもあるでしょう。

しかし、そのためにも、いやそれどころか、いったいなにが問いなおされるべき問題であるかを見出すためにも、先のような想定をしてみることは無駄ではありません。

いまわたしたちが目の前にしているのは、「コントロール型生政治＋脳工学＋脳中心主義」のトライアングルがわたしたちの生活を大きく規定しつつあるという状況なのです。

心脳問題の横滑り――「ある種の知的な気分」の政治性

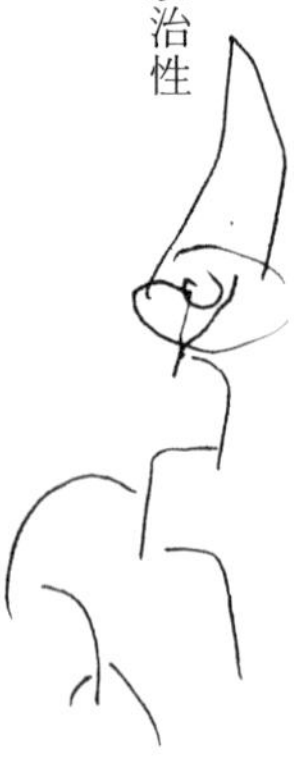

生物学的情報の政治性

以上、脳中心主義が現代社会の根本教理の一つになっていることと、その背景にはすぐれて現代的なコントロール型生政治の台頭があり、そこにおいて脳科学が重要な役割を果たしつつあることを見てきました。

このような状況のもとで進んでいるのは、これまでおもに政治的な観点からつくられてきた人間の行動を判定したり制限したりする基準が、従来は非政治的で価値中立的と考えられてきた生物学的な情報にどんどん置換されていくという事態です。

そこでもちいられる生物学的情報のなかでも、脳と遺伝子にかんする情報が大きな重要性をもつこと、それらの情報をもちいた組織や社会の運営は高度に発達した情報テクノロジーによって可能になっているということは見てきたとおりです。

人間の行動を判定したり制限したりする基準が非政治的な生物学的情報に置換されていくというこの事態は、逆にいえば、これまで非政治的と考えられてきた生物学的な情報が、そのまま非常に大きな政治的意味を帯びることになったということでもあります。

これを理解するのがなかなか難しいことは確かです。同じ科学技術でも、誰から見ても政治的であるようなものと、そうとは意識されないが実際には高度に政治的なものとがあるからです。たとえば、核物理学と脳科学を比べてみてもよいでしょう。二〇世紀以降の核物理学の発展には驚異的なものがありました。その発展を目の当たりにした人びとは、それがとんでもなく大規模な破壊兵器を生みだすことで、人類の滅亡という厄災をもたらすことになるかもしれないという危機感をもちました。その意味で核物理学は、そのかなり早い段階から、単なる知的な探究である以上に、それ自体が高度に政治的な営為として認知されてきたといえます。

他方で脳科学の場合、その政治的含意はそれほど明らかではありません。

脳科学の営みは一見いいことずくめに思えます。脳の仕組みと働きが解明されることは、それだけで知的探究心に訴えかけるし、それに病気や障害の治療にも役立つからです。実際、科学者やジャーナリズムによる宣伝では、多くの場合「純粋な知的探究」「医療分野への応用」という側面のみが強調されており、本章で指摘したようなその政治的含意について扱われることはまれです。ここで脳科学の営為が有害だと主張したいわけではありません。そうではなく、脳科学の政治的含意について、それが今後の社会にとって重要な問題になりうることに注意を喚起したいわけです。

前節でとりあげた例で考えてみると、たとえばリタリンの登場は、どうにも手にあまる子どもをもつ親や教師たちにとって福音というべきものでした。そこでリタリンを投与するという行為は、なにも政権や政党と直接にかかわるような狭義の政治的行為ではありません。しかし、しつけによって子どもの内面を鍛えていく方法から、子どもの内面には手をつけず薬物投与によってその生体環境を改変していく方法への移行が、社会全体で生じている規律型からコントロール型への権力形態の移行と正確に対応していることは事実です。その意味でこれはきわめて個人的・家庭的な行為であると同時に政治的な含意をもつことになります。これも薬物投与がいけないとか政治的行為がいけないというような話ではありません。薬物投与の効果は否定できませんし、政治的なものから身を引いてイノセントに生きるということ自体がそもそも不可能です。だからここでも、政治的だからよいとかわるいとかいうことが問題なのではありません。一見わかりにくいけれども脳科学の知見が現代社会のメカニズムと密接に関係しているという事態を見つめてみようということです。

生物学的コントロールの全面化＝コントロールにたいする政治的思考の脱落

従来は価値中立的で非政治的と考えられてきた生物学的な情報がコントロール型社会において大きな政治的意味を帯びることになったという事態を確認しましたが、それと軌を一にして同時に進行しているもう一つの事態をも指摘しなければなりません。

それは、そのような状況であるにもかかわらず、いやむしろそのような状況であるからこそ、当のその状況を理解する能力がわたしたちから失われつつあるという逆説的な事態です。

どういうことでしょうか。

　前節で見たように、コントロール型社会においては個々人の内面（信仰、感情、等々の内容）は問題にならず、むしろ外面的に数値化された生物学的情報（脳情報、遺伝子情報などのスペック）こそが関心の対象となります。こうした社会において「スペックこそすべて」という脳中心主義の思想が支配的になるのは当然といえます。そして、先に見たように、その脳中心主義の教義は政治的・社会的な次元の問題を思考不可能にしてしまいます。

　このように、コントロール型社会における脳情報の政治化と、脳中心主義による政治的思考の脱落は表裏一体の関係にあります。コントロール型社会において脳情報が政治化することは、同時に、そうした政治性を思考することが困難になるという事態をともなっているのです。ちなみに、それが困難になるのは、誰か「わるいやつ」がそれを隠しているからというわけでもなければ、人びとの頭がわるいから見つけだすことができないというわけでもありません（それもあるかもしれませんが）。これは構造的なものです。コントロール型社会は脳中心主義をもたらし、脳中心主義はコントロールの政治的・社会的条件にたいする思考を脱落させます。

　ここでふたたび、核物理学が生みだした核兵器問題と脳科学がもたらす心脳問題とを比較してみましょう。

　核物理学の進展が核兵器問題を生みだした一方で、脳科学の進展は心脳問題をふたたび提起しています。核兵器問題は、だれもがそれを政治的な問題だと認知しています。「じつは世の中には核兵器問題など存在しない。そこには核物理学という純粋な知的探究に属する問題があるだけだ」と強弁することは、端的に荒唐無稽であるように思えます（誰もそんな還元を信じません）。

しかし他方で、心と脳の関係にかんする心脳問題においては、それが簡単に「心の謎をさぐる」知的探究としての脳科学の問題に還元されてしまいがちです。そして、その脳科学の知見自体がはらむ政治的含意について議論されることはほとんどありません。しかしどちらの問題も、それが知的探究としての学問の内部にはおさまりきらない射程をもっている点で同じです。

「ある種の政治的な気分」

さて、ここまでくると、この本のテーマであった心脳問題も、にわかに異なった様相のもとに立ちあらわれてきます。

第二章において、心脳問題とは「『ある種の知的な気分』（心と脳の関係をめぐる堂々巡り）に浸ったとき、そしてその場合にかぎってのみ生ずる難問だ」と述べました。これは実際そのとおりなのですが、本章での考察を踏まえると、これだけではその特質の半分しか表現できていないということになります。

残りの半分はこうです。「同時にそれは現代社会において、あいかわらず『ある種の知的な気分』的なノリの問題であるままに横滑りして、それ自体が高度な政治的意味を帯びることになってしまった難問でもある」。脳という器官が社会においてこれまでになく政治的な意味を帯びることになった以上、心脳問題を考え論ずること自体がじつはすでに高度に政治的な営為になっているのです。

好むと好まざるとにかかわらず、また賛成するしないにかかわらず、脳科学が提供する技術やサーヴィス（薬品や遺伝子改造技術）、心と脳の関係についての言説（脳中心主義）に、わたしたちはこのような社会的文脈において触れることになります。そこから導かれる「ある種の知的な気分」は、もはや単なる「ある種の知的な気分」ではありません。「ある種の知的な気分」はいまや「ある種の政治的な気分」でもあるのです。

「ただなか」で考える

ここで『すばらしい新世界』をもういちど思い出してください。

そこでの市民はみな幸せそうです。生化学処理と洗脳教育と充実した欲求充足サーヴィスによって安楽な生活を送る彼／彼女らは、自らの生活に疑問を抱くことがありません。そこで描かれているのは、さきほど指摘した「生物学的コントロールの全面化＝コントロールにたいする政治的思考の脱落」が極限にまで進んだ社会です。

彼／彼女らには、自らの社会がどのように「階級化」されているか、自らの肉体がどのように「処理」されているか、つまり自らの生を可能にしている諸条件に目を向ける（それはとりもなおさず自らの経験を可能にする政治的・社会的条件を問題化することになります）ことがありません。彼／彼女らからは、自らの「経験の条件」に目を向ける能力が失われているからです。

ここで、本章で検討してきたコントロール型社会と『すばらしい新世界』が示す状況とが同じであると主張するつもりはありません。そもそもその進行の程度がまるでちがいます。しかし、逆に程度がちがうだけだということもできます。プロザックによる「壜入りの自尊心」は、もはや社会的な相互承認による試練＝テストを必要としません。それが常態化すれば、彼／彼女はもはや自分の経験の条件を問うことがなくなるでしょう。

脳工学は薬物や遺伝子操作、電気刺激、手術などによって生体そのものの改変を可能にします。第三章で、心と脳とは不即不離の「すなわち」の関係、つまり「重ね描き」の関係にあることを大森荘蔵とともに確認しました。それを踏まえていえば、脳を改変することは「すなわち」心の風景が改変されるということでもあります。どれだけ脳を改変しても、心と脳とが「重ね描き」の関係にあることは変わりません。しかしそのとき、その「重ね描き」の地図は新たに書き換えられることになるでしょう。そのようにして、脳科学には人間の世界構成のしかたそのものを直接的に変えていく力があります。

脳を改変しようとするとき、そこにはなんらかの問題や利害が存在したはずですが、脳を改変したのち、つまり問題が「解決」されたのちに振り返ってみると、わたしたちにはそれがどんな問題だったのかもよく理解できなくなってしまっている可能性があります。「重ね描き」の地図そのものが塗り替えられている以上、かつて存在した問題や利害もかならずや変容することになります。

そのとき、それが本当に「解決」と呼べるものだったのか、わたしたちはそれを本当に望んでいたのか、ということすら理解できなくなるかもしれません。ちょうど「すばらしい新世界」の人びとのように。

ここで、「いったい自由とはなにか?・」という飛びきり古い問題をふたたび提起してみる必要があります。第三章では、カントの第三アンチノミーの検討をつうじて、人間には自由をいったんカッコに入れて因果関係を特定する（自由をないものと考える）視点と、因果関係のほうをカッコに入れて自由と責任を問う（自由をあるものと考える）視点の両方が要請されることを見てきました。しかし、「すばらしい新世界」に描かれたような「生物学的コントロールの全面化＝コントロールにたいする政治的思考の脱落」を前にすると、自由をあるものと考えるという姿勢の内実そのものがあやしくなってきます。

「すばらしい新世界」では、誰もが自分を自由だと感じています。それもそのはずです。彼/彼女らがどのような欲求を抱くことになるのか、それがどのようにして充足されるのかということ自体が、徹底的な計算によってコントロールされているからです。そして彼/彼女らは、そのコントロールにだけは決して触れることができません。そう考えると、「それは本当に自由なのか?・」と問い返してみたくもなります。ここで問題なのは、表現の自由とか職業の自由とか信仰の自由とか結社の自由といった、社会の内部における個々の自由ではありません。それらが依然として重要であることに変わりはありませんが、ここでは人間の物質的条件、つまり人間の経験の地平をかたちづくる条件のコントロールそのものにたいする自由の意味が問いなおされつつあるのです。いいかえれば、人間に自由はあるのかないのかとか、人間はいま自由なのか不自由なのかとかいうことではなくて、そのようなかたちで議論される自由という概念の条件自体が問われているのだということです。

「すばらしい新世界」の人びとには、自分がなんによってコントロールされているのか、またなにをコントロールしているのかということがよくわからないはずです。その問いの意味すらわからないかもしれません。昔からそうだったといえば確かにそうです。太古の昔から人間の物質的条件は人間の自由を規定してきました。しかし、だからこそ物質的条件が人間の経験をどのように変容させるのかということをつねに見つめつづける必要があります。コントロール型生政治の全面化と政治的思考の脱落が相即して進行しつつある状況において、人間の自由の意味をどう考えたらよいか。この仕事はまだ緒についたばかりです。

「どんな問題があろうとも本人が幸せだというのならそれでいいじゃないか」と考えることもできます。確かにそれは有力な考えかたです。実際、「それでなんの問題もない」のかもしれません。しかしそれでもなお、このような状況のもとでわたしたちがいったいなにを得てなにを失いつつあるのかということを考えてみるのも、無駄ではありません。

確かにそれは極端に難しい試みです。しかし将来、「事後」において、なにを得てなにを失ったのかということ自体が思考不能になる可能性があるとしたらなおさらのこと、こうしたことをあえて「事前」——というより、もはや「ただなか」ですが——に考える試みが必要になっているということは強調しておきたいと思います。

探究を振り返る

さて、ここまで読み進めてきて、なんだかとんでもない場所に連れてこられてしまったと感じている人もいるかもしれません。

「まえがき」で述べたとおり、この本は「日々提供される脳情報を理解するための枠組みと材料を提示」しようとするものです。それなのに、「生政治」だとか「自己家畜化」だとか「私的な優生学」だとか、そういうエゲツナイ話にもっていかれては困る、という意見もあると思います。

ここでちょっと言い訳がてら、なぜこのような話の展開になる必要があったのかをあらためて述べておきたいと思います。

世の中には「心と脳の関係を探る」という本がたくさんあります。それらの内容はおおむね、摩訶不思議で魅惑的な「脳」という器官が人間の「心」の機能をいかに生みだしているか、といったようなことです。内容の質や詳細さはさまざまですが、そこで描かれる脳という器官は非常に魅力的な存在です。筆者もそれに異論はありませんし、その驚異的な内実を教えてくれる良書も数多く存在します（それらについては巻末の作品ガイドで紹介しています）。

しかし本書は、そういった脳の仕組みや働きの詳細を解説するのではなく、そもそも「心と脳の関係」というテーマのもとに語られる言説が、いったいどのような思考の枠組みのなかで繰りだされているのかを明らかにすることを目的としました。それが個々の脳情報を理解するための足場になると同時に、これから出現するであろう新しい問題に対処するための材料にもなるだろうと考えたのです。

第一章では、心と脳の関係を考えるためには脳科学だけでは足りないことを指摘しました。第二章では、それを考えるためには「心脳問題」という古くからの哲学的問題に入りこむ必要があることを論じました。第三章では、心脳問題は「回帰する擬似問題」として、科学の進展におうじて時代ごとに新たな装いのもとに回帰してくるということを確認しました。そしてこの第四章では、現代において心脳問題は「コントロール型生政治＋脳工学＋脳中心主義」のトライアングルのもとで立ちあらわれてきていることを見てきました。

簡単にまとめるならば、以下のようになります。

1　心と脳の関係を考えるためには脳科学だけでは足りず、
2　なんらかの哲学が必要とならざるをえないが、
3　さりとて哲学によって問題が解決されるわけでもなく、
4　なにが問題となっているかを現実の社会的条件において考える必要がある

これではじめて、心と脳の関係という問題をまともに受けとめるための材料が出そろうことになります。

そう考えると、本書の歩みがちまたの脳情報の検討にはじまり、次に心脳問題という哲学問題の検討に移り、最後にその社会的意義の考察にいたったという次第も理解しやすいかと思います。もしかしたら、心脳問題の内容そのものについての検討は余計な回り道だったと考える人もいるかもしれません。しかしそれはちがいます。歴代の優秀な科学者や哲学者たちが飽きもせず侃々諤々の議論を繰り返してきたこの問題には確かに不毛な面もありますが、ともすれば陥りがちな落とし穴を避けるためには、心脳問題の歴史と構造を知ることが不可欠です。

また、心と脳の関係という切実なトピックについてのなんらかの「最終的解答」を求めて本書を手にとった人は、この本の内容にがっかりしたかもしれません。しかし、そのような「うまい話」は存在しないこと、むしろ新たな社会的条件のもとでそのたびに政治的・倫理的な選択を迫るかたちで答えのない問いが提起されつづけるだろうこと、そしてそれこそがこの問題の最大の特質であるということ、これらが本書で伝えたかった基底的なメッセージです。

この本では、心と脳の関係という問題が到底一筋縄ではいかないということを確認し、この問題を「考えはじめる」ための、筆者がもっているありったけの材料を提供したつもりです。

本書の探究は、これをもってとりあえず「一巡」したことになります。「終着点」ではありません。むしろ、心と脳の関係という大問題を考えるための「出発点」に、いまやっとたどり着いたといえるのかもしれません。

そして、これから実際に「どこへ行くのか」は、読者のみなさん一人ひとりの問題です。探究の過程で拾いあげた材料を元手に何度でも再出発する、そのような粘り強い思考を、心脳問題というとびきりの難問はわたしたちに求めるのです。

終章

持続と生 ――生成する世界へ

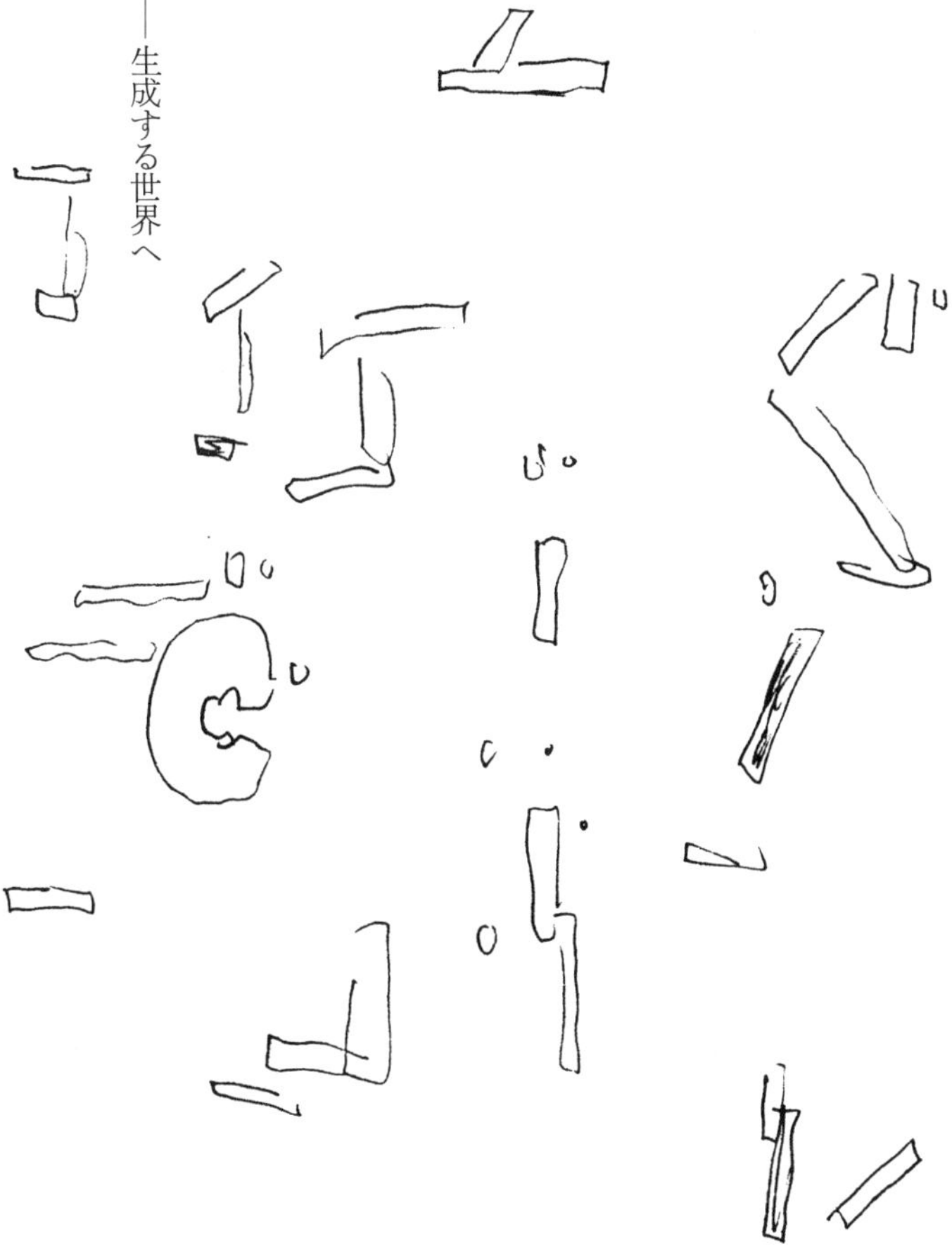

はじめに

この本も終わりがちかづいてきました。

これがミステリ小説なら、仕込みを終えた探偵が関係者を一堂に集めて謎解きを講釈する段取りです。探偵は謎のおさらいからはじめて、さまざまな証拠をとりあげながら彼／彼女一流の推理を加え、犯人とその手口をつまびらかにしていきます。やがて当初は誰にも解決不可能に見えた難問が快刀乱麻を断つごとくあざやかに解決されます。本の入口で難問を手渡された読者は、本の出口でスッキリして小説から得た愉悦を胸に本を閉じることでしょう。

しかし、本書のこれまでの探究でわかったことは、スッキリした気分ほど心脳問題に不似合いなものはない、ということでした。

本書の狙いは、この問題のややこしさと解きがたさ――どうしてスッキリできないのか――を解きほぐすことでした。そして、それが時代じだいの社会的文脈のもとで、科学による解答を受けとったあとにこそ解けない問題として提起されるという次第を確認したのでした。

ですから、ここで本書をおしまいにしてもよいのですが、そうすると謎が解かれないまま終わることになります。まるで難問だけあずけられて解決篇がない探偵小説のようです。なにより、歩きはじめた腰をどこへおろしてよいのかわかりません。

じつをいえば、筆者は簡単に腰をおろさずに歩きまわることを推奨したいのですが、ただそうすすめてみてもはじまらないのも確かです。

そんなわけで、以下では、筆者がどのように歩きまわろうとしているのかについて簡単にお話ししたいと思います。簡単に話すにとどめざるをえないのは、このことを詳しく検討しだすと、もう一冊分ほどのページが必要になるからです。

科学の限界――持続と特異性

特異性とはなにか

さて、新しく出発しなおすさいのポイントはどこにあるか？

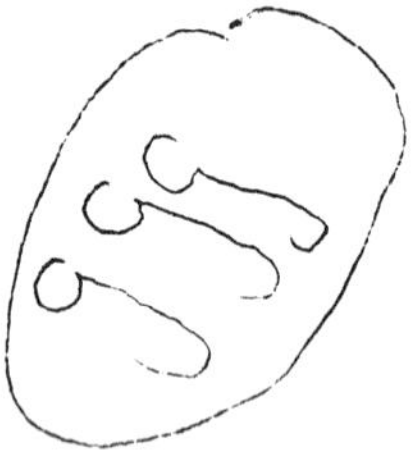

それは科学の限界そのものにあります。つまり、科学がこの問題についてなにを語りえないのかを考えてみることです。それはこの問題を「非科学的に」考えることでもあります。「非科学的に」といえば、なにやら怪しげなオカルトみたいですが、もちろんそうではありません。ここで「非科学的に」というのは、科学がもちいる同一性と一般性のみによらない、科学とは別のしかたで考えるという意味です。
科学の方法が明らかにできないこととは、つまり、一般性の水準では記述できない出来事です。

一度しか起こりえず、それゆえ別の出来事と同一視できない、二度と繰り返されない出来事。そのような出来事の性質を、科学の記述が備える「一般性」にたいして「特異性」と呼ぶことにします。

ただしここで注意したいのは、「特異性」という言葉からしてすでに「特異ではないこと」、つまり「一般的なこと」を暗に前提にしていることです。「例外」という言葉は、なにかしらの規則に照らしてある例が適切な例ではないことを示しています。つまり、「例」という基準がはじめにあって、そこから外れるものが「例外」とされるわけです。

特異性という言葉も「例外」と同じように一般性からはずれるものを指し示しているように見えるかもしれません。同一なことが繰り返されるなかでたった一度しか生じないことは普通ではない、特異であるというわけです。

しかしこの議論は逆立ちしています。事態はまったくその逆だからです。

ほかによい言葉が見つからないのでさしあたって「特異」という言葉を使いますが、特異なものはそれに先立つ一般性を前提としてあるのではありません。そうではなくて、実際には世界には特異なこと、一度しか起こらないことだけが生じつづけています。いいかえれば、ほかと取り替えのきかない、そういう出来事だけがあります。それは「かけがえのないわたし」「一つしかない地球」といった価値の問題ではなく、事実としてそうなのです。

価値の有無や質とはまったく無関係に、一人の人間が生まれてから死ぬまでのあいだ、ひととき たりともほかのなにかとまったく同一な状態はありえないこと。地球なら地球の状態が絶えず生成変化しつづけており、二度と同じ状態をとらないこと。それがここでいう特異性の含意です。

もしこれがあたりまえのことにすぎないと思ってもらえるなら幸いですが、あまりに科学的な考えかたや一般性の考えかたになじんでいると、特異性という言葉でなにが言われているのかわからないかもしれません。

経験論の考えかた

少し補助線を引きます。

経験論という哲学の考えかたがあります。経験論とは、いってみれば、本当にあるといえるのはただ経験だけだ、という考えかたです。なぜわざわざそのような主張をするのかといえば、世の中には「本当にあるのは経験だけではない」と考える立場があり、そうした意見を批判するためでもあるわけです。つまり裏返すと経験論は、経験以外にはなにもないと言っているわけです。その場合「経験以外」と呼ばれているのは、たとえば「自然法則」です。

デイヴィッド・ヒュームという一八世紀スコットランドの哲学者は、この考えかたをつきつめた人物です。経験とそれ以外のことをめぐっておもしろいことをたくさん書き残しています(ヒューム『人性論(一~四)』大槻春彦訳、岩波文庫、一九四八~一九五二)。

ヒュームが言ったことのなかには、経験論の考えかたをよくあらわすこんな話があります。いわく、「手に握っている石を離したら石が地面に向かって落下した。このようなことが三度つづいたからといって、四度目もそうなるとはかぎらない」、あるいは「明日も太陽が昇るとはかぎらない」とも。

なにを馬鹿な、と思ったあなたは非常に科学的です。三度つづいたことが四度つづくと予測するのが科学的な思考方法だとしたら、経験論とは四度目はやってみるまでわからないという考えかたです。いや、それを考えかたと言うのもばかばかしいと思われるかもしれません。

しかし、このように経験論的に考えてみることによって、たとえば自然法則ということでわたしたちがなにを考えているのかが逆照射されてくっきりと浮かびあがります。

実際、太陽は毎日東から昇っているのだから、「明日も昇るかどうかは朝になるまでわからない」などと考えることは無駄に見えるでしょう。あまりにも長いあいだ繰り返し経験されてきたことについては、次回はかならずしもそうならないと考えることは馬鹿げて見えるかもしれません(だからこそ、そうした想定を破って「突然」やってくる災害は、人間にとって大きな脅威・恐怖となります)。

しかし、身近な経験を見渡せば、むしろヒュームの言うことは常識にすぎないことです。ピアノである曲を弾く場合に、前回三度までうまく弾けたからといって四度目もつかえずに弾けるとはかぎりません。四度目がうまく弾けるかどうかは、弾き終わったときにはじめてわかることでしょう。これを対人関係に広げて考えれば、「間奏　頭がよくなる?・」で「予期の予期」について触れたように、事態はさらに予測しがたいものになります。

さらにいえば、さきほど「太陽は繰り返し昇る」という表現を使いましたが、昨日の太陽と今日の太陽が同じであるわけではありません。それは四度目の演奏が三度目の演奏のあとに行われるという意味でちがう演奏であるように、今日の太陽は昨日の太陽を経たあとに昇っているという意味で異なっています。もちろん、同じ曲の三度目の演奏と四度目の演奏を「同じ演奏だ」と考えることもできます。しかしそのとき三度目の演奏と四度目の演奏を「同じ」とみなすことによって、四度目の演奏があくまでも三度目の演奏のあとに行われるという端的な事実を無視することになります。これは対象がいわゆる自然現象であっても人為的行為であっても本質的にはかわりません。

さきほど特異性という言葉であらわそうとしたことは、ここに述べた一回いっかいの演奏を同一ではない、そのつど別の出来事であると考えるということです。そして、いましがた述べたように、三度目の演奏と四度目の演奏は事実上異なっています。

ここでは話をわかりやすくするために、「一度」「二度」と数えられる出来事を例にとりましたが、実際には、ある出来事を「一度」「二度」と数えるためには、どこかに区切り目を入れなければなりません。しかしふたたびいえば、そのような区切り目がそれ自体として存在するわけではありません。

引き続き演奏の例を使っていえばこういうことです。演奏家がピアノの前に座って曲を弾きはじめてから弾き終わるまでの出来事を「一回」の「演奏」として考えることができるだけで、演奏家にはその前後の途切れることのない生があります。その（生まれてから死ぬまでのあいだ）途切れることのない生の一部を「演奏」という行いとして区切ることによって、わたしたちはそれを数えることができます。

しかし、数えられる「演奏」という区切り以前にあるのは、その演奏家の「生の流れ」としかいいようのないものです。

……朝ホテルの部屋を出てからタクシーに乗って演奏会場へ移動し、控え室でお茶を飲んだあとにウォーミングアップをし、開演時刻になったら壇上のピアノまで歩いて聴衆にお辞儀をしてからイスにすわり鍵盤をたたく……曲の冒頭から末尾まで弾きつづけ、最後のタッチを終えて鍵盤から指を離し、イスから立ち、お辞儀をして舞台を降り、鳴りやまない拍手に応じて再度舞台に上がり、さきほどとは別の曲を弾き、最後の一音を弾き終えて立ち上がりお辞儀をして舞台を降り、荷物をまとめて楽屋にもどり、ファンが押しかけるまえに裏口から外に出てタクシーでホテルに帰りルーム・サーヴィスで夕食を食べながらテレビでニュースを観てシャワーを浴びてベッドにはいり眠りにつくまでのあいだ本を読み眠る……

このようにひとつながりの出来事が、そしてそれだけがあります。しかもいまは行動として簡単に記述できることだけを拾いあげていますが、実際にはなにもしていないとでもいうしかない状態や、手足をどう動かしたかとか、くしゃみやまばたき、呼吸、思考の内容など、ここには記述されていない出来事が、この演奏家である人物の生としてつづいているわけです。この演奏家がこの演奏を三日繰り返したとしても、その三日がひとつながりに起こる出来事であることにかわりはなく、どの演奏もちがう演奏です。このあいだのどの瞬間（これもまた厄介な言葉ですが）もほかの瞬間と同一視できない特異なものです。

いまは一人の演奏家に焦点をあてて話を進めましたが、宇宙（この世界全体という程度の意味です）に存在するあらゆるものが、それぞれこの演奏家と同じように生成してから消滅するまでのひとつながりの時を経ています。「流れ」とでもいうほかないような万物の生成消滅だけがあるのです。

その流れ、特異なもの、一度しか生じない出来事、二度とあらわれない出来事のつながりから、人は関心に応じて同一であるとみなせる出来事を取りだしているわけです。

特異性という言葉だけをぱっと見せられると、あたかも「一般ではないもの」、一般性への反対物であるかのように見えます。つまり一般性がはじめにあってこそそれに反する、そこからはみだすものとして特異性があるかのように見えます。しかし事実は逆であって、むしろ特異性こそが先にあって、そこから一般性が見出されているわけです。繰り返しますが、これは特異だから貴重であるといった価値の議論とはまったく関係なく、事実としてそうであるという話にすぎません（ジル・ドゥルーズ『差異と反復』財津理訳、河出書房新社、一九九二）。

持続から出発する

ここまで考えたうえでもう一度繰り返せば、一度しか生じない出来事、二度とあらわれない特異な出来事について科学は記述しつくすことができません。すでに明らかだと思いますが、同一性にしろ一般性にしろ、それはなにかが寸分たがわず繰り返されることを前提にしているからです。

でも科学は自然現象をそれなりに説明するではないか、という反論が考えられます。

確かに科学は、さまざまな自然現象について一般的なかたちで記述していますし、事実、その記述はさまざまな科学の応用などで妥当であることが確認できます。

しかし、ここで思い出さなくてはならないことは、科学は自然現象のなかからあたかも繰り返しているる「かのように」考えてさしつかえのないことを同一性で記述し、一般化しているということです。けっしてその逆ではありません。つまり、自然現象が同一のことを一般的に繰り返している次第を科学が正しくうつしとっているのではありません。

ここをとりちがえると、ラプラスの魔につかまります。

ラプラスの魔とは、未来永劫この宇宙全体で起こるすべてのことを完全に予測できる存在です。もし誰かが、宇宙全体の自然法則（つまり物質がどのようにふるまうかの法則）と、ある瞬間の宇宙のすべての粒子の状態を知っていたとして、かつ宇宙全体のすべての粒子の振る舞いをその自然法則にのっとって解析できる能力をもっていたとしたら、その後宇宙全体でなにが起こるかを完全に把握（予測）することができる——これは一八〜一九世紀のフランスの数学者ラプラスが考えたお話です（ラプラス『確率の哲学的試論』内井惣七訳、岩波文庫、一九九七）。

この作り話は、「この宇宙全体で起こるすべての自然現象は同一性によって一般的に記述できる」という条件が満たされる場合にのみ成り立ちます。逆にいうと、もし自然現象がかならずしも同一性で一般的に記述できないものであれば、ラプラスの魔は存在しないことになります。

現実にはラプラスの魔はいないし、つかまることもありません。どういうことか。

科学が記述する同一性とは、つねになにかとなにかを同じものとみなすことです。そして同一性にもさまざまなレヴェルがあります。

たとえば、脳を構成するニューロンは、ひとまずどれも同じであると考えるから、脳は一〇〇〇億のニューロンから構成されているということができます。もしもすべてのニューロンがなにかしらの点で異なっているとすれば、それぞれがちがうものなのですから、同じものとして数えることはできません。一つひとつは形や味がちがっていてもリンゴはリンゴとして数える、という場合を考えればわかるように、人間は個別に事実上はちがっているもの同士をさまざまなレヴェルで同じものと考えることができます（というよりもそれが言語の力でもあるわけですが）。

そしてなにかとなにかを同一視するとき、両者のあいだにあるちがいはないものとして扱われることになります。科学もこの力を大いに利用している次第についてはすでに見たとおりです。

ではこの同一視はどこまで妥当なのか。

あなたの脳もわたしの脳も、脳科学があきらかにしつつある脳のスペックを備えているというレヴェルでは「同じ」だということができます。あなたの脳を構成するニューロンも、筆者の脳を構成するニューロンも同じ働きをしている、と考えてみることはある場合には適切です。しかし、だからといってあなたの脳とわたしの脳が完全に同じであるわけではありません。というよりもむしろ、ちがっているはずです。

ある複数の事物を同一性の言葉、スペックで比較するとき、どうしても埒外におかなければならないもの。それがこのちがいです。

ごく簡単にいえば、生まれてこのかた生きてきた（経験してきた）履歴がちがっています。誰一人としてまったく同じ生を生きるということはありえません（同一の時間に複数の人間が同一の空間を占めることはない、という簡単な事実を考えてみてもわかります）。

たとえば、同じ映画を二人の人が観る場合、二人がその映画から受けとる印象や意味はちがっています。同じ人が同じ映画を二度観た場合でも、一度目と二度目とではちがっています。なぜかといえば、ごく単純に考えても、映画を観る直前までに経てきた経験とその履歴が人によってちがっているからです。同じ人が同じ映画を二度観る場合も同様で、一度目に観るまでの経験の履歴と、二度目を観るまでの経験の履歴（そのなかには一度目にその映画を観た経験も含まれています）とがちがっています。つまり、その人がそれまでに経験したそれこそすべての事柄がその映画を観る体験にかかわってくるはずです。先に使った言葉でいえば、そのつど特異な映画体験だけがあります。

右では単純な例をとりましたが、これはあらゆる行為、あらゆる出来事、あらゆる存在について該当することです。鴨長明ではありませんが、川の流れが二度と同じでありえないのと同じようにすべての人の生、人にかぎらず万物の存在は二度と同じではありえません。

一般化しえない特異な出来事が継起する事物の本来的なありかたを、ここでは「持続」と呼ぶことにします。

これは、二〇世紀初頭のフランスの哲学者アンリ・ベルクソンが鍛えあげた非常に含蓄のある豊かな概念ですが、ここではもう少しラフに、そのつど一度しか起こらず二度と戻ることのない特異な存在のありさま、それゆえ分割も比較もできない時間の流れという意味でもちいることにします（アンリ・ベルクソン『意識に直接与えられたものについての試論――時間と自由』合田正人、平井靖史訳、ちくま学芸文庫、二〇〇二）。

個々人の人生がすべてちがっているなんて、あたりまえにすぎない事実をなぜいまさらもちだすのか。それどころかわざわざ「持続」だなどという言葉まで使って。しかしこのごくあたりまえにすぎないことのなかに、心と脳の問題の解きがたさ、あるいは、それをどう考えたらよいかというヒントがあります。

持続の相の下で——構成物としての心脳問題

なぜ難問として構成されてしまうのか

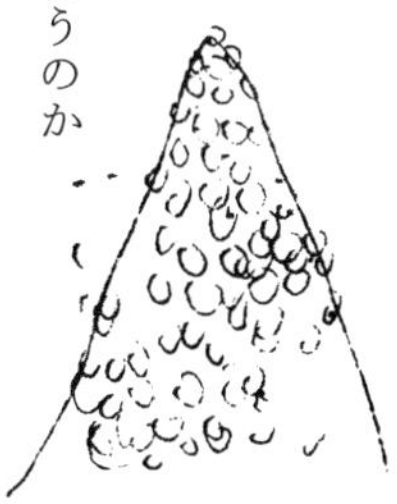

この「持続」という観点から、これまでに検討した心脳問題をもう一度見なおしてみると、心脳問題が解決不能の難問として構成されてしまう次第が、いっそうはっきりとわかります。

簡単にいえば、科学は本来特異な持続である世界に、同一性によって区切り目を入れ、そのように区切ることで区切られたもの同士の相互比較を可能にします。

ところで、「心と脳の関係は解明されるのか?」——という問いで問われている「心」と「脳」とは、ともに持続として存在しています。こう書けばなにやら難しい議論のようですが、いいたいことはとてもシンプルです。つまり、先ほど持続について説明したように、持続とは時間の流れのなかで履歴を重ねながら存在しつづけていることを指しています。

他方で心や脳を学的に記述しようとする場合、かならずなんらかの同一性をもちいるほかはありません。科学の記述は、持続を持続そのままに記述することはできませんし、またそれを目指してもいません。にもかかわらず同一性によって持続を記述しきろうとするとき、そこに難問が生じるのは見やすい道理です。なぜなら、特異なものを同一性のみによって記述しようとするとき、かならずなんらかの限定や抽象が必要となるからです。

そのとき限定や抽象の過程で切り捨てられてしまうもの、とりあえず無視してよいものとして捨象されてしまうもの、誤差や例外として埒外に置かれるものがあるかぎり、持続をとらえることはかないません。

議論を補足するために、ここで「アキレスと亀」というよく知られたパラドックスについて考えてみます。

これは古代ギリシアの哲学者ゼノンが創作したもので、原文は残っていませんが、アリストテレスが『自然学』（出隆、岩崎允胤訳、アリストテレス全集3、岩波書店、一九六八）の中で吟味しているために、いまに伝えられています（ただしアリストテレスの議論には亀は登場しません）。

それはこんな議論です。

アキレスと亀が競争をします。アキレスはたいそう足が速く、足の遅い亀と競争をしたらかならず勝つに決まっているので、亀はあらかじめ先に進ませておきます。つまり、アキレスは亀を追いかけるかたちで競争に挑むわけですが、ゼノンによれば、ついにアキレスは亀に勝てないといいます。なぜそんなことになるのか。アキレスが亀に追いつくためには、アキレスは亀がはじめにいた場所に到着する必要があります。ところで、アキレスがそこに到着するころには亀はもう少しだけ先に進んでいる。この亀に追いつくためには、亀がいる場所に到着しなければなりませんが、アキレスが亀のいた場所に到着するときには亀はまた少し先に進んでいる……（以下好きなだけ繰り返す）。というわけで、俊足のアキレスは永遠に亀に追いつけないことになります（山川偉也『ゼノン4つの逆理――アキレスはなぜ亀に追いつけないか』講談社、一九九六）。

この「アキレスと亀」のパラドックスを含むゼノンによる四つのパラドックスは、古来よりじつに多くの人びとを惹きつけ、悩ませてきました。どう考えたって亀はアキレスに抜かれるはずです。ところがゼノンの議論にそって考えると、確かにアキレスは亀に追いつけないかのように思える。このことをどう考えたらよいのか、というわけです。

ベルクソンは持続の概念をもちいて、このパラドックスについてもっとも優れた、そして決定的な回答を寄せています。

ベルクソンによれば、アキレスが亀に追いつけない理由は、「運動」と「運動するもの（アキレスや亀）が通過する空間」を混同することによります（ベルクソン前掲書）。どういうことか。アキレスが亀に追いつけないのは、アキレスと亀を両端とする線分（両者を隔てる空間）が無限に分割できて、アキレスの運動（移動）がこの分割可能な線分のような部分から構成されていると考える場合です。

しかし、実際には、運動は分割できない持続です。だからアキレスは常識が教えるように、机上で可能な空間や運動の分割には関係なく、いくらか走ることによって軽々と亀を追い抜くでしょう。

このパラドックスは、持続を同一性でとらえきろうとするときに必然的に難問が構成されてしまう次第を非常によくとらえています。

ベルクソンが指摘するように、この議論では運動（持続）を空間（同一性）に置き換えて記述するために難問が生じるのです。

持続である運動を空間という同一性で記述するとき、その記述からは当の運動（持続）が消え去ります。もし運動を運動そのものとして考えるなら、そもそも問題は生じません。演奏される音楽（持続）にたいする楽譜（同一性による記述）の関係を考えてみてもよいでしょう。

音楽は持続するメロディのなかにだけあって、これを音符という同一性で切り取ってみてもメロディは消失してしまいます。または、ボブ・ディランやミック・ジャガーあるいは忌野清志郎（その他誰でもよいのですが）の歌声を楽譜に記述する場合を考えてみてもおもしろいかもしれません。彼らの声はときとして不明な音程、いやもはや音程なのかどうかもわからない調子っぱずれな音をよぎります。その音はもはや現行の記譜法では記述することができません。では音符の記しかたを現在の一二音階からさらに細かくしていけば記述できるようになるのか？ コンピュータを使って音程を記述する精度を一気に百万音程にしたらどうか？ ここにはすでに、先ほどのゼノンのパラドックスと同じ問題が顔を覗かせています（ですから以下は略しますが、どうなるか考えてみてください）。

心脳問題の困難も、ゼノンのパラドックスと同じ構造をもっています。つまり、持続である心や脳とその関係を同一性で記述しようとすれば、そこにあらわれるのは持続を骨抜きにされたスペックです。そして持続から抜きだされたスペックによって、ふたたび当の持続をとらえようとするとき、不可避的に齟齬が生じます。

ここで、第三章の議論を思い出す人がいるかもしれません。大森荘蔵の診断によれば、難問が生じたのは、科学が「誤解」によって排除した当の心を、その排除にもとづいた世界の描きかたをもちいて最後に取り戻そうとしたからでした。しかし、第三章で確認したとおり、そこで提供された「重ね描き」という解毒剤は、あくまで心脳問題という「ある種の哲学／政治的な病気」にたいする対症療法的な処方箋にとどまるのでした。

それにたいして、この章で見てきた持続という概念をもちいたベルクソンの診断は、心脳問題が難問として構成されてしまう次第を肯定的にとらえかえすことを可能にします。

大森の議論では、科学による自然からの心の排除は誤解という偶然にもとづくものでした。しかし、持続と同一性の齟齬に注目したこの章の議論から明らかになったのは、どのような内容や道具立てをもちいようとも、それが持続の流れから同一性を取りだす知の営みであるかぎり、そこには必然的に齟齬が生じざるをえないということです。ゼノンのパラドックスという究極的なケースにおいてベルクソンが描きだしたのは、同一性をもちいて世界を記述する知の営みにとって、その「誤解」は必然的であり、対症療法でどうにかなるものではないということです。必然的な誤解とは、もはや誤解ではありません。

同一性の知による持続としての心の排除は、誤解と呼ばれるような否定的な一事件でもなければ、そこに居直るべき結論でもありません。それは同一性をもちいる知がその本性上かならず引き起こさざるをえない当然の副作用として、肯定的にとらえかえされる必要があります。副作用とともに生きること、それは同一性の知を生みだし受けとる者が銘記しておくべき前提というべきものなのです。

人が「心を解明する」と言うとき、実際に行われているのは、心と呼ばれる現象を同一性をもちいて記述することとです。実際、「脳研究小史」でも見たように、脳研究の歴史とは心と脳に次々と同一性のラベルを貼る歴史でもありました。もちろんそれは無駄なことではありませんし、それによって意義ある仕事がなされてきました。

しかし、これもこれまで見てきたことから明らかなとおり、同一性をもちいた記述に成功するためには、特異なもの、つまり持続を引き換えにするほかはありません。ところが困ったことに、「心を解明する」という言葉で人びとが期待しているのは、えてして持続としての心をとらえることなのです。ここにもすでにまた「回帰する擬似問題」としての心脳問題の小さな芽が顔を出しています。

「心を解明する」という言葉のもとに実際に行われていることと、自分が期待していることとのギャップを見つめなおすこと。そこからまた再出発しなければなりません。

持続としての心を見つめる

では、持続としての心を、まさに持続としての心としてよりよく知るためには、どのような手段があるのか?

持続の相の下に世界を眺めることは、「狂える経験論者」(Ⓒジル・ドゥルーズ)、つまり予断をもたず目の前で起こる出来事を、つねに新たな目で、そしてそのような目でのみ眺める者として生きることになるでしょう。しかし、つねに狂える経験論者として生きられるほど、わたしたちは強靱ではありません。

ただ、肝要なことは、わたしたちはいまだに持続そのものを適切にとらえる言語をもっていないことを自覚することです。次に忘れてはならないことは、持続はその本性上、同一性や一般性では記述しつくせないことをわきまえることです。

そのつもりで眺めなおすなら、哲学の歴史上にあらわれた無数の議論の大半は、持続と同一性の齟齬をめぐる検討であったこと、そしていまもなおそうありつづけていることがわかるでしょう。

また、この章でもちいてきた音楽の例を思い出せばわかるように、芸術と呼ばれる行為が古来より行ってきたことは、一度しか起こらないこと——流れる生のメロディとしての持続——を創造しようとする営みであったということができます。そしてそれによって、ともすれば同一性が構築する理知的な世界像にまどろみかける人間に、世界が特異なこと、持続に満ちていることを思い出させるよすがを提供してきたことがわかります。

同一性を記述する科学、特異なものを生成する芸術、両者の経験の条件を絶えず検討にかけなおす哲学。さしあたって、わたしたちの手元にはこの三つの方法があります（ジル・ドゥルーズ、フェリックス・ガタリ『哲学とは何か』財津理訳、河出書房新社、一九九七）。

この三つの方法をたずさえて、このうえなく自明でありながらとらえがたい「持続」のありかたにまなざしをむけること。こういえばなにやらロマンティックに事柄をあいまいなままにしようとしているかのようですが、もちろんそうではありません。

すでに検討したように、持続なき科学的な記述か科学的な記述なき持続かといった二者択一が問題なのではありません。世界が権利上持続でしかありえないにもかかわらず、事実上同一性により記述され利用される次第を、政治的な観点を欠くことなく考え抜くこと。それがいまほど必要な時代はないのです。

どこにもまどろまず目を覚ましておくこと。耳を傾けること。正気を保ちつづけること。

ソクラテスは、ともすると独断のまどろみをむさぼるアテナイ市民にとって、そのまどろみを打ち破る人物でした。彼は自分のことを「アテナイのアブ」と呼んでいました。彼は、アテナイという牛のまわりをブンブンと飛びまわってときどきチクリと刺すような、（牛にとっては）迷惑きわまりないアブだったわけです。

このささやかな書物で筆者が提案したかったのは、そのようなアブを追い払わず、むしろつねに自分の身辺に置いておくことです。

「週末の科学者」が軽々しく、しかしもっともらしい口ぶりで科学の知見を不当に拡張したおしゃべりをするのに出会ったとき、この小さなアブを飼う人は、科学者の発言から抜け落ちるものにこそまなざしを注ぐでしょう。そんなことのためにうるさいアブを飼うのはめんどうだしまっぴらだ、そう思う人もいるかもしれません。しかし、週末の科学者のおしゃべりのウソを見抜けるようになることは、アブを飼うことの余禄のようなものにすぎません。

ではその真骨頂はどこにあるのか?

それは、物質的にわたしたちの経験の条件が変化しつづけるなかで、自分の足場が砂上の楼閣でないかをたえず自分でチェックできることにこそあります。

そう、そのためにこそ自分のアブを飼う必要があるのです。

作品ガイド

このコーナーでは、本書の内容に関連するたくさんの作品のなかから、筆者がとくに尊敬と愛着を感じるものを選んで章ごとにご紹介します。本書の全体と深いかかわりをもつ脳研究関連の作品については最後の「脳研究の歴史と現在」にまとめてあります。本書で触れたさまざまなトピックについて、さらに詳しく検討してみたい、より多くの知見に接したいと感じたら、ぜひここに紹介する作品にあたってみてください。

インターネットに接続できる人は、筆者が主宰するウェブサイト「哲学の劇場」内のサポート・ページもあわせてご覧ください。参考文献の一覧や書評のほか、参考サイトへのリンクなどが掲載されています(http:// www.logico-philosophicus.net / works /)。

第一章　脳情報のトリック——カテゴリー・ミステイクとパラドックス

［ジレンマ］

ギルバート・ライル『ジレンマ——日常言語の哲学』
篠澤和久訳、勁草書房、一九九七
Gilbert Ryle, *Dilemmas*, Cambridge University Press, 1954

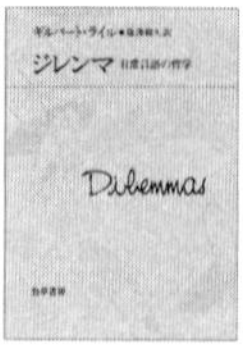

大事な人をうしなったとき、あなたの心は悲しみに沈みます。しかし、その「悲しみ」の内実を科学的に記述しようとすると、それは脳内の神経細胞の活動として描かれるほかなく、そこには悲しみという心のありようが占める余地はどこにもありません。そうすると、脳内の神経細胞の活動こそが「本当のこと」で、悲しみという心のありようは「本当でない」ということになってしまいそうです。しかしそうはいっても、あなたの心が悲しみに沈んでいることもまた明白な事実であり……日常的な経験と科学的な記述のあいだに生ずるこの「ジレンマ」を明快に描きだしたのが、ライルによるその名も『ジレンマ』という作品です。そこでは、本来は対立しないはずの二つの立場が対立させられてジレンマになってしまう次第が、豊富な事例によって明らかにされています。次々と繰り出される愉快で奇天烈なたとえ話も圧巻。英国流アンダーステイトメントのユーモアがいかんなく発揮された作品です。

［カテゴリー・ミステイク］

ギルバート・ライル『心の概念』

坂本百大、宮下治子、服部裕幸訳、みすず書房、一九八七

Gilbert Ryle, *The Concept of Mind*, Hutchinson, 1949

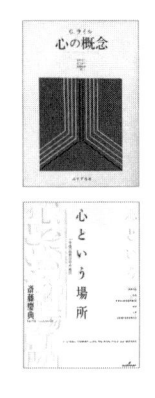

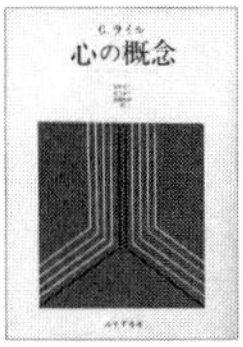

子どもを動物園に連れていきます。あなたは「これがウサギ」「これがカバ」「これがキリン」といちい

ち説明してあげるのですが、最後に子どもはこう尋ねます。「わかったよ。それで動物はどこにいるの?」……このように、ちがうカテゴリー（範疇、区分、分類）に属する物事を同列に並べる誤りに「カテゴリー・ミステイク」という名を与えたのもライルでした。カテゴリー・ミステイクを出発点に、それをおかすことなく心と身体／心と脳の関係を考えなおそうと試みたこの作品は、本書の第二章以降で取り組んだ心身／心脳問題の歴史に後戻り不能の一点を刻んだ必読文献です。これもライル節全開で、カテゴリー・ミステイクのほかにも、「機械のなかの幽霊」「命題知と方法知」「体系的逃避性」等々、切れ味鋭い概念が盛りだくさんです。また、「ナイスバーディー問題」を引き起こす脳心因果説のカテゴリー・ミステイクを詳細に描いた近年の仕事としては、**斎藤慶典『心という場所——「享受」の哲学のために』**、勁草書房、二〇〇三の第一章があります。

［心と脳のパラドックス］

アンリ・ベルクソン「脳と思考——ひとつの哲学的錯覚」
『哲学的直観ほか』
坂田徳男ほか訳、中公クラシックス、中央公論新社、二〇〇二
Henri Bergson, "Le cerveau et la pensée: une illusion philosophique," *L'énergie spirituelle*, Librairie Félix Alcan, 1919

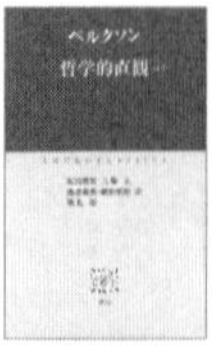

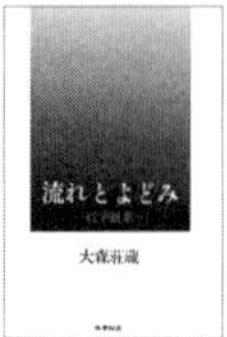

脳還元主義が「心と脳のパラドックス」に陥る次第は、一〇〇年前に行われたこのベルクソンの講演においてすでに明快に定式化されています。後年、体内から脳だけを取りだしてそれに電気刺激を加える「デカルトのデモン」という舞台装置をもちいた思考実験によってこのパラドックスを描きだしたのは、**大森荘蔵「夢みる脳、夢みられる脳」、『流れとよどみ』**産業図書、一九八一でした。本書の第一章で提出した「頭骸骨の上半分を取りさって透明なヘルメットをかぶる」思考実験は、右の二作品で行われた思考実験の簡略版です。

大森荘蔵「無脳論の可能性」、『時間と存在』
青土社、一九九四

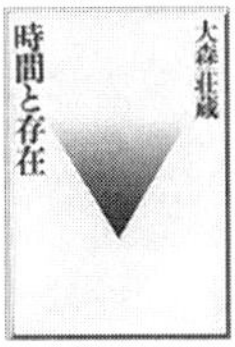

いまではあまり顧みられることのない「珍説」も紹介しておきます。その珍説とは、「心の働きに脳はまったく関与していない」というとんでもない説、すなわち「無脳論」です。大森はこのエッセイで、当世流行の脳還元主義的思考を「脳産教理」と呼び、その考えかたにしたがった場合、無脳論もまた成立可能であることを示しています。ちなみにその昔、これを大真面目にケナして威張ってみせた脳科学者がいましたが、こういうのをおっちょこちょいといいます。大森は、自身の哲学説として無脳論を主張したのではありません。脳産教理を採用したら無脳論のようなトンデモ説もまた論理的に可能になってしまいますよ、ということを指摘しただけなわけです。すると「脳産教理を信じてよいならば、また無脳論を信じ

てもよい」ということになり、さらには「そんな脳産教理って、もしかして……」ということにもなります。「敵」のよってたつ前提や道具立てをもちいて、そこから無脳論などというトンデモ説が成立してしまうことを示すことで、元々の前提や道具立てについての再考をうながす。しかもそのトンデモ説を大森自身これっぽっちも信じていないわけですから、そこにはなんともいえないユーモアさえ漂うことになります。じつにクールです。

第二章　心脳問題の見取図——ジレンマと四つの立場

［心身／心脳問題の入口］

プラトン『パイドン——魂について』

岩田靖夫訳、岩波文庫、一九九八

Πλατων, Φαιδων (Platon, *Phaedo*)

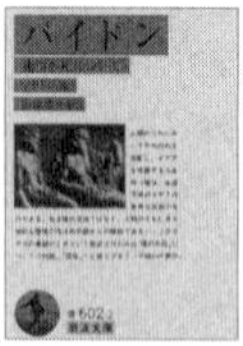

紀元前四世紀の古代ギリシアで、ソクラテスはアテナイの青年たちを堕落させた罪で投獄されました。彼が牢獄にいるのはなぜか？　ソクラテスの骨と腱が動くことによって彼が牢獄に移動したからか。それ

とも、ソクラテスが有罪判決にしたがって牢獄に座ることをよいと考えたからか。ここには理解に苦しむような難しいことはなにも書かれていません。にもかかわらずこのソクラテスの問いに直面するとき、読者はすでに心身／心脳問題の入口に立たされています。

トマス・ネーゲル『コウモリであるとはどのようなことか』

永井均訳、勁草書房、一九八九
Thomas Nagel, *Mortal questions*, Cambridge University Press, 1979

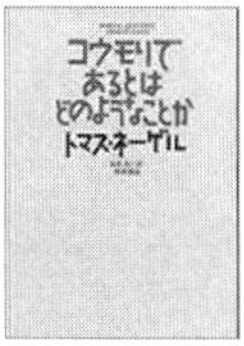

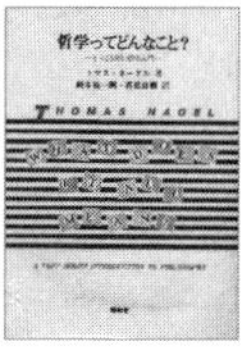

なんとも奇妙なタイトルですが、この表題作は心身／心脳問題の難しさ、奥深さ、変てこさをこの上なく鮮烈に描きだした名エッセイです。ネーゲルは読者に「コウモリであるとはどのようなことか」を想像しようと誘います。わたしたちはコウモリが超音波によってものを「見る」ことや、暗い場所で逆さにぶらさがって休むことなど、(調べる気になれば) コウモリについてたくさんのことを知っていることがわかります。しかし、コウモリの身体的特徴や生活様式をいくら理解したとしても、またその理解によってコウモリの生活をいくら想像したとしても、それはあくまで「『わたし』(＝人間)がコウモリのようであったとしたらそれはどのようなことか」を想像しているにすぎず、結局それでは「当のコウモリ自身にとってコウモリであるとはどのようなことか」「コウモリがコウモリとして生きる経験とはどのようなものなのか」には到達できないのではないか、と問いかけます。……頭がこんがらがってきそうですが、これ

はその奇妙な思考実験をとおして「そもそも『わたし』という主語で表現されるような主観的な経験（意識、知覚、クオリア、等々）を脳や身体についての客観的な説明によって十全に理解できるのか」という心身／心脳問題の核心に読者を連れていってくれる得がたい文章です。ちなみに同書は表題作以外の収録論文も力作ぞろいであるばかりか、訳者によるあとがきも秀逸です。なお、同じ著者による**『哲学ってどんなこと？——とっても短い哲学入門』**岡本祐一朗、若松良樹訳、昭和堂、一九九三の第四章「心‐身問題」では、より平易なかたちで同じ問いかけに触れることができます。

［心身／心脳問題の古典］

デカルト『方法序説』
谷川多佳子訳、岩波文庫、一九九七
René Descartes, *Discours de la méthode*, 1637

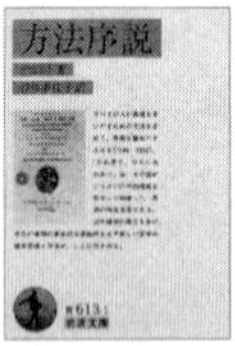

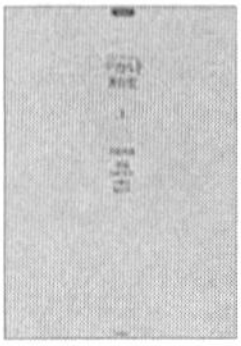

本書はデカルトの真理探究の旅行記です。「わたしの場合はこんな風にして確実な真理にいたる道を探した」というお話（discours）として読んでほしい、とデカルトは言いますが、本書にはものを考えるうえで参考にしたいことが多々記されています。確実な真理を求めて諸学や世間をさまよったデカルトが到達した場所、それが「我思う、ゆえに我あり」（"Je pense donc je suis."）でした。どんなにいろいろな

ことを疑ってみても、疑っている（考えている）当のわたしがいることだけは疑いえない。のちにラテン語で"Cogito ergo sum"と書かれて、日本ではこの「コギト・エルゴ・スム」のほうが有名です。デカルトは同書において、心と身体が完全に区別されるべきものだという、いわゆる心身二元論を主張しています。さらには「われわれの魂が身体にまったく依存しない本性」だと述べていることにも注目したいと思います。「間奏　デカルトの神話」でとりあげた**『人間論』（宇宙論）**伊東俊太郎、塩川徹也訳、デカルト著作集4、白水社、一九七三も、デカルトの心身論を知るうえで有益な作品です。

スピノザ『エチカ——倫理学（上・下）』

畠中尚志訳、岩波文庫、一九五一
Benedictus de Spinoza, *Ethica: ordine geometrico demonstrata*, 1677

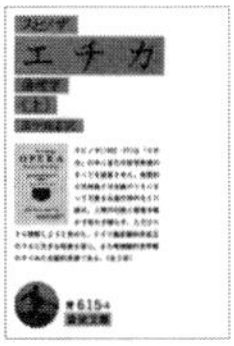

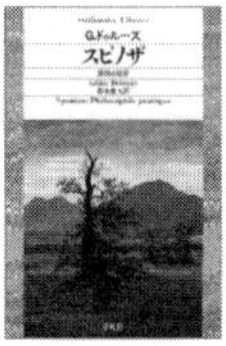

デカルトの仕事を批判的に継承したスピノザもまた、人間の本性を徹底して考え抜いた哲学者です。『エチカ』は数学の証明のようなスタイルを採用していたり、冒頭から「神」について議論していたりしてとっつきにくい印象が先にたつ書物ですが、同書の考察は心身／心脳問題を考えるうえで見過ごすことのできない重要な論点をいくつも含んでいます。たとえば、人間の身体がなにをなしうるのかをいまだ誰も知らない、人間は感情の奴隷である（だから泣きもせず笑いもせずに認識できるようになったらそのときこそ人は自由である）というスピノザの指摘がどれほどの重みをもっていることでしょうか。教科書的

にはスピノザの人間論は「心身並行説」、つまり心と身体は人間の二つの側面であり、おのおのはたがいに自律しているけれども対応しているという主張に集約されますが、もちろん到底これに尽きるものではありません。**ジル・ドゥルーズ『スピノザ——実践の哲学』**鈴木雅大訳、平凡社ライブラリー、二〇〇二は、スピノザ哲学の意義を積極的・実践的に読み使うための格好のお手本です。とりわけ第六章「スピノザと私たち」という短い章を最初に読むことをおすすめします。

アンリ・ベルクソン『物質と記憶』
岡部聰夫訳、駿河台出版社、一九九五
Henri Bergson, *Matière et Mémoire, essai sur la relation du corps à l'esprit*, 1896

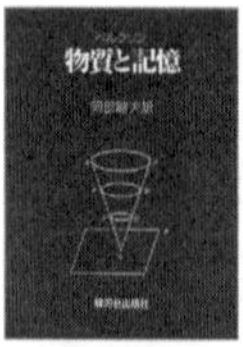

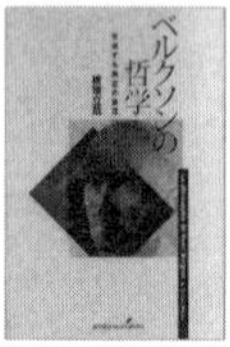

同訳書の帯に書かれた「心と脳の関係を解明した唯一の古典」という言葉には一瞬たじろぎますが、一読するとわかるようにこれは伊達や酔狂ではありません。ベルクソンが時代の科学の成果と切り結びながら、心と身体の関係を、とりわけ脳と記憶の関係において考察した同書の重要性はいくら強調しても足りないほどです。ベルクソンは唯物論、唯心論、心と物を厳然と区別する通常の二元論をともに退けながら、「精神の状態は、ほとんどすべての場合、脳の状態を大きくはみだしている」（精神は脳の状態に還元できない）という独自の心身／心脳論を検証していきます。鍵となるのは「イマージュ」（image）という概念です。イマージュとは、観念でもなければ物でもない、その中間にあるとしかいいようのない、わたし

たちの知覚にあらわれる対象のことです。ことさらイマージュという言葉が使われるのは、物そのもの（存在）とその現れ（現象）という哲学史ではなじみの深い（しかし問題も多い）考えかたが陥る困難を避けるためです。わたしたちが日常のなかで自分の周囲と自分の身体を感知するありかたを徹頭徹尾イマージュの観点からとらえることで、ベルクソンは唯物論の問題と唯心論の問題、そして二元論の問題を緩和・克服した心身論を提出しようとしたのでした。ベルクソンにとって脳を含む身体は、外界から受けたイマージュを行動の利害にそくして弁別し、次の行動を準備する座です。そのさい記憶とは、現在受けとりつつある知覚のイマージュから過去の記憶のイマージュを呼び起こして現在の行動に有効な示唆を与える働きのことです。環境からの知覚と身体の行動を視野におさめながら、物質と記憶の関係、精神と身体の関係、過去の記憶と現在の行動（脳・身体の状態）の関係をここまで探究した書物は、哲学の領域にも科学の領域にもありませんでした。なお、日本語で書かれた近年のすぐれたベルクソン読解に、**檜垣立哉『ベルクソンの哲学——生成する実在の肯定』**勁草書房、二〇〇〇があります。その第二章で『物質と記憶』が主題的に扱われています。

モーリス・メルロ＝ポンティ『知覚の現象学（1・2）』
竹内芳郎、小木貞孝、木田元、宮本忠雄訳、みすず書房
一九六七、一九七四
Maurice Merleau-Ponty, *Phénoménologie de la perception,*

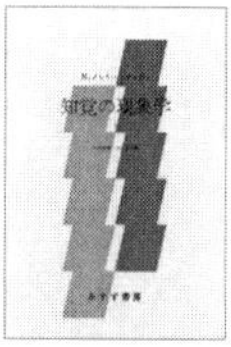

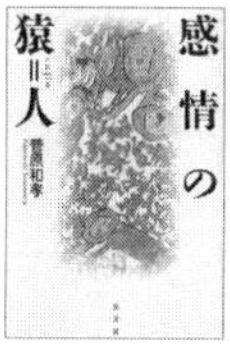

Editions Gallimard, 1945

現象学のアプローチによって心身問題に新たな光を当てたのがこの作品です。現象学はエトムント・フッサールによって創始された、世界と自分のあわいに生じる出来事を、科学や心理学の分析によってではなく生きられる経験として記述することを目指す思想運動です。メルロ＝ポンティは、「幻肢」やその他の精神医学的な諸症例に検討を加えながら二元論の困難を指摘します。代わって必要なことは、わたしたちの生の経験を生きられるままに記述すること、つまり現象学的に記述することです。「現象学はバルザックの作品、プルーストの作品、ヴァレリーの作品、あるいはセザンヌの作品とおなじように、不断の辛苦である――おなじ種類の注意と驚異とをもって、おなじような意識の厳密さをもって、世界や歴史の意味をその生れ出づる状態において捉えようとする同じ意志によって」という彼の言葉はその営みを象徴しているように思います。そのメルロ＝ポンティの思考に導かれた人類学者による**菅原和孝『感情の猿＝人』**弘文堂、二〇〇二は、感情といういまもってまったく言葉が行き届かない領域に、サルとヒトのフィールドワークの知見をたずさえて斬りこんだ好著。感情と呼ばれるなにかは存在するのか？　存在するとしたらそれはどこにあるのか？（エモーショナルな文体に著者の人柄がしのばれます）

［心身／心脳問題の現在］

デイヴィッド・J・チャルマーズ『意識する心——脳と精神の根本理論を求めて』
林一訳、白揚社、二〇〇一
David J. Chalmers, *The conscious mind: in search of a fundamental theory*, Oxford University Press, 1996

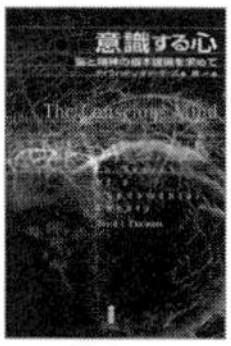

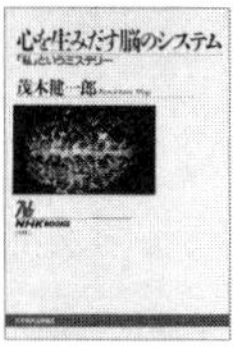

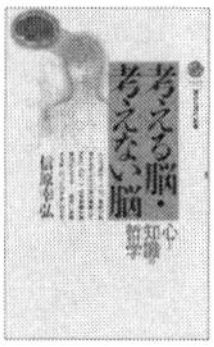

「物質である脳からどのようにして意識体験（クオリア）が生じるのか？」……この真に難しい問題（ハード・プロブレム）にこそ正面から取り組まなければならない——同書においてチャルマーズはこのように問題を提起しています。さすがにハード・プロブレムだけあって同書で解決がなされるわけではありませんが、このように問題を先鋭化させた功績は小さくありません。**茂木健一郎『心を生みだす脳のシステム——「私」というミステリー』**NHKブックス、日本放送出版協会、二〇〇一は、脳科学者がこの難問に取り組んだ苦闘の記録です。茂木は、クオリアをニューロンのシステムから解明すべく研究をつづけています。また、**信原幸弘『考える脳・考えない脳——心と知識の哲学』**講談社現代新書、二〇〇〇が紹介・検討している認知科学の「古典的計算主義」と「コネクショニズム」の考えかたは心脳問題を考えるヒントになります。「ロボットは心を持てるか？」という問いに、「持てる！」という立場からその可能性を考察する**柴田正良『ロボットの心——7つの哲学物語』**講談社現代新書、二〇〇一も、心をどのようにモデル化するかという点で興味深い一冊です。なお、映画**『イノセンス』**押井守監督、二〇〇四は、士郎正宗のマンガ

『攻殻機動隊』講談社、一九九一をベースにしながら、アンドロイド（機械）は心をもちうるか、また逆にわたしたちがそう信じているように人間は心をもつと無条件にいえるのか、という問題に焦点をあてています。原作や映画の舞台設定には、心身／心脳問題を考えるうえで示唆的な要素が多数含まれています。進化の観点から心身／心脳問題を考察する書物としては、**ダニエル・デネット『心はどこにあるのか』**土屋俊訳、草思社、一九九七を挙げておきたいと思います。

廣松渉『身心問題』
青土社、一九八九

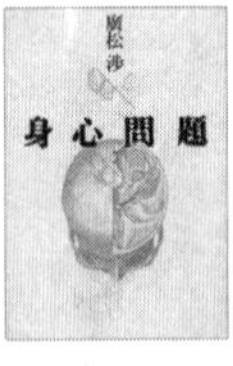

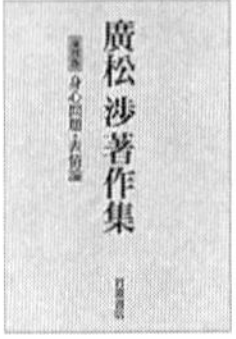

廣松は冒頭で、同書は心身問題全般を手広く概説する書物ではないと断っています。確かに哲学史の流れを追うような形式こそとっていませんが、著者が自らの見解を述べながら行っている分析は、目配せのきいた見事な心身問題の整理になっています。本書では十分に論じることができなかった「身脳問題」や、脳のみならず身体を視野に入れた場合に生じてくるさまざまな問題に触れるうえでも絶好の一冊です。また、心身問題は一見不毛に見えるにもかかわらず、社会、歴史、他者、意味や価値といった諸問題について考えるためには無視しえない問題だという指摘にも注目しておきたいと思います。なお、廣松渉の本をはじめて読む読者は、彼特有の言葉づかい（「廣松語」と呼ばれます）にとまどうかもしれません。漢和辞典を手元に置くなどして、慣れるまでのあいだ少しだけ辛抱してください。でもそれ以上の価値がある

ことは間違いありません。また、同書がおさめられた『**廣松渉著作集　第四巻**』岩波書店、一九九六には、「物心の二元論を克服する前廷」「心身関係の難題と打開の方向」といった有益な論文が併録されています。

第三章　心脳問題の核心——アンチノミーと回帰する擬似問題

［アンチノミー］

カント『純粋理性批判（上・中・下）』
篠田英雄訳、岩波文庫、一九六一
Immanuel Kant, *Kritik der reinen vernunft*, 1781

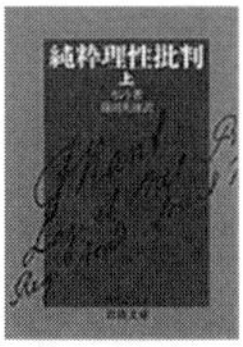

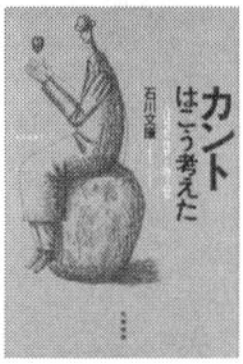

一八世紀ドイツの哲学者カントはこの作品で理性の本性を探究し、理性がその限界において破綻せざるをえない地点を指し示しました。それが「アンチノミー」です。アンチノミーとは、同じテーマにかんして肯定（正命題）と否定（反対命題）とが同時に成立してしまうことを指します。アンチノミーにかんする考察は、『純粋理性批判』第二部「先験的弁証論」第二章「純粋理性のアンチノミー」（中巻、pp.87-236）において展開されています。カントの研究書や解説書は多数ありますが、「理性のスキャンダル」と

してのアンチノミーにテーマを絞り、この「理性の起死回生のドラマ」をスリリングに描いた**石川文康『カントはこう考えた――人はなぜ「なぜ」と問うのか』**筑摩書房、一九九八を紹介しておきます。

柄谷行人『倫理21』
平凡社ライブラリー、二〇〇三年

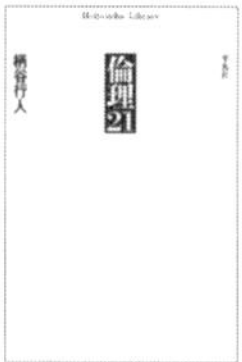

理性の限界たるアンチノミーの存在は、ある事象（殺人事件）を、認識（事件の原因を問うこと）の対象として扱うと同時に、実践（実行者の責任を問うこと）の対象としても扱うことを人間に要請します。このようにして、アンチノミーは人間に実践（＝倫理）の世界を開くわけです。その次第を、少年犯罪、戦争責任、環境問題といったきわめて現代的な問題にあてはめて明快に示してくれるのがこの作品です。

［重ね描き］

大森荘蔵「心身問題、その一答案」
『流れとよどみ――哲学断章』
産業図書、一九八一

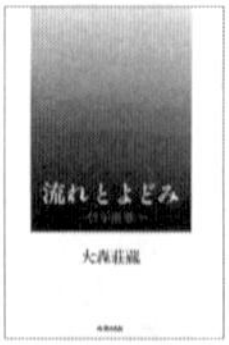

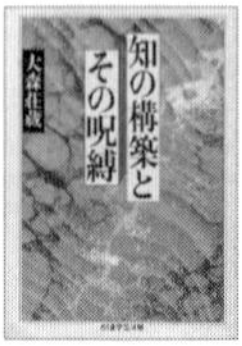

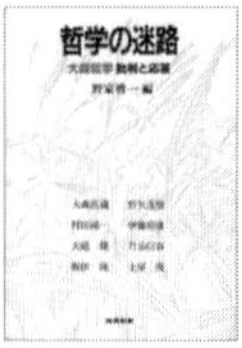

大森哲学のキー概念である「重ね描き」によって心身問題に解答を与えるエッセイです。大森は、一方で科学が描く客観的世界があり他方で各人が描く主観的意識があるという二元論的構図をもちいる以上、心身問題は解決できないと言います。そして、科学が行う科学的描写は日々わたしたちが行う日常描写の上に重ねあわせられているだけなのだとすることで、これをあっけなく「解消」します。大問題にたいして、たんたんと散文的に、またじつにあっけらかんと「答案」を示す、その独特のスタイルが魅力的です。「重ね描き」をより詳しく知るには、**大森荘蔵『知の構築とその呪縛』**ちくま学芸文庫、一九九四があります。これは大森が「重ね描き」概念の意味と価値をもっとも体系的に解説した作品です。なお、大森哲学の批判的継承者による「重ね描き」概念の検討としては、**野矢茂樹「「重ね描き」の行方」、野家啓一編『哲学の迷路——大森哲学　批判と応答』**産業図書、一九九七があります。二元論的構図の破棄というモチーフを共有しながらも、じつは「重ね描き」など必要がないのではないかと指摘する野矢にたいし、それはそのとおりだが心身問題という哲学的困惑（ある種の知的な気分）の解消のためにこそ「重ね描き」は召喚されるのだと大森が返す、そのやりとりの妙も見ものです。また、**柴田正良「非法則的一元論と重ね描き——世界の暗黙的理解について」、『現代思想　特集＝心のアルゴリズム』**一九九〇年七月号（vol.18-7）、青土社は、アメリカの哲学者ドナルド・デイヴィドソンが提唱した「非法則的一元論」に大森の重ね描き論法を文字通り「重ね描き」するユニークな試みです。

［科学の原理］

池田清彦『構造主義科学論の冒険』
講談社学術文庫、一九九八

昆虫マニアの生物学者が「科学を理解するための裏ワザを伝授」してくれます。その裏ワザとは、科学を「見えるもの（現象）を見えないもの（同一性）によって記述するゲーム」としてとらえることです。同書はこの観点から、古代ギリシアの科学、物理学、生物学を解読し、最後には科学と社会のありうべき未来としての多元主義社会の提唱にまで進みます。また、**中谷宇吉郎『科学の方法』**岩波新書、一九五八は「再現可能性」を軸にして科学の可能性と限界を明快に説く好著です（著者は雪の結晶の美しさに魅せられて北海道大学で世界初の人工雪をつくりだした科学者です）。歴史的研究としては、**ハーバート・バターフィールド『近代科学の誕生（上・下）』**渡辺正雄訳、講談社学術文庫、一九七八が近代科学の誕生（＝科学革命）のありさまをあますところなく活写しています。

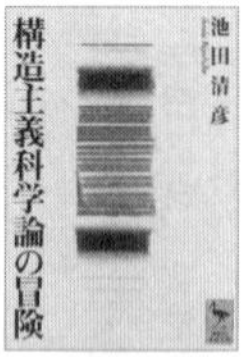

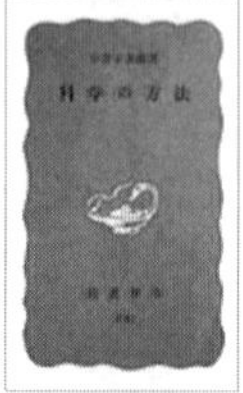

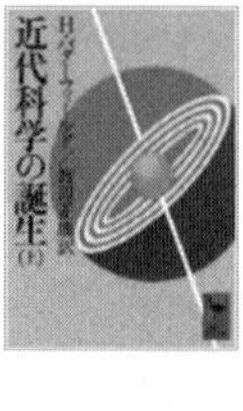

大庭健『はじめての分析哲学』
産業図書、一九九〇

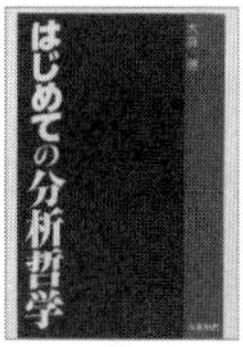

タイトルを一見して科学とは関係なさそうな本だと思われるかもしれませんが、そんなことはありません。二〇世紀前半の論理実証主義に端を発し、そののち英米を中心に広がることになる「分析哲学」と呼ばれる哲学の潮流は、まさに「科学はどのような知の営みか」「科学の知見をどのように理解すべきか」を正確に画定しようとする努力においてきわだっています。同書は、ベランメエ調の大学教師が元学生を相手に気炎をあげる異色のスタイルが（いろいろな意味で）まぶしい、きわめて愉快かつ教育的配慮に満ちた「素人による・素人のための・分析哲学の入門書」（「まえがき」より）です。

［現代社会と権力］

ミシェル・フーコー『監獄の誕生——監視と処罰』
田村俶訳、新潮社、一九七七
Michel Foucault, *Surveiller et punir: Naissance de la prison*, Editions Gallimard, 1975

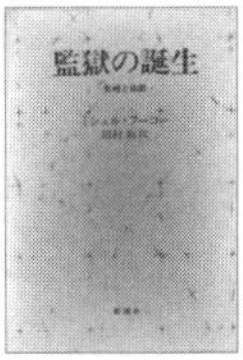

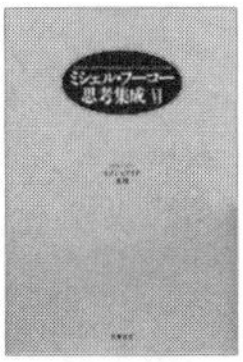

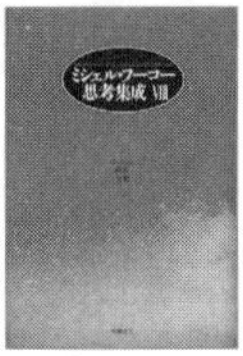

フランスの哲学者フーコーは、監獄の分析をとおして、規律訓練によって社会のメンバーに自発的に規範を守るようにさせる近代的権力の特徴を描きだしました。同書で行われている有名なパノプティコン（一望監視装置）の分析は、この規律型権力の格好のモデルケースとなっています。パノプティコンとは、円環状に配置された建物の中央に監視塔を立て、そこからすべての部屋を監視できるようにした装置です（他方で各部屋からは監視塔の内部を覗けないようになっています）。ここで監視される者は、実際に監視者がいるかどうかに関係なく、つねに「監視されているかもしれない」と気にしながら行動することになります。この仕組みによって、監視者が常駐していなくても、監視される者の内面に第二の監視者が生みだされることで規範が守られるというわけです。このように権力を外部からの強制や抑圧としてではなく人間の内部から働く力としてとらえたフーコーの仕事は、現代の権力論を一気に塗りかえてしまうほど画期的なものでした。フーコーの権力論について本人が詳しく語ったものとしては、**「真理と権力」**、**『ミシェル・フーコー思考集成VI――セクシュアリテ　真理　1976-1977』**北山晴一ほか訳、筑摩書房、二〇〇〇、**「権力の網の目」**、**『ミシェル・フーコー思考集成VIII――政治　友愛　1979-81』**石井洋二郎ほか訳、筑摩書房、二〇〇一などを参照してください。

ジル・ドゥルーズ「追伸――管理社会について」
『記号と事件――1972-1990年の対話』
宮林寛訳、河出書房新社、一九九六

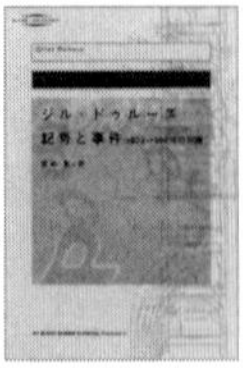

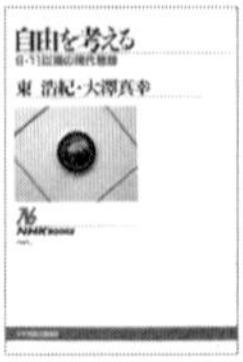

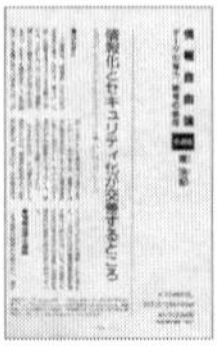

Gilles Deleuze, "Post-scriptum sur les sociétés de contrôle," *Pourparlers*, Les Editions de Minuit, 1990

フーコーの盟友であった哲学者ドゥルーズがフーコーの仕事を受けてコントロール型権力の台頭を指摘したエッセイです。短い文章（邦訳で一〇頁たらず）のうちに素描されている「内面の鍛錬による規律化から外面的データによるコントロールへ」という分析はきわめて正確で、その炯眼に驚くほかありません。**東浩紀、大澤真幸『自由を考える――9・11以降の現代思想』**NHKブックス、日本放送出版協会、二〇〇三は、ドゥルーズがスケッチした風景がもはやあたりまえになってしまった現在において、この事態をどのように受けとめるかをめぐって戦わされるスリリングな討議です。また、**東浩紀「情報自由論」、『中央公論』**二〇〇二年七月号~二〇〇三年一〇月号、中央公論新社は、情報テクノロジー（IT）を軸にした「環境管理型権力」（＝コントロール型権力）の浸透を具体的かつ明快に論じ、現代における「自由」の意味を問いなおそうとした先駆的な試みです。

ミシェル・フーコー『性の歴史I――知への意志』
渡辺守章訳、新潮社、一九八六
Michel Foucault, *L'Histoire de la sexualité, I, La volonté de savoir*, Editions Gallimard, 1976

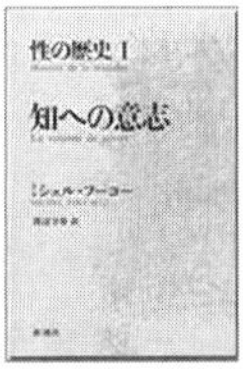

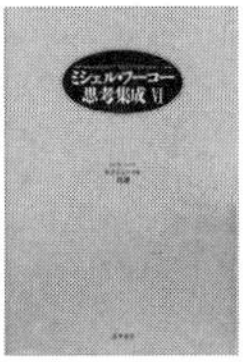

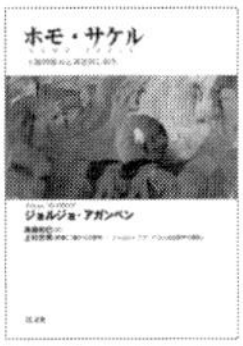

生命そのものを経営管理し、調整し、増殖させるという近代に特徴的な権力のありかたに「生権力」という名が与えられたのは、「死に対する権利と生に対する権力」という印象的なタイトルをもつ同書の第五章においてでした。そして、この生権力を構成する諸手続き——繁殖、誕生、死亡率、健康、寿命などの生物学的レヴェルにおける管理——は「生政治」と呼ばれることになります。実例を知るには、一八世紀以降のヨーロッパにおいて近代医学が生政治的な戦略をとおしていかに組織化されたかを語る**ミシェル・フーコー「社会医学の誕生」、『ミシェル・フーコー思考集成VI——セクシュアリテ　真理　1976-1977』**小倉孝誠ほか訳、筑摩書房、二〇〇〇などがあります。イタリアの哲学者アガンベンは、死によって中断されたフーコーの仕事を引き継ぎ、また**ヴァルター・ベンヤミン「暴力批判論」、『暴力批判論　他十篇』**野村修訳、岩波文庫、一九九四の示唆にもよりながら、生物学的なレヴェルにおいて管理される人間の生を「剝き出しの生」と名づけました。**ジョルジョ・アガンベン『ホモ・サケル——主権権力と剝き出しの生』**高桑和巳訳、以文社、二〇〇三は、この「剝き出しの生」が近代の政治において果たしている本質的な働き——その究極のかたちが強制収容所です——を探る必読文献です。

［バイオテクノロジーと社会］

フランシス・フクヤマ『人間の終わり――バイオテクノロジーはなぜ危険か』

鈴木淑美訳、ダイヤモンド社、二〇〇二
Francis Fukuyama, *Our posthuman future: Consequences of the biotechnology revolution*, Farrar, Straus & Giroux, 2002

第四章で詳しく紹介した同書は、バイオテクノロジーの現状分析と政策提言の書であるにとどまらず、バイオテクノロジーがもたらすであろう人間の未来（our posthuman future＝「人間後」の未来）を透視しようとした文明論でもあります。「人間後」の世界をどのように描きそして応対するかということの重要なテーマに正面から向きあった作品として、同書に加えて以下にもう二冊ほど紹介します。**小泉義之『生殖の哲学』**河出書房新社、二〇〇三は、バイオテクノロジーの暴走を食いとめようとするフクヤマとは対照的に、やれることはどんどんやれと言います。それがさまざまな変異的人間、そして怪物をさえ生みだすことになるかもしれないが、それならばなおさら徹底的にやるべきだ、と。むちゃくちゃな話だと思うかもしれませんが、この主張が痛烈に暴きだしているのは、それをむちゃくちゃな話だと思うわたしたちの「不寛容」にほかなりません。実際、優生思想、性差別、障害者差別といった、「正常な人間」「優生な人間」なる規範によってそうでない他者を劣位に価値づける不寛容はいっこうになくなる気配がありま

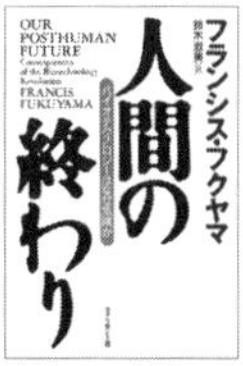

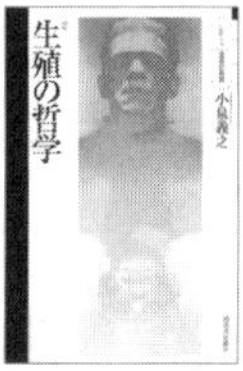

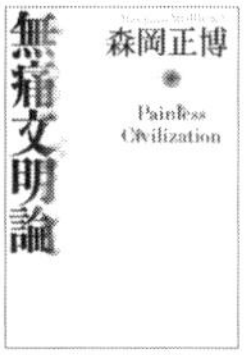

せん。しかし、もし生殖技術を万人に開放し、予期せぬ問題も含めて生命の産出を押しすすめていったならどうなるか。わたしたちが「人間」という言葉で暗黙のうちに想定している生命とは異なるさまざまな生命があらわれる可能性があります。そうした生命を抹殺することなく歓待するとき、不寛容に凝り固まった人間のありかたはいやおうなく一新されることになるはずです。だからこそ生殖技術の適用を推進し、それによって新しく生まれる生命体――怪物や変異的人間――を歓待しなければならない……そう主張する同書は、「人間後」の世界から現在の「人間」の偏狭さや不寛容を根底から問いなおそうとする「希望の書」といえます。**森岡正博『無痛文明論』**トランスビュー、二〇〇三は、快を求め苦を避ける身体の欲望のみにしたがう現代文明の行き着く先を、快適なだけで生きる意味や生命のよろこびが失われた「無痛文明」として描き、そこからの脱却を異様な文体とともに模索する大作です。現代文明を「身体」と「生命」がせめぎあう戦場として描く同書は、わたしたちは身体の欲望に忠実であるあまり未知なるものとの出会いや新しいものを創造する生命のよろこびを忘れていないか、という重い問いを突きつけずにはいません。バイオテクノロジーの発展とそこで提起される問題群の見取図としては、**林真理『操作される生命――科学的言説の政治学』**NTT出版、二〇〇二、**『現代思想　特集=争点としての生命』**二〇〇三年一一月号（vol.31-13）青土社などがあります。また、本文でバイオテクノロジーとの対比において言及した「核」の問題については、**武田徹『「核」論――鉄腕アトムと原発事故のあいだ』**勁草書房、二〇〇二というすぐれた仕事があります。

池田清彦、金森修『遺伝子改造社会　あなたはどうする』
新書 y、洋泉社、二〇〇一

遺伝子改造技術の進展と普及がもたらす倫理的・政治的・経済的・生物学的な問題を、生物学者と科学哲学者が多面的に論じあう対談です。語り口はいささか「時事放談」風ですが、論じられるテーマ――遺伝子改造社会における自己決定、差別、優生学の問題等々――は重要なものばかりです。また、対談者の一人による一連の論考、**金森修「遺伝子研究の知識政治学的研究に向けて」、『現代思想　特集＝遺伝子操作』**一九九八年九月号（vol.26-11）青土社、**「遺伝子改良の論理と倫理」、『現代思想　特集＝健康とは何か』**二〇〇〇年九月号（vol.28-10）青土社、**「遺伝子改造社会のメタ倫理学」、『現代思想　特集＝サイエンス・スタディーズ』**二〇〇一年八月号（vol.29-10）青土社、**「リベラル新優生学と設計的生命観」、『現代思想　特集＝ウイルスとの遭遇』**二〇〇三年七月号（vol.31-9）青土社は、遺伝子改造をめぐって現在なされている議論をサーヴェイするうえで有益です。

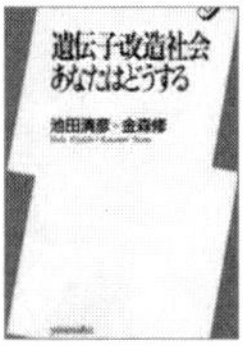

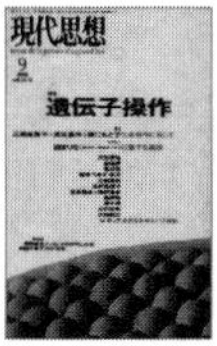

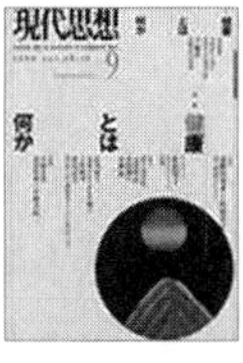

米本昌平、松原洋子、橳島次郎、市野川容孝
『優生学と人間社会
――生命科学の世紀はどこへ向かうのか』

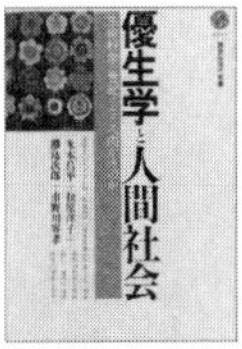

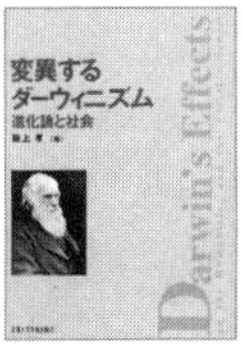

講談社現代新書、二〇〇〇

優生学とは、人類にとって悪性の遺伝的要素を排除し、人類の遺伝的特性の改善を目指す考えかたをいいます。けっこうなことだと思うかもしれませんが、ナチス・ドイツに代表される暴力的な優生政策や病気・障害にたいする差別との結びつきなどもあり、一口によい／わるいで片づけることのできない難しい問題をはらんでいます。また、近年の遺伝子関連技術の発展によって、この問題をめぐる議論の重要度も増しています。同書はイングランド、アメリカ、ドイツ、北欧、フランス、日本における優生学の歴史的実態を明らかにしようとした労作です。また、**宇城輝人「人口とその徴候――優生学批判のために」**、**『変異するダーウィニズム――進化論と社会』**京都大学学術出版会、二〇〇三は、かのチャールズ・ダーウィンの従弟で優生学の発明者フランシス・ゴルトンの仕事を再検討することで、近代優生学の核心を統計学的思考法としてあぶりだした刺激的な論考です。

ダナ・ハラウェイ『猿と女とサイボーグ――自然の再発明』
高橋さきの訳、青土社、二〇〇〇
Donna J. Haraway, *Simians, cyborgs and women: The reinvention of nature*, Routledge, 1991

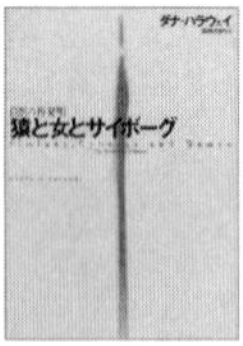

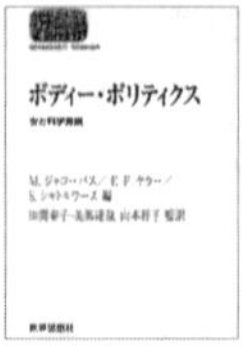

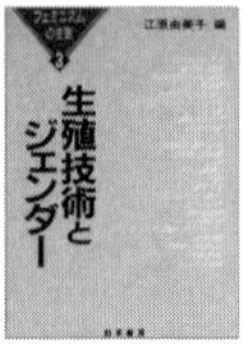

科学と技術の発展にともなって、そのつど人間の自然観はつくりなおされる――彼女はそれを「自然の再発明」と呼びます――ことになります。同書は霊長類学、フェミニズム理論、科学技術論を俎上にのせ、「自然」と（自然と等置される）「女性」の概念が科学技術文明においていかにつくりあげられてきたかを、その錯綜した知と権力のからまりあいを含めてまるごと明るみにだそうとした画期的な作品です。なかでも、科学技術と身体とが相互浸透しあう現代の生政治的状況を「サイボーグ」という形象によって肯定的にとらえかえし、その潜在力を引きだそうとする第八章「サイボーグ宣言：二〇世紀後半の科学、技術、社会主義フェミニズム」は、闘争的な政治文書であると同時に卓越した文明論にもなっています。また、女性の身体と科学技術の関係をさぐる論文集**M・ジャコーバス、E・F・ケラー、S・シャトルワース編『ボディー・ポリティクス――女と科学言説』**田間泰子、美馬達哉、山本祥子訳、世界思想社、二〇〇三には、ハラウェイ「霊長類メス＝女性の進化ポートフォリオの投資戦略」を含む九本の論文が収められています。**江原由美子編『生殖技術とジェンダー――フェミニズムの主張3』**勁草書房、一九九六は、女性の自己決定権、人工妊娠中絶や不妊治療などをめぐる重要な問題提起と論争をおさめた論文集です。

市野川容孝編『生命倫理とは何か』

平凡社、二〇〇二

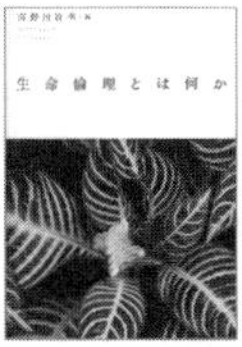

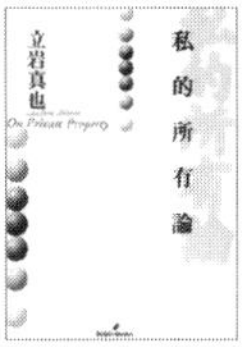

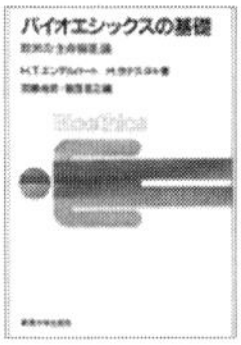

生命科学や医療技術による生命現象への人為的介入がもたらす倫理的問題にどう対処するかを論じるの

が「生命倫理（バイオエシックス）」です。同書には、インフォームド・コンセント、薬害、脳死、遺伝子治療、障害学、人体の資源化・商品化など、的確に選定されたトピックにたいしてこれまた的確に選定された執筆者がすぐれた論考を寄せています。執筆者の一人の社会学者による**立岩真也『私的所有論』**勁草書房、一九九七は、臓器移植、代理出産、優生学などが提起する「私のものとはなにか」という困難で繊細な問いをまともに考えるという、それ自体困難で繊細な試みを文字通りに実践した労作です。また、**加藤尚武、飯田亘之編『バイオエシックスの基礎——欧米の「生命倫理」論』**黒崎政男ほか訳、東海大学出版会、一九八八は、生命倫理なる分野をつくりあげた基本論文を精選したもの。生命倫理だけでなく現代の倫理学で議論されている問題を広く知るには、**加藤尚武『現代倫理学入門』**講談社学術文庫、一九九七が好適です。

終章　持続と生——生成する世界へ

［科学の限界］

ジル・ドゥルーズ『差異と反復』
財津理訳、河出書房新社、一九九二
Gilles Deleuze, *Différence et répétition*, Presses Universitaires de France, 1968

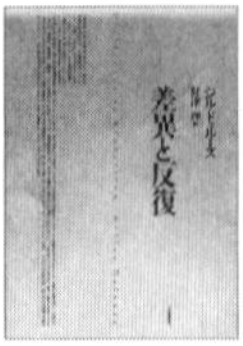

「どの項も他の項と交換可能であり、他の項に置換しうる」こと、これが科学の力の源泉です。科学の関心は、世界（自然）の出来事をどこまで一般的に記述できるかということです。他方にはこの一般性によっては記述できない事柄があります。本文でも述べたように、一度しか起こらないこと、二度と繰り返さないことは科学の記述（関心）からこぼれおちます。ドゥルーズは、同書において「差異」と「反復」という二つの概念を使って、一般化できない出来事について思考しています。ここで「反復」とは、「同じこと」が繰り返すことではありません。たとえ「同じ」だとみなされる行為でも、それは反復されるつどつねに新しい行為であるほかはないのです。序章「反復と差異」を検討することで、一般性の可能性と限界を見極める補助線を得ることができます。

デイヴィッド・ヒューム『人性論（一〜四）』

大槻春彦訳、岩波文庫、一九四八〜一九五二
David Hume, *A treatise of human nature*, 1739-1740

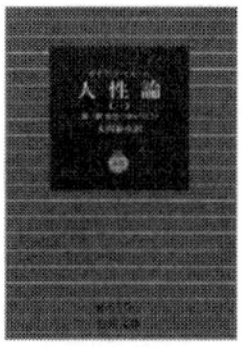

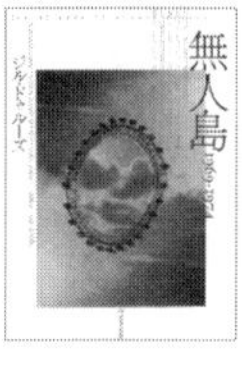

どんな学問も、せんじつめれば人間の本性に深く依存している。それだけに、人間の本性を不明確なままにしておくわけにはいかない。二〇代の青年ヒュームがそのような動機にうながされて人間学の基礎を打ち立てるべく著した書物、それが『人性論』でした。ヒュームは、人間が自分の経験しかよってたつものをもたないにもかかわらず、なぜ経験を越えた観念をもつにいたるのかを考えます。「因果関係とは心

にだけ存在するのであり、事物に存在するのではない」、つまり物事のうちに「原因」や「結果」をみてとるのは人間の心だ、とヒュームは喝破します。科学者であれば因果関係は自分の心にではなく、自然そのものにあると考えるでしょう。ヒュームの哲学と科学の主張のせめぎあう地点を考察することは、そのまま本書のモチーフである心脳問題を考えることにつうじています。なお、ヒュームを読むためのすぐれたサブテキストとして、**ジル・ドゥルーズ「ヒューム」、『無人島 1969-1974』**小泉義之ほか訳、河出書房新社、二〇〇三があります。わずか数ページのうちに、ヒュームの哲学の核心をつかみだす見事な論述がなされています。

［持続の相の下で］

アンリ・ベルクソン『意識に直接与えられたものについての試論——時間と自由』

合田正人、平井靖史訳、ちくま学芸文庫、二〇〇二

Henri Bergson, *Essai sur les données immédiates de la conscience*, 1889

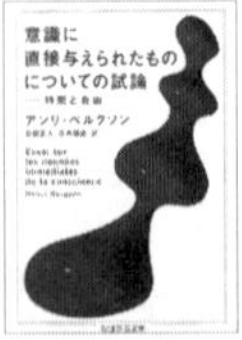

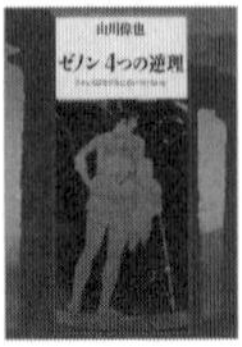

現象を同一性によって記述するとき、その同一性からこぼれおちるものがあります。ベルクソンが同書において取り組むのはまさにこの問題です。同一性によっては分割できないものを分割することで生じる

誤謬と混乱に、ベルクソンは鋭い批判の矢を放ちます。この問題は、彼が好んでとりあげるアキレスと亀のパラドックスに端的にあらわれています。俊足のアキレスが鈍足の亀を永遠に追い越せないのはなぜか？ それは、本来距離（空間）によっては分割できないはずの運動を、距離という空間の同一性によって分割してしまうからです。わたしやあなたの生について考えるときにも同様のことがいえます。生成変化してやまない世界にも「同じ瞬間」は二度とあらわれません。たとえば、昨日と今日で「同じ感情」を抱いたと感じたとしても、反復されているということがすでに新しい感情なのです。そのような同一性（等質性）に還元できない世界のありよう、生のありようをベルクソンは「持続」という概念であらわし、すべてを持続の相の下で眺める哲学を同書によって開始したのでした。なお、アキレスと亀のパラドックスをはじめとするゼノンが提起したパラドックスについては、**山川偉也『ゼノン4つの逆理——アキレスはなぜ亀に追いつけないか』**講談社、一九九六が参考になります。同書は、アリストテレス、バートランド・ラッセル、アンリ・ベルクソンなど、名だたる哲学者たちによる回答を整理・検討しながらゼノンが提出した問題の核心に迫っていきます。

ジル・ドゥルーズ、フェリックス・ガタリ『哲学とは何か』
財津理訳、河出書房新社、一九九七
Gilles Deleuze, Félix Guattari, *Qu'est-ce que la philosophie?*, Les Editions de Minuit, 1991

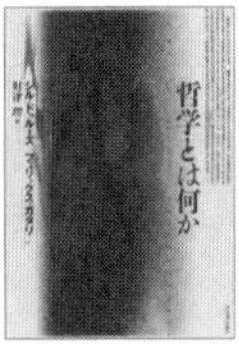

哲学と科学と芸術の関係、そして、それぞれがどのような営みであるかを描きだそうとした書物です。人間はつねにとらえどころのないカオスに直面しながら、そこに認識できる領域をつくりだそうとしてきました。学問や芸術はなにを対象としているかによらず、カオスからある秩序を産みだす試みだといってよいでしょう。ドゥルーズとガタリは、思考のさまざまな形態に哲学、科学、芸術という三つの大きな区別を与え、それぞれの思考の営みがカオスとどのように切り結んでいるかを（『アンチ・オイディプス』『千のプラトー』といったこれまでの共著同様）膨大な具体例を参照しながら論じていきます。けっして読みやすい書物ではありませんが、本書で十分に検討できなかった芸術についても、たいへん刺激的な議論が展開されています。同書の第II部「科学、論理学、そして芸術」のとりわけ「被知覚態、変様態、そして概念」を参照してみてください。世界の一瞬間を持続可能な状態で保存してわたしたちの感覚にもたらす芸術の力について語られています。

脳研究の歴史と現在

［脳研究の概観］

ジャン＝ピエール・シャンジュー『ニューロン人間』
新谷昌宏訳、みすず書房、一九八九
Jean-Pierre Changeux, *L'Homme neuronal*, Librairie Arthème Fayard, 1983

脳にかんする本は数あれど、脳科学の専門家が、脳科学の歴史と現在や具体的な研究手法とその意義を、哲学や言語学といった他分野をも視野におさめつつ、しかし（これがもっとも重要なことですが）非専門家にも読める体裁で書いた書物となると、その数はぐっと少なくなります。フランスの神経生物学者ジャン＝ピエール・シャンジューによる同書は、そんな数少ない貴重な脳科学書の一冊です。筆者も脳研究史について多くを学ばせていただきました（また、批判的にであれベルクソンの『物質と記憶』に言及した現代の脳科学書をほかに見たことがありません）。脳研究史としては、**伊藤正男『脳のメカニズム――頭はどうはたらくか』**岩波ジュニア新書、一九八六の第三章、**同『脳の不思議』**岩波書店、一九九八の第六章に、

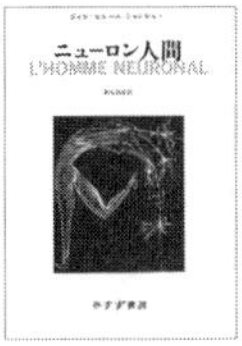

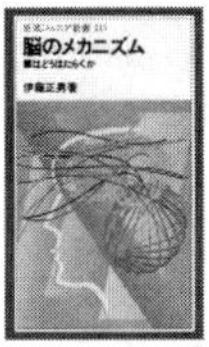

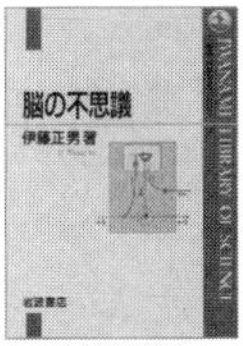

現代を中心とした脳研究史のコンパクトな解説があり、こちらも参考になります。

チャールズ・シンガー『解剖・生理学小史
——近代医学のあけぼの』

西村顕治、川名悦郎訳、白揚社、一九八三
Charles Joseph Singer, *The evolution of anatomy*, Kegan Paul, Trench, Truner, 1928

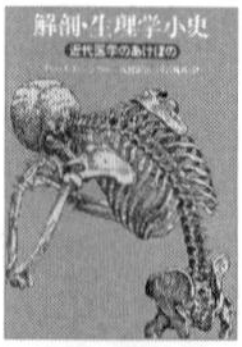

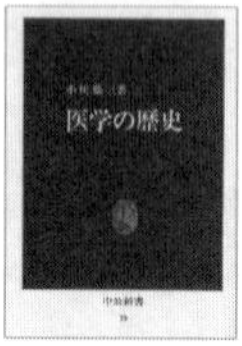

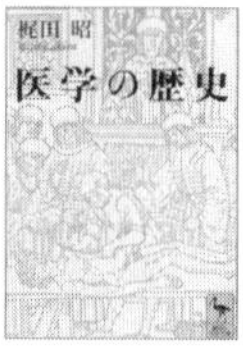

「間奏　脳研究小史」でも述べたように、脳研究史を検討するさいには医学・解剖学・生理学の歴史を逸することはできません。これらの歴史は、人間が人間をどのように観察・理解してきたかというセルフ・イメージの歴史でもあります。時代じだいの人間観には、その折々の哲学や宗教、宇宙観、社会通念などが映りこみます。そのためか、医学史や解剖学史には博物学的な幅と、読み物としてのおもしろさを備えた名著が少なくありません。たくさんあるのでどれを挙げるか迷ってしまいますが、シンガーの本はその好例です。また、欧米の書物ではおろそかになりがちな日本や中国にも筆がおよんでいる書物として、**小川鼎三『医学の歴史』**中公新書、一九六四が秀逸です。最近のものでは**梶田昭『医学の歴史』**講談社学術文庫、二〇〇三がインド、中国、イスラーム圏まで視野におさめていて有益です。

ヒッポクラテス『古い医術について 他八篇』

小川政恭訳、岩波文庫、一九六三

Ιπποκρατους, Περι αρχαιης ιητρικης (Hippocrates, *Medicina antiqua*)

心の座はどこにあるのか? ずばり脳である、と喝破したのは古代ギリシアの医師ヒッポクラテスでした（先駆者にアルクマイオンがいますが、作品が伝存していません）。古典というとなにやらカビ臭いばかりの本のようですが、あながちそうではないことは「間奏　脳研究小史」でも確認したとおりです。この翻訳書には、そこで触れた「神聖病について」のほかに、有名な「医師の心得」や、流行病患者の症例記録など、興味深い文書が収録されています。また、本書では検討できませんでしたが、古代ギリシアにおける「心の座」問題を考えるうえでは、**ディールス、クランツ編『ソクラテス以前哲学者断片集』**内山勝利ほか訳、岩波書店、一九九六～一九九八におさめられた人びとの思索もおおいに参考になります（思考のための原石がごろごろしています）。同書には、**『初期ギリシア自然哲学者断片集』**日下部吉信編訳、ちくま学芸文庫、二〇〇〇～二〇〇一という抜粋版もあります。

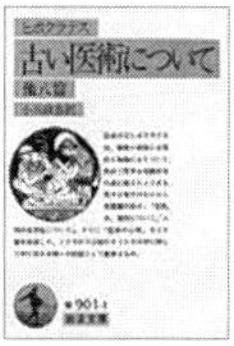

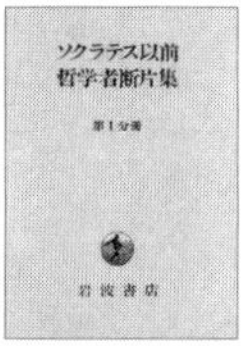

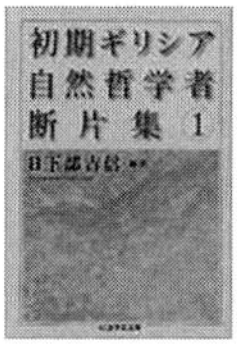

プラトン『ティマイオス』

種山恭子訳、プラトン全集12、岩波書店、一九七五

Πλατων, Τιμαιοσ（Platon, *Timaeus*）

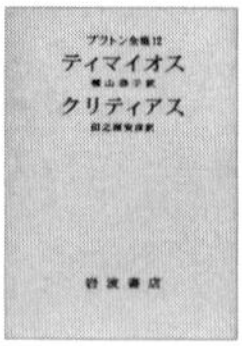

同書は、宇宙の生成からはじめて人間の成り立ちまでを説く気宇壮大な対話篇です。宇宙（自然）のなかに人間がどのように位置づけられるか、という本書の問題設定はその後の思想史にも甚大な影響を与えています。それはさておき、プラトンはこの本のなかで、人間の心を「理性」「感情」「欲望」の三種類に分類して、それぞれを身体の部位「頭」「心臓」（横隔膜より上）「胃」（横隔膜より下）にわりあてています。では、「理性」と「頭」の関係はどうなっているのかという問題にこそプラトンの筆はおよんでいませんが、理性の座を頭において重視したことには注目しておきたいと思います。

アリストテレス『動物部分論』

島崎三郎訳、アリストテレス全集8、岩波書店、一九六九

Αριστοτελησ, Περι Ζωων μοριων（Aristotle, *de Partibus animalium*）

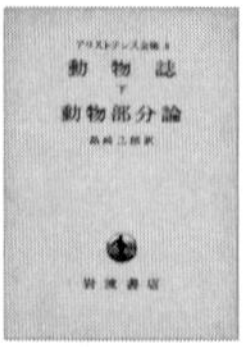

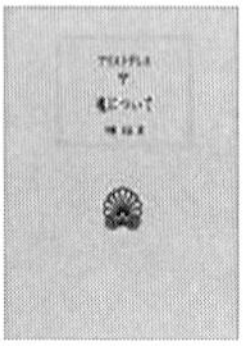

アリストテレスの作品を集めた「アリストテレス全集」は、とうてい一人の人間がなしたとは思えない百科事典のような仕事です。アリストテレスといえば『形而上学』や『ニコマコス倫理学』といった哲学や倫理学の著作が有名ですが、彼がそうした仕事と同様に熱意を注いだものに動物論があります。それら

の書物をひもとくと図こそ載っていないものの、じつにさまざまな種類の動物が登場し、さながら動物一覧といった趣さえあります。「間奏　脳研究小史」で紹介した「心の座は心臓である」という説が登場する同書には、人間ばかりでなく鳥、魚、哺乳類、甲殻類、軟体類、昆虫、その他の動物について、その身体を構成する諸部分が比較されていて、アリストテレスの動物にたいする関心の広さがうかがわれます。同書をご覧になる機会があったら、まず索引にあらわれる動物の種類を確認してみてください。動物園に行って同じだけの動物を見るだけでもかなりたいへんです。また、アリストテレスにはずばり心（魂）の問題を論じた作品として**『魂について』**中畑正志訳、京都大学学術出版会、二〇〇一があります。この書物では、心の働きに焦点をあてて、その本質を論じています。

二宮陸雄『ガレノス　霊魂の解剖学』
平河出版社、一九九三

ガレノスは、古代医学の集大成者と呼ばれる紀元二世紀ローマの人物で、先に見たヒッポクラテスやプラトン、アリストテレスはもちろん、その他さまざまな先駆者たちの仕事を批判的に継承・検討しています。同書は、「霊魂（心）は身体のどこに宿るか」という問題をたずさえてガレノスの仕事を読み解いた好著です。ガレノスの仕事を先駆者たちの仕事との関係のなかに位置づけているので、当時の状況を理解するうえでとても重宝します。分厚い書物ですが、適当に開いたページを拾い読むだけでも考える材料が

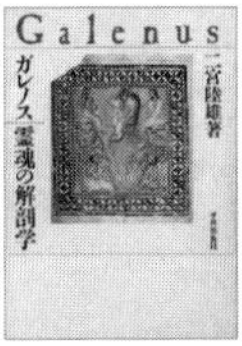

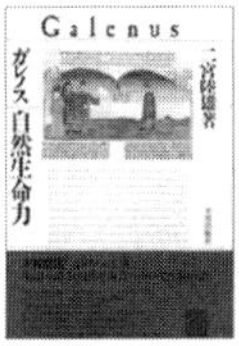

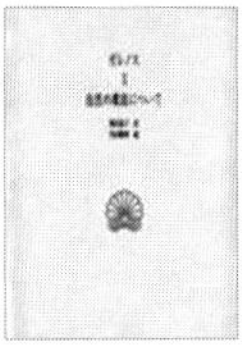

たくさん出てきます。また、本書の続編として**『ガレノス　自然生命力』**平河出版社、一九九八もあり、同書にはガレノスの『自然の機能について』の翻訳が収録されています。ガレノス自身の著作は、京都大学学術出版会から刊行の「西洋古典叢書」に邦訳が何冊か入る予定です。本稿を書いている時点では**『自然の機能について』**内山勝利、種山恭子訳、京都大学学術出版会、一九九八が刊行済みです。

イブン・スィーナー『医学典範』

五十嵐一訳、科学の名著8、朝日出版社、一九八一

Ibn Sīnā, *Qānūnfi 'ṭ-Ṭibb*

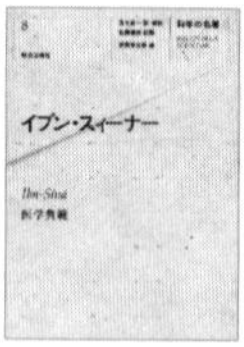

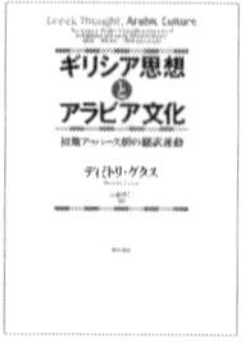

本書は、一〇～一一世紀イスラームの医師イブン・スィーナーが著した医学書です。この邦訳書では、アラビア語原典全五巻のうちの第一巻第一部を訳出しています。同書を読むと、イブン・スィーナーが、ヒッポクラテス、アリストテレス、とりわけガレノスといった先達たちの仕事を自家薬籠中のものとしながらその医学・哲学をつくりあげていったようすを垣間見ることができます。なお、本書は伊東俊太郎によるアラビア科学についての概論、訳者の五十嵐一によるイブン・スィーナーの紹介、本文を読む参考になる解剖図のほか、驚くなかれアラビア語の原文（！）が収録されています。また、古典ギリシアの文化がどのようにしてアラビア文化へと伝播したかについては、**ディミトリ・グタス『ギリシア思想とアラビア文化――初期アッバース朝の翻訳運動』**山本啓二訳、勁草書房、二〇〇二が便利です。同書をひもとくと、

文献・史料の博捜によって描きだされた当時の「翻訳運動」の活発なようすをうかがい知ることができます。見慣れない固有名詞がたくさん紙面に躍る横書きの専門書なので少し読みづらいかもしれませんが、歴史の教科書では二、三行で通過してしまうこの一大文化運動について関心がある方にはおすすめしたい一冊です。

藤田尚男『人体解剖のルネサンス』
平凡社、一九八九

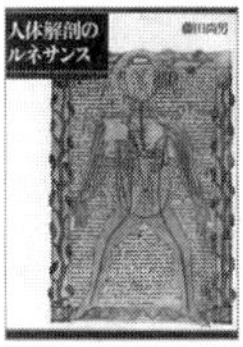

ヨーロッパでは一四世紀ころに人体解剖が再開されました。ダ・ヴィンチやヴェサリウスの仕事によって、見たものを描くという意味での解剖学が再生した次第は「間奏　脳研究小史」で見たとおりです。同書は、なぜ一六世紀にいたってヴェサリウスの卓越した解剖の仕事があらわれたのか、というその過程を追跡した一冊です。本書にしたがってモンディーノらによる解剖の復興からダ・ヴィンチの仕事を経て、ヴェサリウスによって近代解剖学の扉が開かれるまでの歴史をたどってみると、あらためてなにかを見ることの難しさが痛感されます。対象を見るためには、対象をなにか「として」見るための理論が不可欠だけれど、その理論にしばられすぎると対象を見損なうというわけです。解剖学書から抜粋された図版を追うだけでもたのしい本です。また、ヴェサリウスに焦点をあてた本に**坂井建雄『謎の解剖学者ヴェサリウス』**ちくまプリマーブックス、一九九九があります。ダ・ヴィンチの素描はいくつかの書物で見ることができ

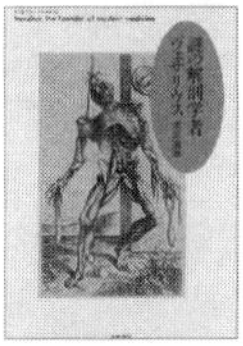

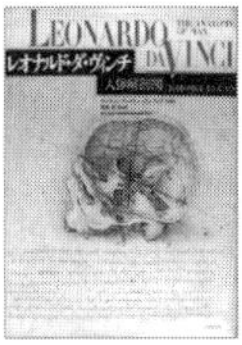

ます。ここではダ・ヴィンチによる解剖手稿を集めた**マーティン・クレイトン、ロン・フィロ『レオナルド・ダ・ヴィンチ「人体解剖図」女王陛下のコレクションから』**東京芸術大学美術解剖学講座訳、同朋舎出版、一九九五を挙げておきたいと思います。また、ダ・ヴィンチが解剖にあたって考えていたことはメモのかたちで残っており、**『レオナルド・ダ・ヴィンチの手記（上・下）』**杉浦明平訳、岩波文庫、一九五四、一九五八で読むことができます。

〔臨床からの問いかけ〕

V・S・ラマチャンドラン、サンドラ・ブレイクスリー
『脳のなかの幽霊』
山下篤子訳、角川書店、一九九九
V.S. Ramachandran, Sandra Blakeslee, *Phantoms in the Brain: probing the mysteries of the human mind*, Harpercollins, 1998

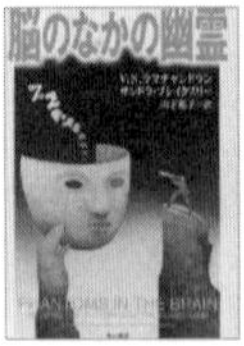

数ある脳関連書のうちでも、読み物として抜群におもしろくかつ深く考えさせられる啓発的な作品が、症例を扱った書物に集中しているのは偶然でしょうか。そこには誰でもない「ヒト」ではなく、生きた人間の心身に生じるさまざまな問題が登場します。こうした症例報告を読んでいくと、人間の心身が（よく

もあしくも）なにをなしうるかということが、いまだ解明とはほどとおい状況にあることがわかります。ともかく謎だらけなのです。『脳のなかの幽霊』に「幻肢」の話が出てきます。「幻肢」とは、手術などで切断した手足が痛んだり、かゆくなったりするという古くから知られる症状です。こうした症例を前にしてラマチャンドランは言います。「患者はこういう作り話はしない。九九パーセントは本当のことを言う。もし患者の話がわけのわからないものだったら、それはたいてい、こちらが患者の脳で何が起こっているかを理解できるほど利口ではないことに原因がある」……脳や神経にかんする理論的な考察と臨床的な観察のあいだを往復するラマチャンドラン一流の見識です。では、そうした症状をどう理解し、どう治癒するのか。ラマチャンドランが幻肢の緩和・治療のために編みだした方法は驚くべきものでした。

オリヴァー・サックス『火星の人類学者
――脳神経科医と7人の奇妙な患者』
吉田利子訳、ハヤカワ文庫、二〇〇一
Oliver Sacks, *An anthropologist on Mars: Seven paradoxical tales*, Random House, 1995

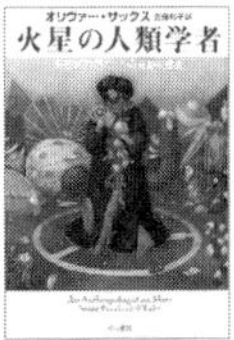

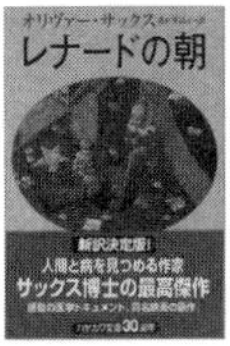

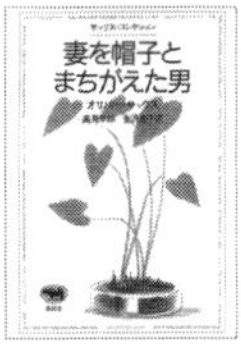

オリヴァー・サックスは、映画化された『**レナードの朝**』春日井晶子訳、ハヤカワ文庫、二〇〇〇や『**妻を帽子とまちがえた男**』高見幸郎、金沢泰子訳、晶文社、一九九二といったすぐれた医学エッセイで知られる脳神経科医です。サックスもまた、さまざまな症例を通じて心と脳の関係を探究しています。ある日突然に

全色盲になった画家やトゥレット症候群（奇妙なことを口走ったり、突然とびはねたり、いろいろなものに触れたりしてしまう症状）をわずらっている優秀な外科医、驚異的な記憶力で昔見た故郷の風景を描く画家、そして動物の気持ちはわかるのに人間の感情や気分がわからず「火星の人類学者」であるかのように他者の感情を「解読」する自閉症の動物学者……。こうした人々と向かいあい、会話を交わすサックスの姿勢は次の言葉によくあらわれています。「自閉症は誰ひとりとして同じではない。病態や現われ方はすべてちがう。（中略）臨床的所見のためなら一瞥すれば充分であるにしても、ほんとうに自閉症の個人を理解しようとすれば、全生涯を見つめなければ足りないだろう」

アントニオ・ダマシオ『生存する脳
——心と脳と身体の神秘』

田中三彦訳、講談社、二〇〇〇
Antonio R. Damasio, *Descartes' error: Emotion, reason and the human brain*, Putnam Pub Group, 1994

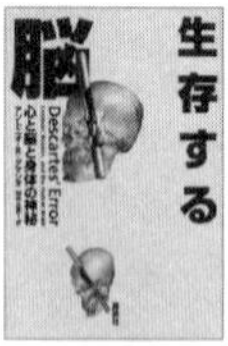

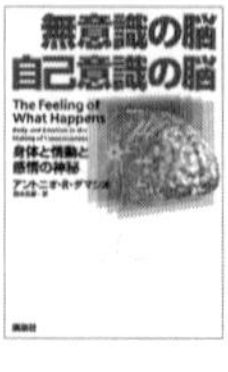

神経学者で医師でもあるアントニオ・ダマシオの主張の根幹には、心や理性の問題を考えるさいには身体と感情の観点を欠かすことはできない、という考えがあります（ダマシオは「情動」と「感情」という言葉を使い分けていますが、ここではその区別には立ち入りません）。つまり、人間の脳と身体は分けることができない有機体を構成していて、その有機体である人間は環境と相互作用をしている、そのことを

考えずに心の問題を解くことはできないという主張です。門外漢から見るとあたりまえな主張に見えますが、ここから逆にむしろなぜダマシオがそのように主張しなくてはならないかが見えてきます。ダマシオの議論は、現代の脳中心主義（ニューロン中心主義）にたいする批判であると同時に、そうした考えの背後にあるデカルトの二元論的な発想にたいする批判でもあるのです。本書の原題「デカルトの誤り」はそのことを示しています（邦訳ではなぜか「生存する脳」という意味不明な言葉に置き換えられたうえに「神秘」というオマケまでついています）。本書の続編ともいえる『**無意識の脳 自己意識の脳――身体と情動と感情の神秘**』田中三彦訳、講談社、二〇〇三（原題は *The feeling of what happens: Body and emotion in the making of consciousness*）も邦訳されています（いつのまにか「神秘シリーズ」になってしまっていますが。原題とは無関係に「沈黙シリーズ」にされてしまっているスティーヴン・セガールの映画みたいです）。

下條信輔『〈意識〉とは何だろうか――脳の来歴、知覚の錯誤』

講談社現代新書、一九九九

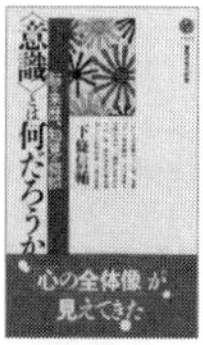

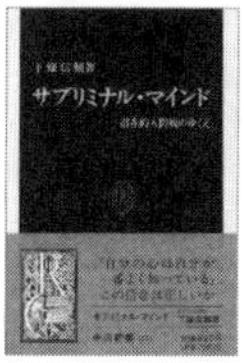

同書はじつにすぐれた脳科学書であると同時に哲学書でもあります。脳科学の知見は、人間になにを問いかけているのか？　ほかならぬ科学者（認知科学・脳科学）がこの問題に取り組んだのがこの書物です。著者はまず、「錯誤」の実験から得られる知見を手がかりに、脳をめぐる錯誤にメスを入れます。知覚機

能やニューロンの働きとしては「正常」であるにもかかわらず、行為としては「錯誤」が生じることはなにを意味しているのか。それは、心脳問題を考えるためには心と脳を見るだけでは足りず、身体や環境や状況を考慮に入れる必要がある、脳―身体―環境という相互のかかわりあいのなかで心を考察する必要がある、ということです。また、錯誤が生じる過程を検討していくと、そこには「脳の来歴」がかかわっていることがわかります。脳の来歴とは、過去から現在にいたる経験（知覚・行動）の記憶がそのつどの現在の行動に応じてかかわりあうことをとらえる概念です。著者は、この二つの道具立て（錯誤、脳の来歴）をたずさえて考察の対象を無意識の領域に広げていきます。さらに、プロザックのように心と脳の状態に大きく作用する薬物がはらむ倫理の問題へも読者の目を向け、心と脳に閉じがちな脳科学の議論を、身体、環境、ひいては無意識、社会と倫理の領域にまで開いて終わります。潜在的な心のありかたとその現代的意義を探究した前著**『サブリミナル・マインド――潜在的人間観のゆくえ』**中公新書、一九九六とともに必読の文献です。

河野哲也『エコロジカルな心の哲学
――ギブソンの実在論から』
勁草書房、二〇〇三

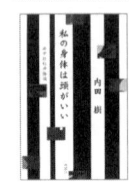

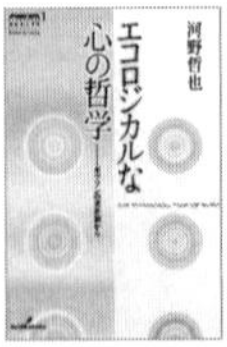

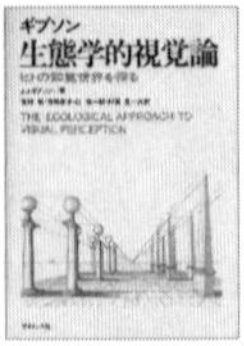

本書では主題的に取り扱うことができませんでしたが、脳中心主義的な思考にたいする批判として「ア

フォーダンス」の考えかたがあります。アフォーダンスとは、アメリカの知覚心理学者ジェイムズ・J・ギブソンが創出した概念で、生物が環境との相補的な関係のなかでそのつど受けとる価値や意味を指しています。たとえば、水はそれを利用する人間のそのつどの利害に応じて、のどの渇きを癒すもの、水彩の絵筆を洗うもの、泳げる場所として立ちあらわれます。ギブソンの著作としては、**『生態学的視覚論――ヒトの知覚世界を探る』**古崎敬ほか訳、サイエンス社、一九八五がありますが、議論がこみいった本なのでいきなり手にするのは得策ではありません。そこで、ここではギブソンの仕事を見渡したうえで、それを心の哲学として読み解いた『エコロジカルな心の哲学』をおすすめしたいと思います。第四章で触れた**佐々木正人『アフォーダンス――新しい認知の理論』**岩波書店、一九九四も、コンパクトながらアフォーダンスという概念を理解するうえでは有益です。また、**内田樹『私の身体は頭がいい――非中枢的身体論』**新曜社、二〇〇三は、「合気道の練習のあいまにフランス思想を教えている」という文武両道の著者による「非中枢的身体論」です。

［脳研究の最前線］

松澤大樹編著『目で見る脳とこころ』日本放送出版協会、二〇〇三

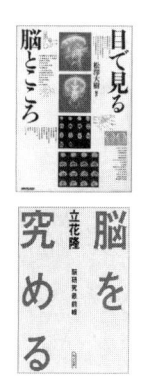

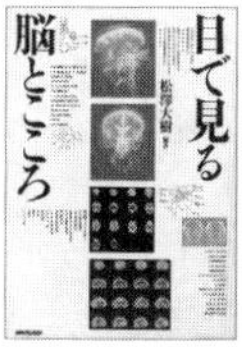

脳を可視化する技術は、とうとう活動中の脳を電極や解剖で傷つけることなく映像化するところまできました。本書は、X線CTやfMRIのカラー画像をふんだんにもちいてそうした可視化技術を垣間見させてくれます。もちろん、そういった画像だけを見ても、肝心の読みかたがわからなければなんにもならないわけですが、同書は脳科学者たちがそれらの画像をどのように読もうとしているのかを解説してくれる点でも興味深いものです。ただし、書名には「こころ」も目に見えるかのように書かれていますが、可視化されているのはあくまでも脳の活性化した部位であることに注意したいと思います。また、それらの技術を支える原理については、**立花隆『脳を究める——脳研究最前線』**朝日文庫、二〇〇一が有益です。同書は立花が脳科学の研究室を取材したレポートで、科学の最前線で行われつつあることを門外漢にもわかるように解説しています。

野村進『脳を知りたい！』

新潮社、二〇〇一

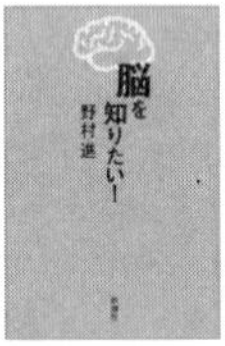

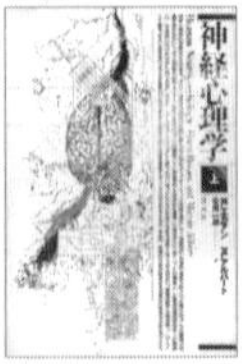

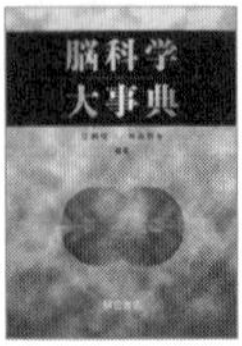

脳関連書は数多あれど、「素人にもとっつきやすく、専門家から見ても正確な、脳研究の最先端について書かれた本」にはそうそうお目にかかれません。同書はそうした貴重な一冊です。『コリアン世界の旅』講談社、一九九七や、『救急精神病棟』講談社、二〇〇三といったルポルタージュ作品で知られる野村進が、早期教育、うつ病、環境ホルモン、睡眠、視覚、言葉、アルツハイマー病、意識といった具体的な問題か

ら脳研究の前線に取材したのが同書です。二一世紀初頭の脳研究が、どれほどの広がりをもって推進されているかを実感することができます。また、二〇世紀までの脳研究の現場で観察された症例や行われた実験を具体的に知るのに便利な書物として、**アンリ・エアカン、マーチン・L・アルバート『神経心理学(上・下)』** 安田一郎訳、青土社、一九九〇があります。同書は通読するというよりは関心に応じて拾い読むのに適した書物です。『神経心理学』は一九七〇年代に書かれているので、それ以後の研究について補える書物を最後にもう一冊だけご紹介します。**甘利俊一、外山敬介編『脳科学大事典』** 朝倉書店、二〇〇〇は、二百名近い執筆者によって書かれた大きな事典で、脳研究の諸分野を見渡すのに格好です。コンピュータによる脳モデルの構築で知られる甘利俊一が編集に参加していることもあり、コンピュータをもちいた研究にも多くのページが割かれていることも特徴です。

nature BioNews

http://www.natureasia.com/japan/sciencenews/bionews/

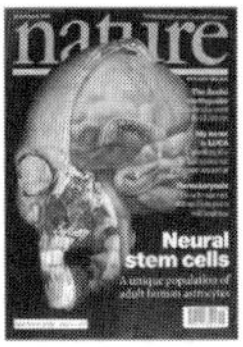

自然科学の週刊専門誌『nature』日本版に掲載されているライフサイエンス関連のニュースです。毎週、「おや?」と思うようなトピックが紹介されていておもしろいコーナーです。脳科学関連のニュースも豊富で、最前線ではどのような研究がなされているのか、その一端を知ることができます(なかには「トンデモ」なニュースもかなりありますが、それはそれ。ちなみにURLは将来アクセスできなくなる場合もありますのでご注意を)。

あとがき

書きたいことは本文に書いたので、ここではこの本ができたいきさつ（裏話）、今後の心づもり（抱負）、お世話になった人びとへのあいさつ（謝辞）を記しておきたいと思います。本書の意図や内容を手短に知りたい人は「まえがき」をご覧ください（以上、「あとがき」から読みはじめる人――じつは筆者もそうですが――のためのアナウンスメントでした）。

筆者二人は一九九七年より「哲学の劇場」（以下、「哲劇」と略記）というウェブサイトを運営しています。ここでは専門の研究者でもない筆者が日々の労働の合間をぬって（または労働をサボりながら）書き継いできた書評やエッセイ、敬愛する作家の作品情報などを掲載しています。明らかに「名前負け」している貧弱な代物ではありますが、幸いにしてサイトを盛り上げてくれるユーザーの方々に恵まれ、なんとか今日まで存続してきました。

さて、ウェブサイトを開設して五年が経過した二〇〇二年のある日のこと。朝日出版社の赤井茂樹さんから、「本を書かないか」という思いがけないオファーが舞いこんできました。彼はどこでどう迷いこんだのか、かつて「哲劇」に掲載された心と脳の関係をめぐる古い駄文に目をとめ、そのつづきを書いてみないかとおっしゃる。駄文をあらためて読んでみると、確かに、このテーマについては今後も断続的に論考を発表していく旨が高らかに宣言されておりました（いまだからいえますが、これは書いた当人も忘れていました。本当にそのつもりであったのか大いに疑問が残るところです）。

青天の霹靂、いや渡りに舟とはこのことです。もとより、日進月歩の勢いで躍進を続ける脳科学のインパクトをどう受けとめるかというテーマは筆者の大きな関心の一つでした。また、ウェブサイトを拠点としながらも、そろそろ活動をほかの領域――読書会や合評会といったイベント、書籍の出版、テレビ出演や政界進出（これはウソです）など――にも拡げていきたいと考えていた矢先のことでもありました。筆者がこのありがたいオファーに一も二もなく飛びついたことはいうまでもありません。

とまあ、（途中を一気に飛ばしますが）こんな風にして筆者の一冊目の本はできあがりました。これもいまだからいえますが、オファーには「それはいいですなァ」なんて悠然とかまえ（たフリをし）て応じたものの、なにしろ本を一冊まとめるというのは生まれて初めての経験。内心はおっかなびっくり、執筆は難航をきわめ、まさに七転八倒四面楚歌の連続でした。しかし、筆者二人がコンビ解消の危機が叫ばれるにいたるまで（叫んだのは筆者たちだけですが）激論を戦わせてできた本書には、このテーマにかんしていまの時点で筆者に言えることのほとんどすべてを注ぎこんだつもりです。

とはいえ、本書は読者のみなさんにとってと同様、筆者にとっても探究の出発点にすぎません。

「脳情報のリテラシー（読み解きかた）」を身につけるという目標を掲げた手前、本書ではどこにどのような問題がひそんでいるのかについてはできるかぎり明らかにしようとつとめましたが、提示した個々の問題についての議論は最小限にとどめざるをえませんでした。

これから突っこんだ考察が必要とされる問題はたくさんあります。この本に出てきた問題群――バイオテクノロジーと情報テクノロジーが組み込まれたコントロール型社会における「自由」の意味をどう考えるか、脳科学／脳工学が提起する倫理的問題にどう対処するか、生物学的コントロールの普及と相即して進行する政治的思考の脱落状況のなかで「ありうべき社会」をどう構想するか、「持続」を手がかりに現代の生の様態をどのようにとらえることができるか、等々――だけでも、真剣に取り組もうとすればその各々について一冊ずつの本が必要となるでしょう。

この本では、脳をめぐる言説の藪をくぐりぬけるための道筋をできるかぎり力強く切りひらこうと試みました。しかしこれは最上の道でもなければ唯一の道でもありません。この本を読んでくださった読者のみなさんが、この道をさらに遠くまで切りひらき、またはよりよい道を創造することで本書の試みに参加してくださるとしたら、これにまさるよろこびはありません。

筆者も本書を出発点として、今後も科学の覇権のうえにあぐらをかくのでもなく、哲学の理屈による想像上の勝利に酔いしれるのでもなく、これらの重要なテーマの内実について考察をすすめていきたいと考えています。ご意見やご感想、文句、激励のお言葉や、この本に含まれているかもしれない誤りや勘違いのご指摘などもお寄せいただけるとうれしく思います。

最後に、この本ができあがるまでにお世話になった方々への感謝の言葉を記しておきたいと思います。

まず、筆者にまたとない「渡りの舟」をさしむけてくださった朝日出版社の赤井茂樹さん。まだ「二人合わせて半人前」の筆者に本を書かせるという非常な危険をあえておかしてくれたその蛮勇には感謝のしようもありません（本書が期待にそえる作品に仕上がっているかどうかは氏のみぞ知るところですが、ちょっとおそろしくて確かめられません）。また、第二編集部のみなさんからは、企画の初期段階から鋭すぎて痛いくらいのコメントと提案をたくさんいただきました。そのつど再起不能の危機に陥りましたが、そのおかげでなんとかここまでたどりつくことができました。また、この本がすみずみにまで編集的配慮の行き届いたものになったのは編集部のみなさんの誠実な仕事のおかげです。

ともすればカタい言葉の踊る本書が、目にやさしく親しみやすさを備えたものになっているとすれば、それはひとえに読書という行為にこそふさわしい静謐と遊び心を書物のかたちにしてくださったブックデザイナーの有山達也さんのおかげです。また、筆者によるそれ自体がカテゴリー・ミステイクをおかしているかと思われる奇怪な原案にもめげずチャーミングでユーモアをたたえたイラストを描いてくださったイラストレーターのワタナベケンイチさんにも感謝します。

お二人のおかげで「くつろいだ感じ」という筆者のあいまいな要望がご覧のとおり具現化されました（ですから、どうぞ寝ころんでお読みください）。

赤井さんと筆者とを引きあわせてくれたのは、筆者の元同僚であるスペイン在住の作家湯川カナさんでした。彼女がいなければこの本が生まれることもなかったと思います。遠いマドリードの地から、同じ東京に暮らしながら出会うことのなかったわたしたちを引きあわせるという離れ技（リモート・コントロール）を見せてくれた彼女の不思議な力には、畏敬の念を抱かずにはいられません。ありがとう。

文芸批評家の絓秀実さんは、近畿大学国際人文科学研究所東京コミュニティカレッジのゼミにおいて、まだアイデア段階にあった本書のテーマについて発表する機会を与えてくださいました。絓氏のご好意と刺激的な問題提起に感謝します。おかげで頭の中がずいぶんすっきりしました。筆者の要領を得ない長話に我慢するどころか有益な質問やコメントまで寄せてくださった、乙川知紀さんをはじめとした絓ゼミのみなさんにも感謝します。また、実業家の長友信さんも、ご自身が会長をつとめる交流会において発表の機会を与えてくださいました。若輩者の駄弁に刺激的なコメントを返してくださったウォータークラブのみなさんに感謝します。

毎回楽しみに参加させていただいている自主ゼミ吉田セミネールの吉田厚志さん、阿久津若菜さん、熊谷路子さん、坂口慎一さん、前原将太さんは、あたたかい励ましとユーモアによって執筆にドライヴをかけてくれました。どうもありがとう。

いちいち名前は挙げられませんが、本書に登場してくれた作家や学者のみなさんには、その生死如何、登場のしかた如何にかかわらず、甚大なる感謝を捧げたいと思います（勝手に感謝されてありがた迷惑な場合もあるでしょうけれど）。大きな知的刺激を与えつづけてくれた恩にたいして、これから少しずつその借りを返していきたいと思っています。

筆者の共通の師である赤木昭夫先生には、もはや完済が絶望的なほどの学恩をこうむっています。師の指導と鞭撻なくしては、本書を仕上げるどころか、そもそも知的な探究を継続することすらかなわなかったにちがいありません。本書によって、師からうけた学恩のうちのせめて利子分だけでも返済できたらと（都合よく）考えています。

私事になりますが（ってすべて私事なんですが）、筆者の家族と友人たちにも感謝したいと思います。何事にもグウタラな筆者がこれまでどうにかこうにか生きてこられたのも、彼／彼女らのサポートがあってこそでした。今後も迷惑をかけつづけることと思いますが、こりずにつきあってもらえたらと思います。

さて、最後の最後になりましたが（ということはもはや誰も読んでいないのではないかという不安に駆られますが）、「哲劇」をこれまで支えてきてくれたユーザーのみなさんと、どこの馬の骨とも知れない者が書いたこのような本を手にとってくださったあなた（そう、あなたのことですよ）に、いちばんの感謝を捧げたいと思います。

今後ともどうぞよろしく。

二〇〇四年五月

山本貴光、吉川浩満
webmaster@logico-philosophicus.net
http://www.logico-philosophicus.net/

山本貴光《やまもと・たかみつ》

１９７１年生まれ。

慶應義塾大学環境情報学部卒業。

コーエーでのゲーム制作を経て、フリーランス。

関心領域は書物、映画、ゲーム、原節子など。

著書に『コンピュータのひみつ』（朝日出版社）、『問題がモンダイなのだ』（吉川との共著、ちくまプリマー新書）ほか。

「哲学の劇場」主宰。

吉川浩満《よしかわ・ひろみつ》

１９７２年生まれ。

慶應義塾大学総合政策学部卒業。

国書刊行会、ヤフーを経て、フリーランス。

関心領域は哲学、卓球、犬、単車など。

著書に『問題がモンダイなのだ』（山本との共著、ちくまプリマー新書）、訳書に『MiND』（山本との共訳、J・サール著、朝日出版社）ほか。

「哲学の劇場」主宰。

「哲学の劇場」
http://www.logico-philosophicus.net/
１９９７年開設。哲学／科学／芸術関連の書評、作家情報などを発信。

事項索引 ［あ〜わ］

あ

か

さ

た

な

は

ま

や

ら

わ

欧文事項索引 ［A～X］

Q

S

T

V

W

X

人名索引 ［あ〜ら］

あ

か

さ

た

な

は

ま

や

ら

作品名索引［あ〜わ］

あ

か

さ

た

な

は

ま

や

ら

わ

心脳問題──「脳の世紀」を生き抜く

2004年6月9日　初版第1刷発行
2010年9月30日　初版第2刷発行

著者　山本貴光 + 吉川浩満
イラスト　ワタナベケンイチ
造本　有山達也 + 中島寛子 + 飯塚文子（アリヤマデザインストア）
編集担当　赤井茂樹 + 荻野僚介 + 津田路子（朝日出版社第2編集部）
発行者　原 雅久
発行所　株式会社朝日出版社
〒101-0065 東京都千代田区西神田3-3-5
TEL. 03-3263-3321／FAX. 03-5226-9599
印刷・製本　凸版印刷株式会社

ISBN 978-4-255-00277-4 C0095

朝日出版社の本

MiND マインド

心の哲学

ジョン・R・サール［著］　山本貴光　吉川浩満［訳］

四六判／並製／416ページ／定価　本体1800円＋税

哲学から心理学・生物学・脳科学に至るまで、多くの人の心をとらえて離さない最難問――「心とは何か」への、第一人者による魅惑的なイントロダクション。

「心のはたらき」とはいかなるものか？　心と身体の関係はどうなっている？「これまでの有名な説はすべて間違っている」――そう断じることから出発し、従来の主要な見解を次々論破、哲学的迷宮の出口をさぐる。

朝日出版社の本

単純な脳、複雑な「私」

または、自分を使い回しながら進化した脳をめぐる4つの講義

池谷裕二［著］

四六判／並製／424ページ／定価　本体1700円＋税

『進化しすぎた脳』を超える興奮！

ため息が出るほど巧妙な脳のシステム。私とは何か。心はなぜ生まれるのか。

高校生とともに、脳科学の深海へ一気にダイブする。

「今まで一番好きな作品」と著者自らが語る感動の講義録。

高橋源一郎氏、内田樹氏など、各メディアで圧倒的な評価！

竹内薫氏――「脳に関する本はあまたあるが、これだけ勉強になり、かつ遊べる本も珍しい」